テーブル式
調理師の基礎知識

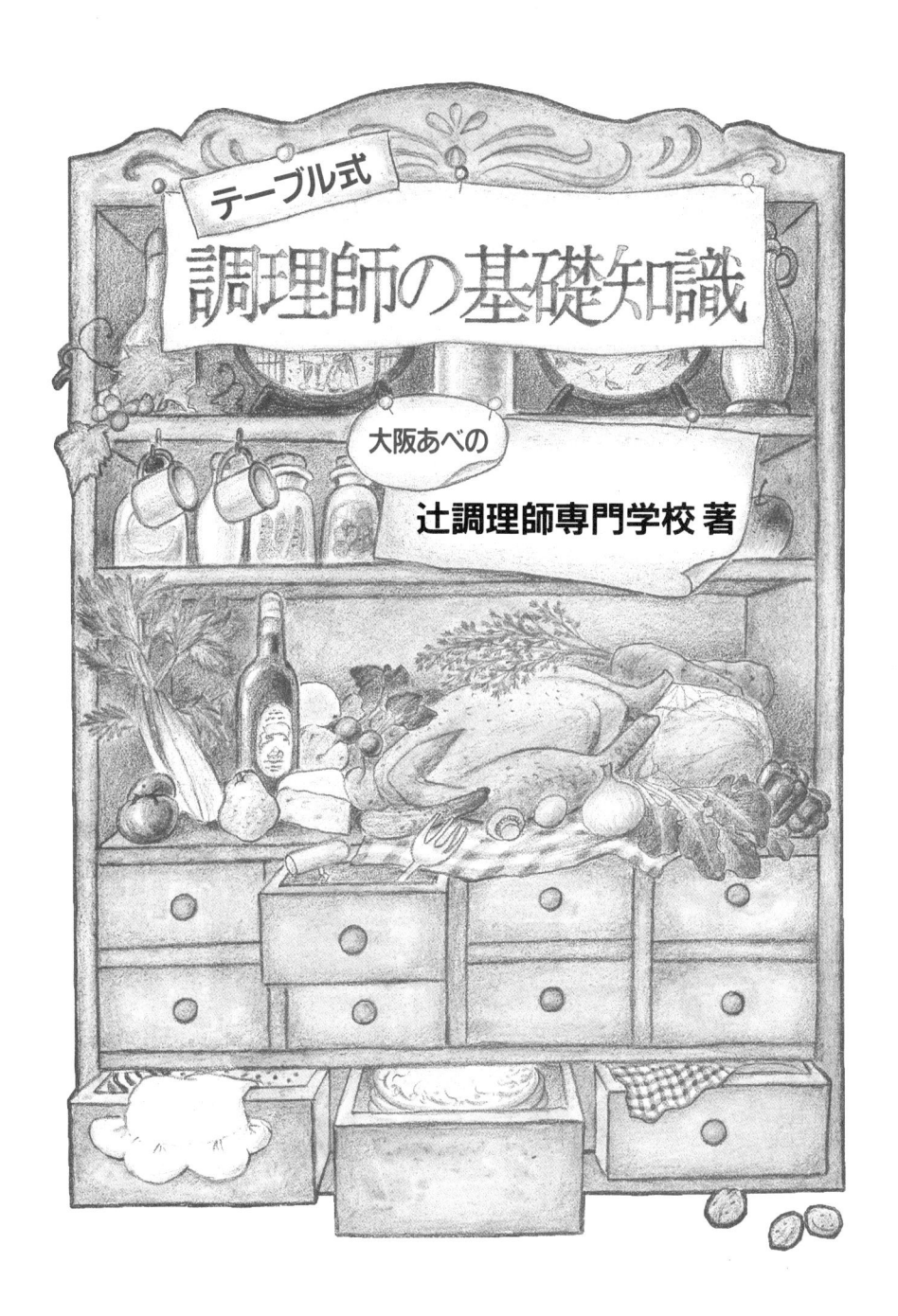

大阪あべの
辻調理師専門学校 著

評論社

はしがき

（1） 本書は，調理師になるために必要な食品および栄養，衛生に関する調理師養成施設の教科科目，ならびに調理師免許取得のための試験科目を，各教科ごとにテーブル式に表示しています。

（2） 本書は，これから調理師免許を取得しようとする人を対象にしていますが，同時に，高等学校の家庭科や，短期大学および大学の栄養・調理関係の学科で学んでいる人々，また一般家庭の方々など，料理にたずさわる人たちにとっても，参考書として役立つように編集されています。

（3） この「テーブル式　調理師の基礎知識」の特色は，各科目の基礎知識を左ページにのせ，右ページにそれらの事項についての，詳しい解説や補足をつけていることです。

（4） 本書のシリーズとして，「テーブル式　日本料理便覧」「テーブル式　西洋料理便覧」「テーブル式　中国料理便覧」「テーブル式　製菓便覧」があります。調理師としてさらにより深く学びたい方々は，本シリーズをご参照ください。

（5） 本書は，「テーブル式　調理師便覧」という書名で初版を1966年（昭和41年）に出版し，その後数回にわたって改訂をしてきました。今回，関係法規の改正，および調理師養成施設の指導要領の全面改正などに準拠し，内容を全面的に改稿し，新しい法規や統計資料などを盛り込み，また新たに食文化概論を加えました。これを機に，より親しみやすい本となるように書名と装丁の変更も行ないました。

（6） 巻末には，関係法規および食品添加物とその対象食品などを付しています。

2000年3月

大阪あべの　辻調理師専門学校

目　次

Ⅰ．食文化概論

1. 人類と食文化：食文化とは／加工と調理／食文化の象徴 ………… *10*
2. 食事と食文化：食事の機能／ハレの食事，ケの食事／食物禁忌 ……………………………………………………………… *12*
3. 調理師と食文化：料理人の誕生と調理師制度／調理師の責務／外食と給食 ……………………………………………… *14*
4. 日本の食文化史（A）：古代の食文化 ………………………… *16*
5. 日本の食文化史（B）：中世の食文化／近世の食文化 ………… *18*
6. 日本の食文化史（C）と郷土料理：近代の食文化／現代の食文化／食習慣の地域差と郷土料理 ……………………………… *20*
7. 西洋の食文化：西洋料理とは／フランス料理の変遷 ………… *22*
8. 中国の食文化：中国料理とは／四大地方料理／中国料理の変遷 …………………………………………………………… *24*

Ⅱ．衛生法規

1. 法律概論：法律／法令の種類 ……………………………………… *26*
2. 衛生法規：衛生法規／衛生法規の分類／一般衛生法規 ………… *28*
3. 調理師法：目的と定義／免許取得・名称の使用制限・調理師会に関すること ……………………………………………… *30*
4. 製菓衛生師法：目的と定義／免許取得・名称の使用制限に関すること ……………………………………………………… *32*
5. 栄養士法：定義／栄養士の免許に関すること／管理栄養士の免許に関すること／名称の使用制限 ………………………… *34*
6. 健康増進法：目的／健康診査／国民健康・栄養調査／保健指導／特別用途表示／栄養表示基準など ……………………… *36*

7. 食品衛生法(A)：目的／食品および添加物・器具および容
   器包装・表示および広告 …………………………………… *38*
8. 食品衛生法(B)：検査・営業・その他 …………………… *40*

Ⅲ. 公衆衛生学

1. 公衆衛生と行政機構：公衆衛生と公衆衛生学／公衆衛生取
   扱い分野／衛生行政／衛生行政の機構と流れ …………… *42*
2. 衛生統計：衛生統計／人口静態統計／人口動態統計／人口
   動態の要因／人口動態統計で使われる主な比率 ………… *44*
3. 感染症の予防(A)：感染症の予防と公衆衛生／感染症／感
   染症発生の条件／感染のみなもと（感染源）…………… *46*
4. 感染症の予防(B)：感染経路／抵抗性 …………………… *48*
5. 感染症の分類：感染症の分類／１類感染症／２類感染症／
   ３類感染症／４類感染症／指定感染症／新感染症 ……… *50*
6. 生活習慣病：生活習慣病とは／生活習慣病の要因と症例／
   生活習慣病の予防／主な生活習慣病 ……………………… *52*
7. 寄生虫病 ……………………………………………………… *54*
8. 環境衛生(A)：環境衛生／公害／空気／大気汚染 ……… *56*
9. 環境衛生(B)：気候／住居／衣服 ………………………… *58*
10. 環境衛生(C)：ネズミ・ハエ・カなどの駆除方法 ……… *60*
11. 環境衛生(D)：飲料水の衛生／上・下水道／水質汚濁／廃
    棄物の処理 …………………………………………………… *62*
12. 母子保健・学校保健・労働衛生：母子保健／学校保健／労
    働衛生 ………………………………………………………… *64*

IV. 栄養学

1. 栄養の概念：栄養学／栄養と人体成分 …………………… *66*
2. 栄養素と栄養所要量：栄養素の分類／栄養所要量／エネルギーの単位 …………………………………………………… *68*
3. 日本人の栄養所要量 ………………………………………… *70*
4. 栄養素(A)：たんぱく質／脂質／糖質 …………………… *76*
5. 栄養素(B)：無機質 ………………………………………… *78*
6. 栄養素(C)：ビタミンとは／脂溶性ビタミン／水溶性ビタミン／水分 ………………………………………………… *80*
7. 消化・吸収と代謝：消化・吸収／消化吸収率／代謝 …… *82*
8. ホルモンと栄養：ホルモンについて／各種ホルモンの働き …… *84*
9. 母子栄養：母性栄養／乳幼児の栄養 ……………………… *86*
10. 老人および労働者の栄養：老人の栄養／労働者の栄養 …… *88*
11. 臨床栄養：栄養療法（食餌療法）／成人の食事 ………… *90*
12. 食品分類法：食品分類法 …………………………………… *92*

V. 食品学

1. 食品と食物：食品学とは／食品の分類／食品の成分 …… *94*
2. 食品の栄養価値：食品成分表／食品の栄養素 …………… *96*
3. 食品の加工と貯蔵法：食品の加工／食品の貯蔵法 ……… *98*
4. 食用微生物と発酵食品：食用微生物／酵母類／細菌類／カビ類 …………………………………………………… *100*
5. 食品学各論(A)：食品の分類／食品群—穀類，いも類，砂糖・甘味類，菓子類 …………………………………… *102*
6. 食品学各論(B)：食品群—油脂類，種実類，豆類，魚介類，肉類，卵類，乳類 …………………………………… *104*

7. 食品学各論（C）：食品群—野菜類，果実類，きのこ類，藻類，し好飲料類，調味料類 …………………………… *106*
8. 食品学各論（D）：調理加工食品類 …………………………… *108*

VI. 食品衛生学

1. 食品衛生の概念と食品保健行政：食品衛生の概念／食品保健行政の働き ……………………………………………… *110*
2. 食中毒：食中毒の概念／食中毒の時期／原因食品・施設／食中毒の種類 …………………………………………… *112*
3. 細菌性食中毒（A）：感染型食中毒／サルモネラ菌食中毒／腸炎ビブリオ食中毒 ……………………………………… *114*
4. 細菌性食中毒（B）：毒素型食中毒／ボツリヌス菌食中毒／ブドウ球菌食中毒 ………………………………………… *116*
5. 自然毒性食中毒：定義／動物性自然毒／植物性自然毒／カビ毒 ………………………………………………………… *118*
6. 化学物質性食中毒：定義／化学物質性食中毒の分類 ………… *120*
7. 食品添加物：定義／食品添加物の分類と指定／使用目的と基準／表示義務 …………………………………………… *122*
8. 食品の見分け方（A）：食品の見分け方／農産食品とその加工品／水産食品とその加工品 …………………………… *124*
9. 食品の見分け方（B）：畜産食品とその加工品 ……………… *126*
10. 食品の見分け方（C）：缶詰／調味料その他 ………………… *128*
11. 食品衛生対策（A）：調理場の衛生管理／調理場外の環境衛生／調理場の構造／食品取扱設備 ……………………… *130*
12. 食品衛生対策（B）：給水および汚物処理／食品の取扱い方法／食品取扱者の衛生管理 ………………………………… *132*
13. 消毒：消毒とその方法／逆性石けん／中性洗剤 …………… *134*

VII. 調理理論

1. 調理と調理操作の分類：調理と調理理論／調理操作の分類 …136
2. 非加熱調理操作（A）：洗う（洗浄）／つける（浸漬）／冷やす・凍らせる（冷却・凍結） …138
3. 非加熱調理操作（B）：切る・けずる（切砕）／混ぜる・和える（混合）／する・つぶす（磨砕）／しぼる・こす・押す（圧搾） …140
4. 加熱調理操作（A）：焼く・炒める／揚げる …142
5. 加熱調理操作（B）：煮る・炊く・ゆでる／蒸す／マイクロ波加熱 …144
6. 調理と味：味覚／呈味物質／味の混合効果 …146
7. 調理と食品の色と香り：食品の色素とその特徴／調理による褐変／香気成分とその特徴 …148
8. 調理と器具：主な調理器具 …150
9. 調理による食品成分の変化：食品成分の変化 …152
10. 食品別調理方法（A）：植物性食品の調理方法 …154
11. 食品別調理方法（B）：動物性食品その他の調理方法 …156
12. 献立：献立とは／献立作成の方法／献立作成の注意／集団給食における献立 …158
13. 切り方の基本（A）（西洋料理）：基本切り／飾り切り …160
14. 切り方の基本（B）（日本料理）：基本切り／飾り切り …162
15. 切り方の基本（C）（中国料理）：基本切り …164
16. 部位と名称：牛肉の部位と名称／魚の名称／豚肉の部位と名称／仔羊の部位と名称／鶏肉の部位と名称 …166

VIII. 関係法規

1. 調理師法 …………………………………………………… 168
2. 調理師法施行令 …………………………………………… 172
3. 食品衛生法 ………………………………………………… 177
4. 食品衛生法の営業施設基準・管理運営基準準則について …… 193

IX. 付　　録

食品衛生法で指定されている主な食品添加物 ……………… 197

さくいん ……………………………………………………… 199

● テーブル式 ●

調理師の基礎知識

I. 食文化概論

1 人類と食文化

食文化とは	人類は，他の動物とは異なる進化の過程をたどり，地上の「自然」に働きかけ，同時に様々な知識や技術を習得した。さらに，言語という意思の伝達をはかる手段によって1つの社会を作り出し，そこから慣習，道徳，法律，信仰，芸術などを生み出した。これらは人類だけがもち得る能力であり，こうして創造された物質的・精神的なすべての成果を総称して「文化 (culture)」と呼ぶ。その中でも，最も基本的な食物摂取行動に関する文化が「食文化❶」，あるいは「食生活文化」である。
加工と調理	人類の食生活は自然界の中では特異であり，その特異性を可能にしている背景に，加工と調理の2つの行為がある。この2つの行為は人類の食文化を代表している。 （1） **人類の食生活の特異性**　動物が生存のために摂取する動植物の範囲はほぼ一定であり，自然界の食物連鎖❷は安定している。ところが人類だけは地上のすべての動植物❸を食用の対象としている。これは特異な食生活である。 （2） **加工，調理**　人類は，植物の栽培，動物の飼育を計画的に行ない，それらを目的に合うように改良し，食料として生産・消費している。これにより，食用とする動植物の範囲を大幅に広げることが可能になった。食料の大半は加工❹，調理❺の過程を経て，食品，食物として利用される。
食文化の象徴	次の3点は，人類の食文化の象徴であり，同時に，人類独自の食文化の成立要件でもある。これらは実用的な必要性からはじまり，やがて文化の領域に入ってきて，人間社会の形成や食習慣にも影響を与えた。 （1） **道具の使用**　手を用い，道具❻を使用して食品の形態を変化させる→実用技術から造形の美を追求する技能へ発展……包丁さばきの文化❼が生まれる。 （2） **火の利用**　加熱調理により食品の成分を変化させる❽→穀類，豆類の利用が可能になる……人間社会の成立が促される。 （3） **食物の味つけ**　調味料を使って食味を変化させる→調味料の役割❾と過剰摂取……食習慣に影響を与える。

◆ 解 説 1 ◆

❶ **食文化** 食文化は人間生活の根幹の部分に基礎をおく，総合的な文化であり，単にグルメ志向に迎合する美味追求だけを目的としているものではない。

❷ **食物連鎖** 生物界において，Aという種類のものがBという種類のものに食われ，B種はC種に食われ，C種はD種に食われるという関係があるとき，このA，B，C，Dは食物連鎖をなしているという。

❸ **食用となる動植物** 人類が日常的に食べているものは穀類，豆類，野菜，果実，肉類，魚介類，乳，卵，海藻，きのこなどであり，時には昆虫や爬虫類にも及ぶ。また，漬けものの中の酵母や乳酸菌などの微生物も，人類の食料の一種といえる。

❹ **加 工** 食料が食品になるまでには，不要部分を取り除き，貯蔵，輸送が可能になるように，乾燥，加熱，調味などの加工処理が施される。この加工という処理は，ある程度，実用的な変化を目的として行なわれる。また，加工は，地域や民族を問わない人類共通の「食べる」文化の仕事である。

❺ **調 理** 食品材料にさまざまな調理操作を施し，すぐに食べられる食物の形にすることが調理である。これは人の食物摂取の最終段階である。調理の仕事には造形の要素も含まれており，地域や民族ごとに固有に伝承されてきた食文化に関わる部分が大きい。

❻ **道 具** 調理道具（器具）には，人間の手や歯などの機能を代行するものと，人の力では不可能な大量処理を目的とするものがある。これらの道具の使用により，人間が対象とする食物の範囲が拡大した。

❼ **包丁さばきの文化** 日本料理では，切るという単なる形を変える作業に何年も腕を磨き，包丁人といえば料理人の代名詞にさえなっている。

❽ **食品成分の変化** 加熱調理により，生のままでは消化困難な穀類やいも類のでんぷん，豆類や動物の皮・筋などのたんぱく質の利用が可能になる。これにより，動植物を問わない雑食性の食生活が完成する。さらに，農業・牧畜を基盤とする人間社会の成立が促され，食文化が発展し，あらゆる生活文化の出発点となった。

❾ **調味料の役割** 食品をそのままの味で食べるのではなく，調味料と組み合わせることによって，味覚や嗅覚などに変化をつけることが可能となり，食生活が豊かになった。ただし，過度の使用により，人の食し好を自然とはかけ離れた方向に向かわせる原因となった。

◎ **食べものの味の構成要因** 食べもののおいしさは味覚だけでなく，五官や心理全体で感じ取るものである。おいしさの要因を分類すると，次のようになる。
・化学的要因　甘味，酸味，塩味，苦味，うま味，辛味，渋味など
・物理的要因　温度，触感，粘弾性，テクスチャーなど
・生理的要因　空腹感，渇感，疲労感，健康状態など
・心理的要因　外観，形状，色彩，香り，連想，環境など
・文化的要因　気候，風土，歴史，宗教，食習慣，生活文化など

◎ **風土と食文化圏** 世界各地で主食や副食などに何を食べているかは，その土地の地理的条件，気候・風土などの条件によって異なる。主食を指標に分類すると世界は6つの食文化圏（粉食，粒食，芋飯，粉粥餅，キャッサバ，肉食）に分かれる。

2 食事と食文化

食事の機能	人の食事に求められる機能は大きく2つに分けられ，それぞれに含まれる要素は次のとおりである。 （1）生命維持機能 　① 基本要素❶……安全性❷，栄養性，し好性 　② 制限要素……経済性，簡易性，利便性 （2）付加価値機能 　① 生活要素……趣味・娯楽，体験・流行，交流・団らん 　② 特殊要素……信仰・行事，節制・戒律，保健・医療
ハレの食事、ケの食事	人の食事には日常的な普通の食事と，特別な日の食事がある。日本では伝統的に，日常的な生活や状況を「ケ」，あらたまった特別な状態，あるいは公的であったり，めでたい状況を「ハレ」と呼ぶ習慣から，食事も，ケの食事とハレの食事に区別される。 （1）ケ（ふだんの日）の食事　　身近に手に入る材料（穀物，野菜，魚介類など）を用いる。各地域の庶民の生活文化の実態を反映している。 （2）ハレ（あらたまった日）の食事❸　　ケの食事より豪華である。のちに，行事と切り離されて独立し，現代の各地域の料理の文化的特徴を作り出した。 　日本の年中行事を例に取ると，ハレの日は次の3つに分けられる。 ① **伝統的な年中行事**　　正月，節分，彼岸，節句，七夕，盂蘭盆（うらぼん），月見，冬至，大晦日など，慣習や制度として受け継がれてきたもの。これら行事の中には，古くから伝承されている行事食❹を伴うものも多い。 ② **新しい風俗の年中行事**　　クリスマス，バレンタインデー，母の日，父の日など，外国から新しく入ってきた行事。これらは時代と共に変化することがある。 ③ **プライベートな年中行事**　　誕生日，記念日など個人や家族の通過儀礼としての行事。これらは地域や季節とは無関係に行なわれる。 　あるいは年中行事ではないが，出産，七五三，成人式，結婚式，還暦，喜寿，米寿，葬式など，人生の節目の行事もこれに準ずる。
食物禁忌	食事は，生きるために必要不可欠な基本的行為であるが，宗教上の理由による食物の禁忌（タブー）や制限もある。ユダヤ教やイスラム教は豚肉，ヒンズー教では牛肉などが食べてはいけないとされている。これらのタブーも人類の食文化の特徴である。

◆ 解 説 2 ◆

❶ **基本要素**　これらの基本要素は1つ1つの食品や料理，あるいは1回だけの食事で満たされるものではない。献立という，一定の食事計画のもとに構成される毎日の食事の中で，満たしていく条件である。

❷ **安全性，栄養性，し好性**　食事や食べもののこれらの基本的な条件は，地域や民族を問わず，人類共通の文化に属している。人間以外の動物はこれらの条件を自らの感覚で判断して，のぞましい食べものを取っている。しかし，加工や調理をすることにより，自然のままではない食べものを食べている人間は，これらの基本条件のうち，安全性と栄養価値の判断が困難になり，栄養素として必要なものと自らのし好との間にギャップが生じることもある。これらのギャップなどを解消するためには，知識による食事計画が必要になる。

◇ **食事の役割**　次の3つの段階があるが，②と③は明確に区別されるわけではない。
　① 飢えを満たす。　② 健康を保つ。　③ 生活を充実させる。

◇ **食事の二極分化現象**　現代の食志向は安全・健康をベースにして，簡便化・効率化の方向と，高級化・多様化の方向の両極が対立することなく，分離しながら並立している。

❸ **ハレの日の食事の特徴**　神や仏といっしょに食べたり，家族以外の親族や近隣の人々，あるいは友人などとともに食べる共食と，日常とは異なる特別な料理（ごちそう）の2つが大きな特徴である。また，ハレの日の食事の付加価値判断には，地域や民族に固有の食文化が関与している。

◇ **直会（なおらい）**　祭りの日に稲，米，酒，鳥獣，魚介，野菜，果実などを神饌（しんせん）として神に供え，これを下げて一族や村人，信者などがいっしょに食べる神人共食の儀礼のことを，直会と呼ぶ。これに端を発しているのがハレの日の食事である。

❹ **代表的な行事食の例**
① 正月（1月1日～3日）：鏡もち，雑煮，屠蘇，おせち料理など
② 節分（2月の立春の前夜）：煎り豆
③ 彼岸（2月の春分と9月の秋分の前後3日間）：おはぎ，だんご
④ 雛祭り（3月3日）：菱餅，白酒，はまぐりなど
⑤ 端午の節句（5月5日）：ちまき，かしわもち
⑥ 七夕（7月7日）：そうめん
⑦ 盂蘭盆（7月13日～15日または8月13日～15日）：野菜，果実，精進料理
⑧ 月見（8月15日と9月13日）：くり，さといも，えだまめ，月見だんごなど
⑨ 七五三（11月15日）：千歳あめ
⑩ 冬至（12月22日または23日）：かぼちゃ，かゆ，こんにゃく
⑪ 大晦日（12月31日）：年越しそば

◇ **医食同源と薬膳**　中国では古くから食べものと薬は同じ源と考える思想がある。この思想から漢方薬と食材を組み合わせた薬膳が生まれ，食事によって病気の予防と治療をし，健康を維持し，長寿を保つことを目指している。食療法や薬膳に関する書物は数多く著されたが，中でも明の時代の『本草綱目』には約2000種の食べものの薬効が記されており，それまでの本草書の集大成といわれている。

3 調理師と食文化

料理人の誕生と調理師制度

（1） 料理人の誕生　調理を職業とする料理人の起源ともいうべき人の存在❶は，大和朝廷の頃から知られていた。料理人は平安時代までは朝廷や貴族に仕えていた。鎌倉時代には，武家に仕える料理人が生まれた。室町時代には，有職故実にならった礼法が確立し，料理も大きく影響を受けた。江戸時代には，専門の料理人が増加する❷。

明治時代以降，料理人が独立した職業として「部屋（料理人紹介所）」に所属し，料理店の求めに応じて派遣されるシステムが誕生する。大正時代には，著名なレストランやホテルの厨房にコックが置かれ，司厨士と呼ばれた。

（2） 調理師制度　1925年（大正14年）に，日本司厨士協同会発足。1958年（昭和33年）の調理師法制定により，調理師の名称が国家資格となる。

調理師の責務

調理師は食文化の担い手でもあるので，食べものの価値観を支配する文化的背景を専門的な立場から学び，健康を支える食生活を，文化的な側面からもより豊かにしていくことが期待される。

また，外食産業❸の発展により，調理師の受けもつ仕事の場と機会が増え，調理師の働きの重要度が増している❹。

外食と給食

食事は，本来家庭内の行為であったが，社会の変革とともに次第に外食に移行し，家庭での調理の機会が減少して，外部の厨房がそれを代行するようになった❺。この結果，調理が大量化し，新しい調理技術❻なども生まれている。

給食や外食が食生活に果たす役割
（1）　健康管理面……① 安全な食事の提供　　② 健康の保持・増進
（2）　食生活面……① 食生活の多様化　　② 食生活の簡便化
（3）　食物教育面……① 食物し好の育成　　② 調理技術の教育
　③ 食生活情報の伝達
（4）　生活文化面……① 文化の創造と伝承　　② 生活空間の構築
　③ 食の未来の開発

◆ 解 説 3 ◆

❶ **料理人の開祖**　『日本書紀』に，磐鹿六鴈命（いわかむつかりのみこと）が白蛤（うむき。はまぐりの古名）の膾（なます）を景行天皇に献上したことが記されている。この功により，以後，長く天皇に供する料理をつかさどった。この人が料理人の開祖といわれている。

◇ **宮中の公式料理**　磐鹿六鴈命の子孫にあたる小錦上（しょうきんのじょう）国益が，683年に天武天皇より高橋朝臣の姓を賜り，天皇の食事の調理をつかさどる料理人の長として宮中の公式料理を担当した。

◇ **四条流**　平安時代の光孝天皇の時代（9世紀後半）に，四条中納言　藤原山蔭が家庭料理の源流となる後の四条流を興したと伝えられる。

◇ **庖丁式**　室町時代には，客の前で包丁さばきを見せる儀式（庖丁式）が確立し，四条流のほか，大草流，進士流などの料理の流派が誕生した。

❷ **専門料理人の増加**　江戸時代の後期以降になると，都市に高級料亭が増え，大名，豪商などは豪華な料理を楽しみ，また，庶民も外食の機会が多くなった。これにより，大名のお抱えに限られていた料理人が徐々に専門の職業としても成り立つようになり，同時に，料理書も多く出版された。

❸ **外食産業**　ファーストフード，ファミリーレストランなど大規模で，合理化された飲食業を指すが，広い意味ではホテル，レストラン，料亭，食堂，すし店，そば・うどん店，喫茶店，酒場，バーなど，さらに会社や学校，病院などの給食も含む。

❹ **調理師の仕事の重要性**　現代の調理師には，安全性にも配慮した食べ物を供給すること，味覚の向上の研鑚を積むこと，サービスの充実にも努めることなど，より質の高い仕事が要求される。

❺ **食事が外食に移行している要因**　① 食品加工技術の進歩とそれに伴う効率・経済性の追求　② 家族関係の変化と家事労働の社会化　③ 多様化・高級化志向の高まりによる外食の増加，などが考えられる。

◇ **外食費の割合**　1999年の総務庁の家計調査によると，1世帯当たりの年間食料費支出のうち，外食費は約17％である。これは単純に考えると，日本人の食事全体の17％を家庭ではなく調理師が支えていることになる。

◇ **中食**（なかしょく，ちゅうしょく）　市販の持ち帰り弁当，ファーストフードのテイクアウト，コンビニエンスストアのサンドイッチなど，家庭外で調理された調理済み食品だけで完結する食事のこと。外食と家庭内の食事（内食）の中間に位置している。

❻ **新しい調理技術**　科学の進歩，技術革新などに伴って，厨房を取り巻く条件も変化してきた。食品の保存手段，調理のエネルギー源，広域流通の輸送手段，食情報の管理などの変化に基づいた新技術（マイクロ波，加圧調理）や新調理システム（クックチル，真空調理など）が開発されている。

4 日本の食文化史 （A）

日本料理の流れを食生活面からとらえて，歴史の時代区分ごとに，各時代の食生活・食文化の特徴をまとめる。

古代の食文化

縄文時代❶の特徴
（1）　**自然物採集**　採集した木の実や野草を主体に，狩猟による鹿，猪，鳥類，あるいは昆虫類，魚介類を食料としていた。調理法は生食，直火焼き，石蒸し（焼石加熱）❷の他，土器を使って煮る調理❸を行なっていた。
（2）　**稲作の伝来**　縄文時代後期に水稲が伝来し，狩猟・採集が主流の生活から栽培穀物中心へと移行する。

弥生❹・大和（古墳）❺時代の特徴
（1）　**米依存型食生活の形成**　水稲耕作など穀物の栽培❻が普及し，農業が食料生産の中心になる。また，主食と副食が分離し，日本料理の性格が方向づけられた。
（2）　**蒸し米，膾の普及**　米を甑で蒸す調理法が普及する。魚介を生で食べる膾❼も知られていた。
（3）　**塩の登場**　海藻や土器などを利用して海水から塩を作り，調理や食品の加工・保存に利用した。また，塩を利用して醤を作り，調味料としても用いた❽。

奈良・平安時代の特徴
（1）　**唐風食の模倣**　7世紀初め以来の遣隋使，遣唐使を通じての中国との交流により，隋や唐の文化の影響を受けて日本の食に大きな変化が起こった❾。
（2）　**肉食禁止**　仏教の興隆と農耕の促進のため肉食禁止令が出され，正式な食事では獣肉（牛，馬，犬，猿，鶏）の姿が消えた❿。
（3）　**饗応食の形式化**　平安時代の宮廷貴族の饗応食（大饗など）の細則が『延喜式』に記され，料理が形式化され，これが日本料理の原形となった。

◆ 解 説 4 ◆

❶ **縄文時代** 紀元前1万6千年～紀元前500年の時代。紀元前5000年頃までは冷涼な気候だったが、それ以降は温暖になり、現在の日本に生育する植物とほぼ同じ植物があった。

❷ **石蒸し料理** 掘った地面に石を敷きつめ、火をたいて石を焼き、火がおさまってから石の上に材料をのせて土をかぶせ、余熱を利用して蒸し焼きする方法。焼石加熱とも呼ぶ。

❸ **土器を用いる加熱調理** 縄文時代には粘土を成形して焼いた土器が出現し、液体を入れた土器のなかで材料を「煮る」という加熱方法が可能になった。これにより、生では食べられなかった多くの植物性食物が食品となり、食料の確保を容易にして食料事情が安定した。

❹ **弥生時代** 紀元前数百年～紀元後300年の時代。弥生式土器を使用し、他に木製の器具（木器）も作られ、大陸（中国、朝鮮）からは青銅器や鉄器が伝わった。

❺ **大和時代** 紀元後4～7世紀の時代。大陸から仏教が伝来し、また木製器、銅椀、銅盤が伝わる。

◇ **縄文～大和時代の土器の特徴**
  ・縄文式土器——縄目文様のある土器
  ・弥生式土器——軟質で赤焼きの土器
  ・土師器——古墳時代に始まる赤褐色で軟質の素焼き土器
  ・須恵器——青灰色で硬質の焼き物。大陸から伝えられた窯業技術を用いて製作。盛りつけや貯蔵用として古墳時代後期から平安時代まで作られた。

❻ **栽培穀物とその調理法** 米（もち米、うるち米）、麦、あわ、ひえ、きび、そばなどを栽培した。これらを、煮る、蒸す（飯）、炒る（焼米）、干す（糒）などの調理をして食べていた。

❼ **膾** 日本書紀や各地の風土記（いずれも8世紀の作）によると、古墳時代に膾（生の魚介の細切り）の記載があり、当時、膾を作っていたことが伺える。(p.15参照)

❽ **さまざまな発酵食品** 穀醤（米、麦、豆の発酵塩蔵品）、肉醤（塩辛の類）、草醤（野菜の漬け物の類）などの発酵塩蔵品が食べられ、これらの浸出液は調味料として用いられた。また、甘酒、濁酒のようなものも作られるようになった。

❾ **大陸の影響による食生活の変化** 大陸からみそ、しょうゆ、ごま油、茶、牛乳、唐菓子などが伝わる。牛乳を煮詰めた酥（蘇とも綴る）も作っていたが、酥は平安時代以降はすたれ、ごま油と茶もこの時期には定着しなかった。また、貴族は漆器、青銅器、ガラス器を、庶民は土師器、須恵器、木製器を用いた。盤や坏などの食器、箸、箸台、箸箱、台盤、懸盤、折敷も使われ始めた。

◇ **唐菓子** 米や麦の粉をこねて形をつけ、蒸したり揚げたもの。奈良・平安時代には食事の献立の中に入っていた。

❿ **獣肉食の禁止** 675年以降たびたび布告された肉食禁止令は、仏教を信仰していた貴族や都に住む人には受け入れられ、正式な食事では獣肉の姿が消え、代わりに鳥類（キジ、シギ）が用いられた。ただこの禁忌も庶民にはあまり浸透せず、食事は粗末だが自由なものだった。

5 日本の食文化史 (B)

中世の食文化

鎌倉・室町時代の特徴
（1）**簡素な食生活**　武家社会になり，初期は形式にとらわれない質素で合理的な食事が広まる。1日の食事は，朝夕2回が基本であった❶。

（2）**精進料理の普及**　禅宗の影響で精進料理❷が発達し，点心❸，喫茶の風習などが民間にも広まる。

（3）**本膳料理の形式の確立**　武家社会の料理は，公家社会の影響を受けて次第に華美で形式的になり，室町時代には料理流派が誕生し❹，儀式料理として本膳料理の形式が確立する❺。

安土桃山時代の特徴
（1）**茶会席料理の誕生**　茶の湯が完成し❻，そこで供する食事として会席（のちに懐石）料理❼が生まれる。一汁三菜❽が基本の簡素な料理である。精進料理とも共通の基盤を持つが，会席料理は動物性食品を用いる。

（2）**南蛮料理の登場**　1543年，ポルトガル船の種子島漂着を機に，江戸時代初期まで，ポルトガル，スペインとの貿易が活発に行われた。この時にもたらされた食品や調理法による料理を南蛮料理という❾。

近世の食文化

江戸時代の特徴
（1）**卓袱料理❿**　和風化した中国料理。長崎に伝わった中国料理を日本の家庭料理に取り入れたもの。長崎料理とも呼ぶ。一つの食卓を囲み，大皿盛りの料理を各自が適宜取り分ける。普及するにつれて南蛮料理も取り入れられた。

（2）**普茶料理⓫**　中国風の精進料理。江戸時代初期，宇治の黄檗山万福寺に，その開祖である中国の隠元禅師が伝えた。大皿から取り分けるのは卓袱料理に似るが，動物性食品を使わない点が異なる。

（3）**会席料理**　料理屋での庶民の気軽な宴席の際に出る料理。本膳料理と茶懐石の形式や内容を取り混ぜ，実質を重んじたもの。

（4）**庶民の食べ物**　調味料が普及し⓬，握りずし，ウナギの蒲焼き，つくだ煮などが作られる。江戸時代末期には，すしや天ぷら，そばなどの屋台が登場し，庶民に軽食を提供した。料理書が多数出版されて食生活が向上する一方，白米食が進んで「江戸煩い」と呼ばれる脚気が増加した⓭。

◆ 解 説 5 ◆

❶ **食事の回数**　武士，僧侶は1日2食，農民は3～4食だったが，戦乱の最中は武士も携帯食を含めて3食となり，やがて平時も3食となり，これが僧侶，貴族にも広まった。

❷ **精進料理**　本来は仏教思想に基づく寺院内での料理。鎌倉時代初期に中国から禅宗が伝わり，食事の調製も修行と見なし，中国風の食品や調理法を取り入れて日本独自の精進料理を発達させた。動物性食品や五葷（にんにくやねぎなど香りのきつい薬味）を用いず，大豆などの植物性たん白質をとり，植物油を使用してコクを出すのが特徴。

❸ **点心**　元は僧侶が定時の食事以外に空腹をいやすためにとった軽食。茶を飲む習慣とともに広まり，精進料理にも取り入れられた。うどん，そうめんなどのめん類，餅類，饅頭（まんじゅう），羊羹（ようかん）などがある。

❹ **料理流派の誕生と庖丁式**　室町時代に儀式料理を司る専門の家柄が誕生し，食事の礼法や調理法を記した料理書を著した。包丁さばきを見せる儀式も生まれた。（p.15参照）

❺ **本膳料理**　室町時代に定められた武家の饗応の形式を基にして本膳料理が確立したのは江戸時代初期である。これは料理を膳に組んで各人に配る宴会形式。式の膳と饗の膳に分かれ，饗の膳には本饗の膳（本膳ともいう。飯，香の物の他に7または5か3種の菜を盛る），二の饗の膳（二の膳。汁2種，菜3または5種），三の饗の膳（三の膳。汁2種，菜3種）がある。膳の形，給仕法，食べ方などに複雑な規定があった。式の膳（式三献と呼ぶ酒の儀式）が行われるのは式正の饗膳である。

❻ **茶の湯**　鎌倉時代初期に僧，栄西が臨済宗と共に抹茶法を中国から伝え，安土桃山時代に千利休が「わび茶」の精神をもとに，茶の湯を完成させた。

❼ **会席と懐石**　当初，茶の湯の席での食事を「会席」と呼んでいたが，江戸時代に俳人の集まり，あるいはその席で供される食事も「会席」と呼び，両者を区別するために，前者を「懐石（または茶懐石）」と改めた。

❽ **一汁三菜**　茶懐石の基本の献立で，飯と汁，向付，煮物，焼物からなる。一度に多くの膳を並べる本膳料理と違い，料理の温度にも配慮して順を追って供する。

❾ **南蛮料理**　とうもろこし，じゃがいも，かぼちゃ，とうがらしなどの食材が渡来した。料理では魚や鳥などの揚げ物が伝わり，後に天ぷら，南蛮漬け，ひりょうず（がんもどき）などに発展した。南蛮菓子にはカステラ，ビスケット，コンペイトウなどがある。

❿ **卓袱料理**　卓袱とはテーブルクロスまたはテーブルの意。主客が同じ器から，取り箸は使わずに小皿と箸，陶製の匙で取り分けて食べる。主に料理名や器を中国風に呼んだ。

⓫ **普茶料理**　野菜，大豆製品，ごまのほか，油とくず粉を巧みに用いるのが特徴。

◇ **袱紗料理**　江戸時代中頃には本膳料理の饗の膳の後に，くつろいだ酒宴が別室で催された。この席で出された簡略化された饗の膳が袱紗（ふくさ）料理と呼ばれ，現代ではこちらを本膳料理ということが多い。

⓬ **調味料の普及**　国産の砂糖，みりん，粕酢が普及。特に江戸では，上方の薄口に対して濃口しょうゆが発達。東と西で独自の食文化が育つ素地ができる。

⓭ **食生活と健康**　人見必大著『本朝食鑑』や貝原益軒著『養生訓』が刊行された。

6 日本の食文化史 (C) と郷土料理

近代の食文化	**明治・大正時代の特徴** (1) **肉食の解禁**　開国と明治維新により欧米の文化が導入され，肉食が解禁になり，奨励された。中でも牛肉は，在来の材料を用いた日本独特の「牛鍋❶」として広まった。また，欧米から伝来した食品❷や料理法により，食生活の近代化が始まった。 (2) **洋食の登場**　幕末の頃から長崎，横浜などに居留地外国人相手の西洋料理店が開店し，明治初年には日本人のための店も都市に開店した。明治末から大正期にかけて，料理や作法が日本風にアレンジされ，西洋料理店は大衆化した。これらの店では，和洋折衷型の「洋食」❸が発達した。 　この頃，多くの西洋料理書❹が出版された。 (3) **和・洋・中国3様式の並立**　明治中頃から終わりにかけて長崎，神戸，横浜に中華街の基礎ができて中国料理店が開店し，大正時代には，日本人の嗜好に合うように工夫された一般大衆向けの中国料理店も現れる。 　こうして，江戸時代に完成した日本料理，明治期に取り入れた西洋料理と中国料理が，折衷した形で普及する。現代では，和・洋・中国の3様式の料理が日常的に並立している。
現代の食文化	**戦中・戦後の特徴** (1) **戦時下の食料不足**　米，砂糖など食品のほとんどが配給制になり，深刻な食料難のため，生きるのが精一杯の悲惨な食生活を強いられた❺。 (2) **多様化する戦後の食生活**　戦後しばらく続いた食料不足も，1947年に学校給食が再開されるなど次第に落ち着きを取り戻す。60年代に高度経済成長が進み，電気調理機器❻やインスタント食品❼の普及，ファーストフードの進出❽など次々に新しいものが生まれて定着した。調理法や献立など食の国際化と多様化が進み，90年代は「飽食の時代」とも呼ばれる。 　一方で，地球規模の環境汚染が進むにつれて食品の安全性が求められ，健康食品などにも関心が集まり，食志向は「安全」「健康」「簡便」「グルメ」と多様化している。
食習慣の地域差と郷土料理	各地域の食生活におけるさまざまな習慣は，風土や歴史，思想の影響を受けて長年にわたって形成された。食習慣の地域差は，わが国では東日本と西日本に著しい❾が，さらに郷土料理❿にも現れている。

◆ 解 説 6 ◆

❶ **「牛鍋」と「すき焼き」**　関東では初め，みそ仕立て，やがてしょうゆと砂糖を合わせた割り下を使って牛肉を煮ながら食べ，これを「牛鍋」と呼んだ。関西では，牛脂を溶かして牛肉を焼き，上から砂糖，しょうゆを注いで味を調えたものを「すき焼き」と呼んだ。やがて大正時代になる頃に，これらを，東西ともに「すき焼き」と呼ぶようになった。

❷ **新しい食品**　パン，牛乳，ラムネ，ビール，サイダー，ソーセージ，ハム，チョコレート，アイスクリーム，キャラメルなどの食品が輸入され，次第に国産化された。

❸ **洋食**　文明開化で伝来した西洋料理をもとに日本で独自に生み出した和洋折衷型の料理。主食のご飯に合うおかずとして発達した。カツレツ，コロッケ，ライスカレーなど。

◇ **二分化する西洋料理店**　明治初期からの格式ある西洋料理店は，正式で本格的な西洋料理を目指して上層階級に受け入れられた。一方，庶民が親しんだのは，味付けや食べ方を日本風にアレンジした洋食を出す大衆的な店だった。

❹ **西洋料理書**　1872年に仮名垣魯文編『西洋料理通』と敬学堂主人著『西洋料理指南』が出版され，西洋料理を紹介する先駆的役割を果たした。また，1903年には村井弦斎著『食道楽』が出版された。他に，主婦など家庭の食事を扱う女性を対象に，和洋折衷の洋食を紹介した料理書も数多い。

◇ **料理学校開設**　明治時代中頃に一般家庭の子女を対象とした料理学校ができる。また，女学校の教科に西洋料理が採用され，一般家庭への西洋料理，洋食の浸透に貢献した。

❺ **食料不足**　1931年の満州事変以来，特に1941～45年の第2次世界大戦中は，極度の食料難であった。消費節約のため「日の丸弁当」の奨励，「雑炊食堂」の開設などに始まり，小麦粉だんごを汁で煮たすいとんが主食となるなど食生活は窮乏した。また，終戦直後は飢餓状態に近く，ヤミ米・ヤミ市が横行した。

❻ **電気調理機器**　自動炊飯器，冷凍冷蔵庫，電子レンジなどが時代と共に普及する。

❼ **調理済み食品**　1958年にインスタントラーメンが発売されてブームになり，以来，冷凍食品やレトルト食品，持ち帰り弁当や惣菜などの調理済み食品が増加する。

❽ **外食産業**　1971年に外資系のハンバーガー店が開店して以来，ファーストフード店，ファミリーレストラン，外国の専門料理店などが数多く登場し，外食産業の発展は著しい。

❾ **東日本と西日本の食生活**　東と西の境界は富山，岐阜，愛知の3県を結んだ地域である。東日本は濃口醤油，ウナギは背開き，納豆を好むのに対し，西日本では薄口醤油，ウナギは腹開き，納豆をあまり食べないなど，顕著な地域差が見られる。正月の雑煮の餅の形や味付けなどは日本各地で違いがある。

❿ **代表的な郷土料理の例**
　① 北　海　道：ルイベ，石狩鍋，ジンギスカン鍋
　② 東　　　北：きりたんぽ，しょっつる，わんこそば，ずんだ
　③ 関　　　東：すむつかり，佃煮
　④ 中　　　部：ほうとう，五平もち
　⑤ 近　　　畿：ふなずし，千枚漬け，しば漬
　⑥ 中国・四国：割子そば，めのは飯，さぬきうどん，皿鉢料理
　⑦ 九州・沖縄：卓袱料理，からしれんこん，チャンプルー，ソーキそば

7　西洋の食文化

西洋料理とは	フランス，イタリア，ドイツ，イギリス，スペイン，北欧，東欧などのヨーロッパ各国と，アメリカ合衆国，カナダ，ロシア，オーストラリアなどの料理を総称して西洋料理と呼ぶ❶。共通する主な特徴は次の3点である。 ・獣鳥肉を主材料とし，油脂類，香辛料，乳製品を多く用いる。 ・小麦粉など穀粉のパンを常食する。 ・食事のサービス法は並列ではなく，時間の流れに沿う。
フランス料理の変遷	本格的な西洋料理の基本とされるフランス料理の歴史を，その起源を古代ローマ時代に溯り，時代別にその概略をたどる。 （1）　**古代ローマ時代**　穀物の粥やパン，オリーブ油，ワイン，野菜が食生活の中心。ガルム❷を多く用いるのが特徴。基本的な調理法は，火であぶる，ゆでる，煮込むの3種類。帝政期には植物食から肉食に移る。 （2）　**中世**　フランス王シャルル5世の料理長タイユヴァン❸が王室の口承料理を初めて体系化し，書き残した。食事様式は饗宴が主流であり，多くの料理が一度に食卓に並び，コースの間には余興が行なわれた。 （3）　**ルネサンス（文芸復興）期**　フィレンツェのメディチ家のカテリーナと後のフランス国王アンリ2世の結婚により，先進的なイタリア文化が導入されてフランスの食生活が影響を受ける❹。新大陸から新しい産物も伝来する❺。 （4）　**17，18世紀**　国王ルイ14～16世の時代に宮廷料理が確立し，フランス料理が一つの完成の域に達する。また，料理書が数多く出版される。17世紀末にパリにカフェが登場し，18世紀末にはレストランが誕生した❻。 （5）　**19世紀**　フランス料理の最盛期。フランス革命後，各地にレストランが出現し，宮廷に独占されていた美食が市民へ開放された。食事のサービス法がフランス式からロシア式に移行❼。また，ガストロノミー（美味学）が誕生する。 （6）　**20世紀前半**　鉄道の発達による豪華ホテルの隆盛期に，ホテルの料理長エスコフィエ❽が古典料理を再構成してフランス料理を体系化する。車の普及により観光と美食が結びつき，地方料理が再認識される。 （7）　**20世紀後半**　1970年代に新しい料理（ヌーベル・キュイジーヌ）の運動が起こり，素材の持ち味を生かして料理の簡素化・単純化を進めた"軽い料理"がはやる。その後，基本に戻る現代風料理（キュイジーヌ・モデルヌ），土地に根ざした料理（キュイジーヌ・ド・テロワール）などを経て，現代に見合った別の形態が模索されている。

◆ 解 説 7 ◆

❶ 西洋料理の国別の特徴

料理	特 徴	特色ある料理や食材
フランス料理	洗練性，豪華，高級宴会料理	エスカルゴ，フォアグラ，カエル
イタリア料理	温暖，素材の季節性，地域性	パスタ，トマト，オリーブ油，魚介・野菜料理
ドイツ料理	素朴，貯蔵性，栄養，実質的	じゃがいも，ソーセージ，ザウアークラウト
イギリス料理	保守的，合理的，実質的	ローストビーフ，プディング，紅茶，ビスケット
スペイン料理	地域ごとの郷土料理，東洋風	ガスパチョ，パエリア，サングリア
北欧料理	燻製，マリネ，魚介の加工品	鮭，ニシン，スモーガスボード（バイキング料理）
アメリカ料理	移民による各地域混合型	ビーフステーキ，ハンバーガー，シリアル加工品
ロシア料理	農産物，水産物，肉類の貯蔵品	ボルシチ，ピロシキ，キャビア，アンチョビー

❷ ガルム 魚醬の類。魚の内臓に塩を振って天日に当て，ここから滴り落ちる液体。調味用ソースとして野菜，肉，魚など多くの料理に用いられた。

◇ **アピキウス（マルクス・ガウィウス・アピキウス）** ティベリウス皇帝時代（在位14～37年）の美食家。『料理に関する10巻の書』を著す。帝政期のローマの料理を知る上で貴重な本である。

❸ タイユヴァン 本名ギヨーム・ティレル（1310年頃～1395年頃）。『食物譜（Le Viandier）』を著す。印刷されたのは1490年頃。フランスで印刷された最古の料理書である。香辛料と酸味を効かせたソースやポタージュ，煮込み料理に大きな位置を認めたことが特徴。またこの本は14世紀の食品一覧としての価値もある。

❹ イタリアの影響 野菜，パスタ，糖菓，さらにフォーク，ガラス，陶器などがイタリアからフランスへもたらされ，料理のサービス法，食卓のマナーなどに影響を与えた。

❺ 新大陸からの産物 1492年，コロンブスのアメリカ大陸発見以後，じゃがいも，トマト，とうもろこし，七面鳥，とうがらし，チョコレートなどがヨーロッパに伝わった。

❻ レストランの誕生 それまでの酒を飲ませる居酒屋風の店に代わって，食事を出す本格的なレストランを，1782年，料理人ボーヴィリエが初めてパリに開いた。

❼ ロシア式サービス 19世紀中頃から，料理を一皿ずつ順に出すサービス方法が広まり，それ以前の，食卓に多くの料理を並べていたフランス式サービスにとって代わった。

❽ オーギュスト・エスコフィエ ホテル王セザール・リッツと組んで長年ホテルで料理長として活躍（1846～1935年）。料理の簡素化と合理化を行なう。1903年『料理の指針 Le Guide Culinaire』を出版し，5000種以上の料理を分類。フランス料理のバイブルとなる。他に『私の料理』（1934年），『メニューの本』（1912年）なども著す。

◇ **レストランのガイドブック** タイヤ会社ミシュランが1900年に創刊したホテルとレストランの格付けガイドブック『ギッド・ルージュ（赤いガイド）』，またゴー・ミヨ社の『ギッド・フランス』など多くのガイドブックが毎年出版され，格付けも更新されている。

8 中国の食文化

中国料理とは	中国料理の特徴は次のような点である。 ・材料が広範囲に渡る❶。　　・調理器具が少なく合理的である。 ・調味料の種類が多い。　　　・油の使用量が多い。 ・調理法が多岐に渡る❷。　　・大皿に盛り付け，取り分ける。 ・医食同源の思想に基づく❸。
四大地方料理	中国は土地が広く，地理，気候，物産，文化などが地方により異なり，それぞれ特色ある料理を生み出している。大きく分けて四大地方料理❹と呼んでいる。 ・北方系——黄河流域　　　　・西方系——揚子江上流域 ・東方系——揚子江下流域　　・南方系——珠江流域 　そのほか，豚肉を食べない回教徒のために羊肉中心の回教料理（清真菜^{チンヂェンツァイ}），菜食主義の仏教徒の精進料理（素菜^{スゥツァイ}）がある。
中国料理の変遷	（1）**秦代まで**　主な調理法は煮る，蒸す，焼く，塩漬け，日干しにする。 （2）**漢代・魏晋南北朝代**　シルクロードを通り，西域から新しい食材❺が運ばれ，製粉技術が伝わり小麦粉製品が作られた。鉄鍋が使われるようになる。酒，醬^{ひしお}，酢，豉^しなどの発酵食品❻がすでに作られていた。仏教が浸透するにつれ精進料理が発展する。箸と匙の併用が広まる。 （3）**隋代・唐代**　水力による製粉技術が発達し，粉食が盛んになる。陸羽^{りくう}が『茶経』❼を著し，喫茶の風習が普及し始めた。砂糖黍から砂糖を作る製糖法❽が伝わる。テーブル，椅子で食事をするようになる。 （4）**宋代**　都市が発達し，食べ物店の数も増え，調理技術が発展し，料理の種類が増えた。地方料理の専門店❾ができる。 （5）**元代**　モンゴル族を始め回族，女真^{じょしん}族など少数民族の食生活の影響を受ける。回教徒の料理が発達し，羊肉，乳製品，香辛料が多く使われる。蒸留酒の作り方が伝わる。 （6）**明代**　アメリカ大陸からの新しい食材❿が入ってきた。鄭和^{ていわ}の南洋航海⓫の影響もあり，フカヒレ，ツバメの巣が珍味として食べられるようになる。 （7）**清代**　満州族の統治の下に満漢全席⓬が行われ，宮廷料理・点心⓭が発達する。一方，各地で地方料理が発達し，今に伝わる料理が数多く作られるようになる。西洋の中国進出により，西洋の調理技術の影響を受ける。

◆ 解 説 8 ◆

❶ 中国は国土が広いので，運搬・保存に便利な乾貨（ガンフオ）（乾燥材料）が発達した。代表的なものとしては魚翅（ユイチー）（フカヒレ），乾鮑（ガンパオ）（アワビ），海参（ハイシェン）（ナマコ），乾貝（ガンペイ）（干し貝柱），燕窩（イェンウオ）（海ツバメの巣），香菇（シャングウ）（干し椎茸）など。

❷ 主な調理法としては炒（チャオ）（炒める），爆（パオ）（強火炒め），炸（チャー）（揚げる），溜（リュウ）（あんかけ），燒（シャオ）（煮込む），燴（ホエイ）（煮込みあんかけ），燜（メン）（長時間の弱火煮込み），烤（カオ）（直火焼き），蒸（ヂヨン）（蒸す）などがある。

❸ 薬と食物の源は同じという考え方。五行思想，陰陽説に基づき，食材の性質を熱・温・平・涼・寒に分け，バランスよく組み合わせ，健康を維持し，長寿を保つ事を目指している。

❹ 四大地方料理

地域	主な地方料理	特　徴	代表的な料理
北方系	山東・北京料理	寒さが厳しいので油分が多く，醤油，味噌，塩による味付けは濃い。	北京ダック・羊肉のしゃぶしゃぶなど
東方系	上海・浙江・揚州・蘇州料理	蟹，スッポン，田うなぎなどの淡水産魚介類が主。「魚米の郷」といわれる。	東坡肉・乞食鶏・小籠包など
西方系	四川・雲南料理	一般に唐辛子，山椒などによる辛みが強く，調味法が変化に富んでいる。	麻婆豆腐・担担麺・棒棒鶏など
南方系	広東・福建料理	海鮮類が豊富で，淡泊な味が特徴。蛇など野生動物の料理も多い。飲茶の習慣がある。	子豚の丸焼き・酢豚など

❺ 西域からの新しい食材　漢代に武帝の命を受けた張騫（ちょうけん）がシルクロードを通り，西域の大月氏までを往復した。これに伴い西域から空豆，クルミ，ザクロ，ゴマ，キュウリ，香菜，大蒜（にんにく），葡萄などが中国に伝わった。

❻ 発酵食品　540年ごろ山東高陽の大守賈思勰（かしきょう）が著した現存する最古の農書『斉民要術（せいみんようじゅつ）』に，醸造法，当時の料理などについても述べられている。醤は穀類や肉魚の，豉は大豆の発酵食品。

❼ 『茶経』　唐代に陸羽が著したこの本が茶の普及につながった。この本には，茶の起源，製茶の道具，茶の製造，茶器，茶の煮立て方，茶の飲み方，茶の歴史，茶の産地などについて書かれている。

❽ 製糖法　唐代に太宗がマガタ国（今のインド）に人を派遣し砂糖の作り方を学ばせた。

❾ 地方料理の専門店　都の開封（かいほう）や杭州では，四川料理店，江南料理店，北方料理店，精進料理店などの専門店があった。

❿ アメリカ大陸からの新しい食材　玉葱，唐辛子，ピーナッツ，じゃがいも，さつまいも，トウモロコシなどが色々なルートで続々と中国に伝来した。

⓫ 鄭和の南洋航海　永楽帝の命を受け，ベトナム，ジャワ，スリランカ，遠くはアフリカ東部まで7度航海にでかけ，当地の産物を持ち帰った。

⓬ 満漢全席　満州族と漢族の料理・点心を合わせた豪華な宴席。乾隆帝（けんりゅうてい）が揚州の塩商人にもてなされた宴席について『揚州画舫録（ようしゅうがぼうろく）』に書かれているのが初出。

⓭ 宮廷料理・点心　一度の食事に百皿を並べるほどの美食家だった西太后の好んだ料理や点心が有名。

II. 衛生法規

1 法律概論

法律	法律の概念　強制力をもった社会生活の規範。(きまり，法律，慣習，道徳，罪，罰などの言葉をよく理解すること)❶。
法令の種類	**成文法❷の種類** (1)　**日本国憲法**　国の最高法規。国民主権，戦争の放棄，基本的人権の尊重，地方自治の保障など，国家の統治体制の基礎となる条件を定める。他の法令で変更することはできない。 (2)　**法　律**　日本国憲法の定めるところにより，国会の議決によって成立する法形式。効力は憲法以下であるが，政令，条例など，他の法令より上位にある。 (3)　**政　令**　憲法と法律の規定を実施するために，内閣が制定する命令。あるいは法律の委任に基づいて内閣が制定する命令。特にその法律の委任がある場合を除いては，罰則を設けることができない。また，義務を課したり，権利を制限する規定を設けることができない。 (4)　**省　令**　内閣の各省大臣が，担当する行政事務について発する命令。法律や政令を施行するため，または法律や政令の特別委任に基づいて発する。法律の委任がなければ，罰則を設ける，義務を課す，国民の権利を制限するという規定を設けることができない。 (5)　**告　示**　公の機関がある事項を公式に広く一般に知らせるために行なう行為。法律，政令，省令の委任に基づいて一定の事項を定める場合と，各省庁の設置法に基づいて定める場合がある。 (6)　**規　則❸**　地方公共団体（都道府県・市町村・特別区など）の長が，その権限に属する事務に関して発する命令。この権限に属する事務には，その地方公共団体固有の事務と法律，政令により地方公共団体の長に機関委任された国・地方公共団体の事務がある。 (7)　**条　例❹**　地方公共団体がその議会の議決によって制定する法。法令に違反しない限り，地方公共団体の機能に属する事務のすべてにわたって制定でき，罰則も規定できる。

◆ 解 説 1 ◆

❶ 社会生活をいとなむためには，つまり人と人との間の紛争を解決したり人と社会全体との関係を秩序よく維持するには，いろいろの「きまり」を守らねばならない。その「きまり」のなかには，人間が共同生活をしていくうちに自然にできた「慣習」もあれば，また「道徳」というものもある。しかしこれらの「慣習」や「道徳」に従わなかったからといって「罪」を犯したことにはならず，また「罰」を受けることもないし，あるいはそれらに従う従わないは全く個人の自由に属する。ところが，「法律」は国家の「ちから」によって定められ，それに従うかどうかの自由は許さず，必ず人々に対してそれに従うべきことを命令するという強制力があり，つねに従うことが要求されているしその制裁として罰を受けることになっている。

❷ **成文法と不文法**　成文法とは，立法権を有する機関により法として作られ，文書に作成され，一定の形式によって交付された法のこと（憲法，法律，命令，規則，条例など）。不文法とは，成文法以外のすべての法をいい，法としては作られず，文書に作成されず，交付されることはないが，成文法に準ずる効力をもつ（慣習法，判例法，条理など）。

❸❹ **規則・条例**　地方公共団体の長または議会が制定する法令で，自治法規と呼ばれる。

◇　調理師法関係の法令の順位

　　| 法律 | 調理師法（昭和33年5月10日法律第147号）
　　↓
　　| 政令 | 調理師法施行令（昭和33年11月4日政令第303号）
　　↓
　　| 省令 | 調理師法施行規則（昭和33年12月13日厚生省令第46号）
　　↓
　　| 告示 | 調理師試験基準（平成9年5月12日厚生省告示第119号）
　　↓
　　| 規則 | （○○県調理師法施行細則）　　＊各都道府県ごとに規定

2 衛 生 法 規

衛生法規	衛生法規とは，日本国憲法第25条に規定する「すべて国民は，健康で文化的な最低限度の生活を営む権利を有する」「国は，すべての生活部面について，社会福祉，社会保障および公衆衛生の向上および増進に努めなければならない」という理念に基づき，国民の健康の維持，増進を主な目的とする法規である。
衛生法規の分類	衛生法規は，一般衛生法規，学校保健法規，労働衛生法規，公害関係法規の四つに分類することができる❶。 衛生法規 ─┬─ 一般衛生法規 ─┬─ 公衆衛生法規 ─┬─ 予防衛生法規 　　　　　├─ 学校保健法規❷　├─ 医事保健法規　├─ 環境衛生法規 　　　　　├─ 労働衛生法規❸　└─ 薬事保健法規　└─ その他の公衆衛生法規 　　　　　└─ 公害関係法規❹
一般衛生法規	**一般衛生法規**　国民の健康の維持，増進，回復の手段に関する規則を直接の目的とするもので，公衆衛生，医事保健，薬事保健の3つの法規がある。主に厚生労働省の所管である。 （1）**公衆衛生法規**　一般的な健康の維持増進，疾病の予防および環境衛生を目的とするもの。 　① **予防衛生法規**　急性感染症，慢性感染症，非感染症の多発疾患の予防など，病気の予防を目的とするもの。 　② **環境衛生法規**　生活環境を清潔で快適なものにして病気発生の根源を抑えるとともに，健康の増進と生活の向上を目的とするもの。 　③ **その他の公衆衛生法規**　栄養改善，精神衛生，優生保護など，国民の健康と体力の増進を目的とするもの。 （2）**医事保健法規**　医師，看護婦など国民の医療にたずさわる人の資格，および病院などの医療施設の設置等の規制に関するもの。 （3）**薬事保健法規**　医薬品，化粧品，医療用の器具機械等の製造販売，毒物および劇物などの規制に関するもの。

◆ 解 説 2 ◆

❶ 衛生法規の分類と種類

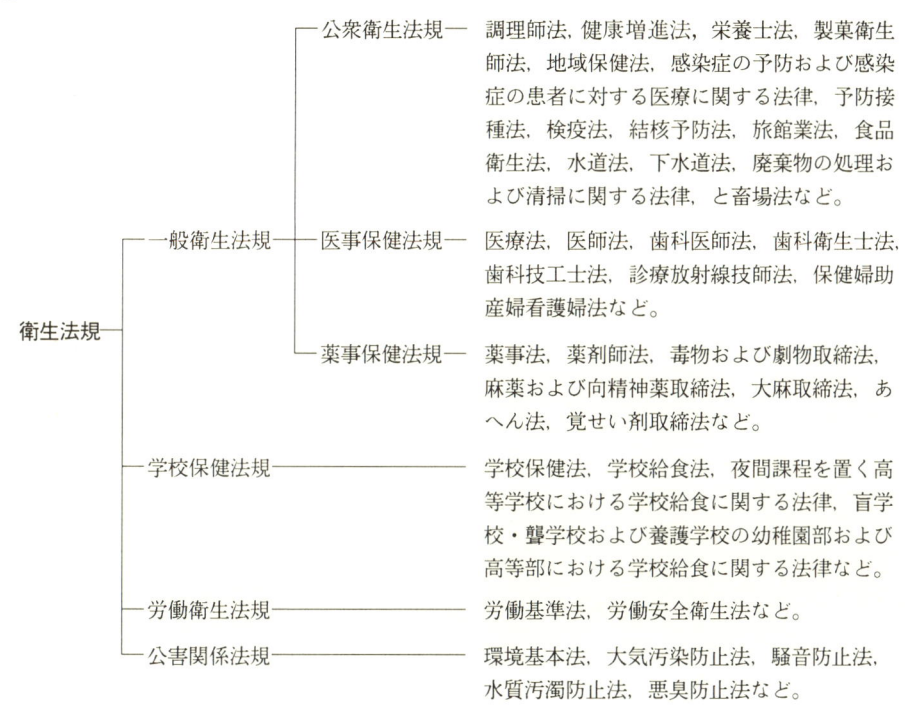

衛生法規
─ 一般衛生法規
　　├─ 公衆衛生法規 ── 調理師法，健康増進法，栄養士法，製菓衛生師法，地域保健法，感染症の予防および感染症の患者に対する医療に関する法律，予防接種法，検疫法，結核予防法，旅館業法，食品衛生法，水道法，下水道法，廃棄物の処理および清掃に関する法律，と畜場法など。
　　├─ 医事保健法規 ── 医療法，医師法，歯科医師法，歯科衛生士法，歯科技工士法，診療放射線技師法，保健婦助産婦看護婦法など。
　　└─ 薬事保健法規 ── 薬事法，薬剤師法，毒物および劇物取締法，麻薬および向精神薬取締法，大麻取締法，あへん法，覚せい剤取締法など。
─ 学校保健法規 ── 学校保健法，学校給食法，夜間課程を置く高等学校における学校給食に関する法律，盲学校・聾学校および養護学校の幼稚園部および高等部における学校給食に関する法律など。
─ 労働衛生法規 ── 労働基準法，労働安全衛生法など。
─ 公害関係法規 ── 環境基本法，大気汚染防止法，騒音防止法，水質汚濁防止法，悪臭防止法など。

❷ **学校保健法規**　学校保健法，学校給食法など。前者は，学校において，児童，生徒，学生および幼児ならびに職員の健康の保持増進をはかり，それによる学校教育の円滑な実施を目的としている。後者は，学校給食の実施に関して必要な事項を定めたものである。いずれも文部科学省の所管。

❸ **労働衛生法規**　労働基準法，労働安全衛生法など。前者は，労働条件の原則を定めたものである。後者は，労働者の安全と健康の保持増進をはかり，快適な作業環境の形成を促進することを目的とするものである。いずれも厚生労働省の所管。

❹ **公害関係法規**　環境基本法，大気汚染防止法など。環境の保全についての基本理念を定め，国，地方公共団体，事業者および国民の責務を明らかにするとともに，環境の保全に関する対策の基本となる事項を定めたものである。いずれも環境省の所管。

3 調理師法 (昭和33年法律第147号)

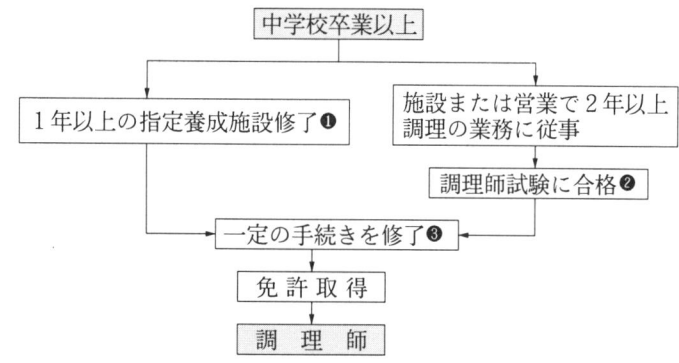

目的と定義	この法律は，調理師の資格等を定めて調理の業務に従事する者の資質を向上させることにより調理技術の合理的な発展を図り，もって国民の食生活の向上に資することを目的とする。この法律で「調理師」とは，調理師の名称を用いて調理の業務に従事することができる者として都道府県知事の免許を受けた者をいう（法第1条，第2条）。
| 免許取得・名称の使用制限・調理師会に関すること | **(1) 調理師の免許取得に関すること**<br>① 免許を取得する方法<br><br>```
        中学校卒業以上
         │
    ┌────┴────┐
    ↓         ↓
1年以上の指定   施設または営業で2年以上
養成施設修了❶   調理の業務に従事
              │
              ↓
         調理師試験に合格❷
    │         │
    └────┬────┘
         ↓
    一定の手続きを修了❸
         ↓
      免許取得
         ↓
       調理師
```<br><br>② 免許が与えられない場合（法第4条）<br>　(a) 絶対的欠格事由　調理の業務に関し，食中毒その他衛生上重大な事故を発生させたことにより，免許の取り消し処分を受けた後，1年を経過しない者。<br>　(b) 相対的欠格事由　麻薬，あへん，大麻または覚せい剤の中毒者。罰金以上の刑に処せられた者（第3条の2第3項，第8条の規定に違反した者）。<br>③ 免許申請の手続きについて（解説❸を参照のこと）<br>④ 免許が取り消される場合❹<br>**(2) 名称の使用制限**　調理師でなければ，調理師またはこれに紛らわしい名称を用いてはならない（法第8条）。違反者には，罰金が科せられる。<br>**(3) 調理師会に関すること**　調理師は，調理師の資質の向上および合理的な調理技術の発達に寄与することを目的として，調理師会を組織することができる（法第9条）。|
```

◆ 解 説 3 ◆

❶ **1年以上の指定養成施設修了とは** 学校教育法第47条に規定する者（中学校卒業者, その他高等学校の入学資格者）で, 厚生労働大臣の指定する調理師養成施設（授業の内容はまったく同じでも, 厚生労働大臣が指定していないところを卒業した場合は, 調理師としての免許を申請する資格は得られない）において, 1年以上, 調理, 栄養および衛生に関して調理師たるに必要な知識および技能を修得した者（法第3条第1項第一号）のことである。

❷ **調理師試験に合格とは** 学校教育法第47条に規定する者で, 多数人に対して飲食物を調理して供与する施設または営業で, 厚生労働省令の定めるもの（寄宿舎, 学校, 病院などの給食施設, 飲食店営業, 魚介類販売業, またはそうざい製造業などで, 以上は施行規則第4条に規定）において, 2年以上調理の業務に従事した後, 調理師試験に合格した者（法第3条第1項第二号）のことである。

❸ **一定の手続き（免許申請の手続き）に関する法令**
  ① 調理師の免許を受けようとする者は, 申請書に厚生労働省令で定める書類を添え, これを住所地の都道府県知事に提出すること（令第1条）。
    ＊厚生労働省令で定める書類とは, 次のものである（規則第1条第2項）。
    (a) 法第3条第1項各号の1つ（指定調理師養成施設を卒業, または調理師試験に合格）に該当する者であることを証する書類
    (b) 戸籍の謄本もしくは抄本, もしくは住民票の写し（住民基本台帳法第7条第五号に掲げる事項を記載したものに限る）, または外国人登録証明書の写し
    (c) 麻薬, あへん, 大麻または覚せい剤の中毒者であるかないかに関する医師の診断書
  ② 免許は, 都道府県に備えてある調理師名簿に登録することによって行ない, 都道府県知事は, 免許を与えたときは, 調理師免許証を交付する（法第5条）。

❹ **免許が取り消される場合**（法第6条）
  ① 調理師が麻薬, あへん, 大麻もしくは覚せい剤の中毒者になった場合, あるいは罰金以上の刑に処せられた場合
  ② 調理師が, 調理の業務に関し, 食中毒その他衛生上重大な事故を発生させた場合

◇ ① **調理師名簿の訂正** 調理師は, 本籍地都道府県名, 氏名に変更を生じたときは, 30日以内に, 名簿の訂正の申請書に申請の原因となる事実を証する書類を添え, 免許を与えた都道府県知事に提出すること（令第11条）。
  ② **登録の消除** (1) 名簿の登録の消除を申請するときは, 申請書を免許を与えた都道府県知事に提出すること。(2) 調理師が死亡し, または失踪の宣告を受けたときは, 戸籍法による届出義務者は, 30日以内に名簿の登録の消除を申請すること。(1), (2)の場合, 免許証を免許を与えた都道府県知事に返納すること（令第12条, 第15条）。
  ③ **免許証の書き換え交付** 調理師は, 免許証の記載事項に変更を生じたときは, 免許証の書き換え交付の申請書に免許証を添え, 免許を与えた都道府県知事に提出すること（令第13条）。
  ④ **免許証の再交付** 調理師は, 免許証を破ったり, 汚したり, 失ったときは, 再交付の申請書を免許を与えた都道府県知事に提出すること。免許証を失っていない場合は, 申請書に免許証を添えて提出すること。失った免許証を発見したときは, 5日以内に免許を与えた都道府県知事に返納すること（令第14条）。

◇ **調理技術審査制度** 調理師の知識と技術の向上のために行なわれる技術審査試験のこと。学科試験と実技試験があり, 実技試験の受験には一定期間の実務経験が必要で, 日本料理, 西洋料理, 麺料理, 中国料理, すし料理, 給食用特殊料理の中から1科目選択する。両試験とも合格すると, 厚生労働大臣より専門調理師の称号が与えられる。

4 製菓衛生師法 (昭和41年法律第115号)

目的と定義

この法律は，製菓衛生師の資格を定めることにより菓子製造業に従事する者の資質を向上させ，もって公衆衛生の向上および増進に寄与することを目的とする。この法律で「製菓衛生師」とは，都道府県知事の免許を受け，製菓衛生師の名称を用いて菓子製造業❶に従事する者をいう（法第1条，第2条）。

免許取得・名称の使用制限に関すること

(1) 製菓衛生師の免許取得に関すること
① 免許を取得する方法

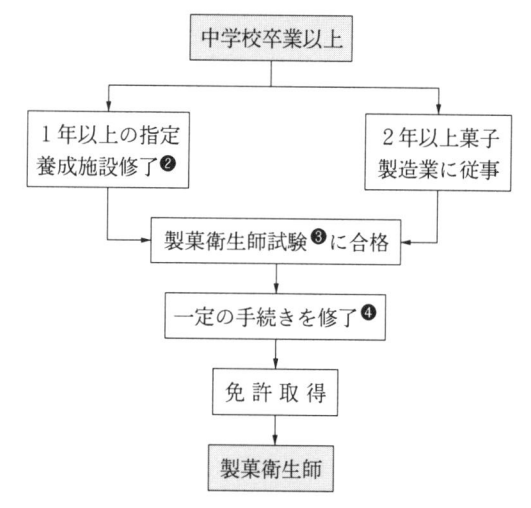

```
        中学校卒業以上
         ↙      ↘
1年以上の指定        2年以上菓子
養成施設修了❷       製造業に従事
         ↘      ↙
      製菓衛生師試験❸に合格
            ↓
       一定の手続きを修了❹
            ↓
         免 許 取 得
            ↓
         製菓衛生師
```

② 免許が与えられない場合 （法第6条）
　(a) 絶対的欠格事由　　菓子製造の業務に関し，食中毒その他衛生上重大な事故を発生させたことにより，免許の取り消し処分を受けた後，1年を経過しない者。
　(b) 相対的欠格事由　　麻薬，あへん，大麻または覚せい剤の中毒者。
③ 免許申請の手続きについて （解説❹を参照のこと）
④ 免許が取り消される場合 （法第8条第1項）
　(a) 製菓衛生師が麻薬，あへん，大麻または覚せい剤の中毒者になった場合。
　(b) 製菓衛生師がその業務に関し，食中毒その他衛生上重大な事故を発生させた場合。
(2) 名称の使用制限　　製菓衛生師でなければ，製菓衛生師またはこれに類似する名称を用いてはならない（法第10条）。

◆ 解　説　4 ◆

❶　**菓子製造業**　　食品衛生法に基づく菓子製造業とは、「餅菓子、ケーキ、あめ菓子、干菓子等通例概念による菓子またはチューインガムを製造する営業をいう。したがって焼いも、いり豆、焼いか、乾果実等農水産物の極めて単純な加工をなす営業およびジャム、クリーム等主として副食として使用するものを製造する営業を含まない。また、水あめ、あん類等でこれを2次加工品の原料として製造する営業は菓子製造業としない。」と解される。

具体的には、せんべいは、干菓子等の通例概念による菓子に入るので、せんべい製造は菓子製造業として、食品衛生法による許可営業となるが、わたあめの製造は極めて単純で、製造行為と販売行為との区別がなく、衛生保持の面からみても、販売業の形態として取り締まることでよいと考えられるので菓子製造業とみなされていない。また、もなかの外殻のようなものの製造は、2次加工品の原料として製造されるものなので、菓子製造業とは認められていない。

❷　**1年以上の指定養成施設修了とは**　　学校教育法第47条に規定する者（中学校卒業者、その他高等学校の入学資格者）であって、厚生労働大臣の指定する製菓衛生師養成施設において1年以上製菓衛生師として必要な知識および技能を修得した者（法第5条第一号）のことである。

❸　**製菓衛生師試験**　　厚生労働大臣の定める基準に基づき、製菓衛生師となるのに必要な知識について、都道府県知事が行なう（法第4条）。

❹　**一定の手続き（免許申請の手続き）に関する法令**
　①　製菓衛生師の免許を受けようとする者は、申請書に厚生労働省令で定める書類を添え、これを住所地の都道府県知事に提出しなければならない（令第1条）。また、申請書には、免許の取り消し処分を受けたことの有無並びに取り消し処分を受けたことがある場合には、その理由および年月日を記載しなければならない（規則第1条）。
　＊厚生労働省令で定める書類とは、次のものである（規則第1条第2項）。
　　(a)　戸籍の謄本もしくは抄本、もしくは住民票の写し、または外国人登録証明書の写し
　　(b)　麻薬、あへん、大麻または覚せい剤の中毒者であるかないかに関する医師の診断書
　　(c)　製菓衛生師試験合格地の都道府県知事と異なる都道府県知事の免許を受けようとする者にあっては、当該試験に合格したことを証する書類
　②　免許は、製菓衛生師名簿に登録することによって行ない、都道府県知事は、免許を与えたときは、製菓衛生師免許証を交付する（法第7条）。
　　＊製菓衛生師の免許は、1年以上の指定養成施設を修了した者も、2年以上の実務歴がある者も、製菓衛生師試験に合格しなければ免許申請ができないという点では、調理師免許の資格要件よりもきびしいともいえる。

◇　**登録の消除**　　製菓衛生師が死亡し、または失踪の宣告を受けたときは、戸籍法による死亡または失踪の届出義務者（妻、夫、子、父母、兄弟など）は、30日以内に名簿の登録の消除を申請し、免許証を免許を与えた都道府県知事に返納しなければならない（令第4条、第7条）。

5 栄養士法 (昭和22年法律第245号)

定義	この法律で栄養士とは，都道府県知事の免許を受けて，栄養士の名称を用いて栄養の指導に従事することを業とする者をいう。管理栄養士とは，厚生労働大臣の免許を受けて，管理栄養士の名称を用いて，傷病者に対する療養のために必要な栄養の指導，個人の身体状況や栄養状態に応じた高度な専門的知識と技術を要する健康の保持増進のための栄養の指導，特定多数人に対して継続的に食事を供給する施設における給食管理，およびこれらの施設に対する栄養改善上必要な指導などを行なうことを業とする者をいう（法第1条）。
栄養士の免許に関すること	(1) 免許の取得資格について（法第2条） 　学校教育法第56条に規定する者❶で，厚生労働大臣の指定した栄養士の養成施設において2年以上栄養士として必要な知識および技能を修得した者。 (2) 免許が与えられない場合（法第3条） 　① 罰金以上の刑に処せられた者。 　② 栄養指導の業務に関して，犯罪または不正の行為があった者。 　なお，これらについては管理栄養士も同様である。 (3) 免許申請の手続き 　申請書に次の書類を添えて（規則第1条第2項），住所地の都道府県知事に提出する（令第1条第1項）。 　① 指定養成施設の卒業者であることを証する書類　② 戸籍謄本，戸籍抄本，もしくは住民票の写し，または外国人登録証明書の写し (4) 免許が取り消される場合（および名称の使用停止）❷
管理栄養士の免許に関すること	(1) 免許の取得資格について（法第2条） 　管理栄養士国家試験❸に合格した者。 (2) 登録について（法第4条） 　管理栄養士の免許は，厚生労働大臣が管理栄養士名簿に登録することによって行なう。 (3) 登録申請の手続きについて 　申請書に所定の書類❹を添えて（規則第1条第4項），住所地の都道府県知事を経由して，厚生労働大臣に提出する（令第1条第2項）。 (4) 免許が取り消される場合（および名称の使用停止）❺
名称の使用制限	栄養士または管理栄養士でなければ，その名称❻またはこれに類似する名称を用いて業務を行なってはならない（法第6条）。

◆ 解 説 5 ◆

❶ **学校教育法第56条に規定する者**　高等学校卒業者などの大学入学資格者のことであるが，当分の間，旧制中学校，高等女学校の卒業者およびこれと同等以上の学力を有すると文部科学大臣が認めた者は，養成施設に入所することができる（法第12条）。

❷ **免許が取り消される場合**　栄養士が法第3条に該当するようになった場合は，都道府県知事は，当該栄養士に対する免許を取り消し，または1年以内の期間を定めて栄養士の名称の使用の停止を命ずることができる（法第5条）。なお，これについては管理栄養士も同様である。

❸ **管理栄養士国家試験**　厚生労働大臣は，毎年少なくとも1回，管理栄養士に必要な知識および技能について，管理栄養士国家試験を行なう（法第5条の2）。試験の科目は社会・環境と健康，人体の構造と機能および疾病の成り立ち，食べ物と健康，基礎栄養学，応用栄養学，栄養教育論，臨床栄養学，公衆栄養学，給食経営管理論である（規則第15条）。

管理栄養士国家試験の受験資格は，栄養士であって次のどれかに当たる者でなければならない。

(a)　修業年限が4年である養成施設であって，学校にあっては文部科学大臣および厚生労働大臣が，学校以外のものにあっては厚生労働大臣が，政令で定める基準により指定したものを卒業した者（法第5条の3第四号）

(b)　修業年限が2年である養成施設を卒業して栄養士の免許を受けた後，厚生労働省令で定める施設において3年以上栄養の指導に従事した者（法第5条の3第一号）

(c)　修業年限が3年である養成施設を卒業して栄養士の免許を受けた後，厚生労働省令で定める施設において2年以上栄養の指導に従事した者（法第5条の3第二号）

(d)　修業年限が4年である養成施設を卒業して栄養士の免許を受けた後，厚生労働省令で定める施設において1年以上栄養の指導に従事した者（法第5条の3第三号）

❹ **所定の書類**　①管理栄養士国家試験の合格証　②戸籍謄本，戸籍抄本，もしくは住民票の写し，または外国人登録証明書の写し

❺ **免許が取り消される場合**　管理栄養士が法第3条に該当するようになった場合は，厚生労働大臣は，当該管理栄養士に対する免許を取り消し，または1年以内の期間を定めて管理栄養士の名称の使用の停止を命ずることができる（法第5条）。

❻ **名称の使用制限**　栄養士の免許または管理栄養士登録を受けたものは，その名称を用いて法第1条に規定する業務に従事することができるが，その免許を受けた者でなければ，栄養士，管理栄養士またはこれに類似する名称を使用することができない。

栄養士または管理栄養士でない者が，栄養士，管理栄養士またはこれに類似する名称を用いて業務を行なった場合においては，30万円以下の罰金に処せられる（法第6条，第8条）。

6 健康増進法 (平成14年法律第103号)

目的	わが国では，急速な高齢化の進展および疾病構造の変化に伴い，国民の健康の増進の重要性が著しく増大している．そのため，国民の健康の増進の総合的な推進に関し基本的な事項を定めるとともに，国民の栄養の改善や健康の増進をはかるための措置を講じ，国民保健の向上をはかることを目的とする（法第1条）．
健康診査，国民健康・栄養調査，保健指導，特別用途表示，栄養表示基準など	（1）**国民，国や行政の責務❶**　国民はみずからの健康増進に努め，国や地方公共団体，健康増進事業実施者はその努力を支援する． （2）**健康診査などの標準化**　健康診査の実施や結果の通知を指針に沿って行ない，健康診査を受けた時期や検査機関が異なっていても，結果の比較を可能にする．また，みずからの健康管理のために必要事項を記載する健康手帳を交付し，その様式をそろえることで，国民が生涯にわたって自己の健康管理ができるようにする． （3）**国民健康・栄養調査❷の実施**　国民の身体，栄養摂取，生活習慣の状況を明らかにすることによって，国民の健康の増進をはかる基礎資料を得るために行なう（法第10条第1項）．栄養のみならず生活習慣の状況を調査することで，生活習慣病の発生状況を把握することができる． （4）**保健指導の実施**　①市町村　医師，歯科医師，看護師，管理栄養士，栄養士などが，住民からの栄養や生活習慣の改善に関する相談に応じ，必要な栄養指導，保健指導を行なう．②都道府県，保健所を設置する市および特別区　上記の栄養指導，保健指導のうち，特に専門的な知識や技術を必要とするものを行なう．また，特定多数人に継続的に食事を供給する施設に対し，栄養管理の実施について指導や助言を行なう．これらの業務を行なうために，栄養指導員（医師または管理栄養士の資格を有し，都道府県知事に任命された者）がおかれる． （5）**特別用途表示**　販売用の食品に，特別用途表示（乳児用，幼児用，妊産婦用，病者用その他厚生労働省令で定める特別の用途に適する旨の表示）をしようとする者は，厚生労働大臣の許可を受けなければならない．また，その許可を受けて特別用途表示をする者は，厚生労働省令で定める事項を表示しなければならない（法第26条第1，5項）． （6）**栄養表示基準❸**　販売用の食品（特別用途食品を除く）に，栄養表示（栄養成分または熱量に関する表示）をしようとする者や，栄養表示がされたものを輸入する者は，厚生労働大臣の定める栄養表示基準に従い，必要な表示をしなければならない（法第31条第1項）．

◆ 解 説 6 ◆

❶ **国民, 国や行政の責務**　国民は, 健康な生活習慣の重要性に対する関心と理解を深め, 生涯にわたってみずからの健康状態を自覚し, 健康の増進に努める (法第2条)。国および地方公共団体は, 健康の増進に関する正しい知識の普及, 情報の収集・分析・提供・研究を行ない, 人材の養成や技術的援助を行なうよう努める (法第3条)。健康増進事業実施者 (各種保健者, 学校, 市町村, 事業者など) は, 健康教育, 健康相談など健康増進に必要な事業を推進するよう努める (法第4条)。国, 都道府県, 市町村 (特別区を含む), 健康増進事業実施者, 医療機関などは, 相互に連携をはかりながら協力するよう努める (法第5条)。

❷ **国民健康・栄養調査**　調査対象は, 無作為抽出法という方法で, 毎年, 厚生労働大臣が調査地区を定め, その地区内で都道府県知事 (保健所を設置する市または特別区にあっては, 市長または区長) が調査世帯を指定する (法第11条第1項, 規則第2条)。調査事項には, 身体状況 (身長, 体重, 血圧, その他), 栄養摂取状況 (世帯および世帯員の状況, 食事の状況, 食事の料理名並びに食品の名称およびその摂取量, その他), 生活習慣状況 (食・運動・休養・喫煙・飲酒習慣の状況, 歯の健康保持習慣の状況, その他) の3種類がある。

◇ **特定給食施設における栄養管理**　特定給食施設 (特定多数人に継続的に食事を供給する施設のうち, 栄養管理が必要なものとして厚生労働省令で定めるもの) を設置した者は, その施設の所在地の都道府県知事に, 事業開始日から一月以内に届け出なければならない (法第20条第1項)。特定給食施設であって, 特別の栄養管理が必要なものとして厚生労働省令で定めるところにより都道府県知事が指定する施設には, 管理栄養士をおかなければならない。また, この規定以外の特定給食施設には, 栄養士または管理栄養士をおくよう努めなければならない (法第21条第1, 2項)。

❸ **栄養表示基準**
① 食品の栄養成分量および熱量の表示に関する事項。
② 栄養成分のうち, 国民の栄養摂取状況からみて, その欠乏が国民の健康の保持増進に影響を与えているとして厚生労働省令で定めるものにつき, その補給ができる旨を表示する際や, その旨が表示された食品を輸入・販売する際に守るべき事項。
③ 栄養成分のうち, 国民の栄養摂取状況からみて, その過剰な摂取が健康の保持増進に影響を与えているとして厚生労働省令で定めるもの, または熱量につき, その適切な摂取ができる旨を表示する際や, その旨が表示された食品を輸入・販売する際に守るべき事項 (詳細は, p.108, 109を参照のこと)。

◇ **特別用途表示, 栄養表示基準の表示違反に関して**　栄養表示基準に従った表示をしない者があるときは, 厚生労働大臣は栄養表示基準に従い必要な表示をすべき旨の勧告をすることができ, この勧告に係る措置をとらなかったときには, 改善命令を行なうことができる。また, この命令に違反した場合, または特別用途表示の規定を違反した場合には50万円以下の罰金が科せられる (法第32条, 法第37条第一, 二号)。

7 食品衛生法 (昭和22年法律第233号) (A)

目的	この法律❶は，飲食からおこる衛生上の危害の発生を防止し，公衆衛生の向上および増進に寄与することを目的とする（法第1条）。
食品および添加物・器具および容器包装・表示および広告	**(1) 食品および添加物** ① **取扱いの原則** 販売用の食品❷または添加物❸の採取，製造，加工，使用，調理，貯蔵，運搬，陳列および授受は，清潔で衛生的に行なわれなければならない（法第3条）。 ② 販売を禁止される食品または添加物❹は，販売し，または販売の目的で採取し，製造し，輸入し，加工し，使用し，調理し，貯蔵し，もしくは陳列してはならない（法第4条）。 **(2) 器具❺および容器包装❻** ① **取扱いの原則** 営業上使用する器具および容器包装は，清潔で衛生的でなければならない（法第8条）。 ② 人の健康をそこなうおそれがある器具もしくは容器包装は，これを販売し，販売の目的のための製造，輸入または営業上使用してはならない❼（法第9条）。 **(3) 表示および広告** ① **表示の基準** 厚生労働大臣は，公衆衛生の見地から，薬事・食品衛生審議会の意見を聞いて，食品，添加物，器具，容器包装の表示について必要な基準を定めることができる。基準が定められた食品，添加物，器具または容器包装は，この基準に合った表示がなければ，販売したり，販売のための陳列をしたり，営業上使用してはならない（法第11条）。 ② **虚偽表示の禁止** 食品，添加物，器具または容器包装に関しては，公衆衛生に危害を及ぼすおそれがある偽りの，または誇大な表示または広告を行なってはならない（法第12条）。

◆ 解 説 7 ◆

❶ **食品衛生法**　この法律は，食品または添加物，器具，容器包装の安全性，健全性，衛生性などを保証して，われわれの健康を守るためのものであり，いろいろな基準や規定などが定められている。

❷ **食品**　この法律において食品とは，すべての飲食物をいう。ただし，薬事法に規定する医薬品および医薬部外品は含まない（法第2条）。

❸ **添加物**　この法律において添加物とは，食品の製造過程，または食品の加工もしくは保存の目的で，食品に添加，混和，浸潤その他の方法によって使用するものをいう（法第2条）。

❹ **販売を禁止される食品または添加物**　① 腐敗，もしくは変敗したもの，または未熟なもの，ただし，一般に人の健康をそこなうおそれがなく飲食に適すると認められているものは除かれる。② 有毒または有害な物質が含まれ，または付着し，またはこれらの疑いのあるもの，ただし，人の健康をそこなうおそれがないとして厚生労働大臣が定める場合は除外される。③ 病原微生物により汚染され，またはその疑いがあり，人の健康をそこなうおそれがあるもの。④ 不潔，異物の混入または添加その他の事由により，人の健康をそこなうおそれがあるもの（法第4条）。⑤ 一般に飲食に供されることがなかったものであって，人の健康をそこなうおそれがない旨の確証がないもの（法第4条の2）。⑥ 牛疫，結核，豚コレラ，狂犬病などの厚生労働省令で定める疾病にかかり，もしくはその疑いがあり，またはへい死した獣畜（牛，馬，豚，めん羊，やぎなど）の肉，骨，乳，臓器および血液。ただし，へい死した獣畜の肉，骨および臓器で，人の健康をそこなうおそれがなく飲食に適すると認められたものは除外される（法第5条）。⑦ 人の健康をそこなうおそれのない場合として厚生労働大臣が定める場合以外の，添加物ならびにこれを含む製剤および食品（法第6条）。⑧ 厚生労働大臣が食品もしくは添加物の製造，加工，使用，調理もしくは保存の方法の基準またはその成分の規格を定めた場合，その基準または規格に合わない食品または添加物（法第7条）。

❺ **器具**　この法律において器具とは，飲食器，割ぽう具その他食品または添加物の採取，製造，加工，調理，貯蔵，運搬，陳列，授受または摂取の用に供され，かつ，食品または添加物に直接接触する機械，器具その他のもの（農業および水産業における食品の採取用の機械，器具その他の物を除く）をいう（法第2条第4項）。

❻ **容器包装**　この法律において容器包装とは，食品または添加物を入れ，または包んでいるもので，食品または添加物を授受する場合，そのままで引き渡すものをいう（法第2条第5項）。

❼ **販売を禁止される器具，容器包装**　① そのもの自体が有毒であるか，または有害な物質が含まれ，あるいは付着して人の健康をそこなうおそれがある器具または容器包装（法第9条）。② 食品または添加物に触れて，それらに有害な影響を与えることによって人の健康をそこなうおそれがある器具または容器包装（法第9条）。③ 厚生労働大臣が器具，容器包装やその原材料の規格，またはその製造方法の基準を定めた場合，その規格や基準に合わない器具や容器包装（法第10条）。

◇ **食品添加物公定書**　添加物の成分規格，使用基準，表示基準，製造基準，保存基準を収載し，添加物の適正な使用方法を示したものである。

8 食品衛生法 (B)

検査・営業・その他

(5) 検査
① 製品検査　政令で定める食品もしくは添加物，器具や容器包装の製品については，厚生労働大臣，都道府県知事などが行なう検査❶を受け，この製品検査に合格したことの表示がなければ，販売したり，販売のための陳列や営業上の使用をしてはならない（法第14条）。
② 輸入の届出　営業上使用する食品，添加物，器具または容器包装を輸入しようとする者は，貨物の到着前に検疫所の長にその品名，生産地，積込数量などを提出しなければならない（法第16条，規則第15条）。
③ 臨検，検査　厚生労働大臣，都道府県知事，保健所を設置する市の市長，特別区の区長は，必要があるときは，食品関係営業者から必要な報告をとり，食品衛生監視員に営業の場所，事務所，倉庫などに臨検し，食品，添加物，器具，容器包装，帳簿書類などを検査させ，または試験用に必要な限度で食品などを無償で収去させることができる（法第17条）。
④ 食品衛生検査施設の設置　国，都道府県，保健所を設置する市および特別区は製品検査および収去した食品，器具または容器包装の試験のために，必要な検査施設を設けなければならない（法第18条）。
⑤ 食品衛生監視員❷　厚生労働大臣または都道府県知事，保健所を設置する市の市長もしくは特別区の区長は，食品衛生に関する監視指導を行なう職員として，食品衛生監視員をおくものとする（法第19条）。

(6) 営業❸
① 営業の許可❹　飲食店営業，その他公衆衛生に与える影響が著しい営業を営もうとする者は，都道府県知事の許可を受けなければならない（法第20条，第21条）。
② 食品衛生管理者❺　乳製品，厚生労働大臣が定めた添加物，製造や加工の過程で衛生上の考慮が必要な食品または添加物などで，とくに政令で定められているもの❻の製造または加工を行なう営業者は，その製造または加工の衛生管理をさせるために，専任の食品衛生管理者（営業者がみずからなってもよい）を施設ごとにおかなければならない（法第19条の17第1項）。
③ 営業の許可の取り消し　営業者が食品衛生法，規格，基準などに違反した場合は，厚生労働大臣または都道府県知事は必要な処置を行ない，また違反が重い場合は，営業の許可を取り消すことができる（法第22〜24条）。

(7) 雑則，罰則　雑則には，国庫負担，中毒に関する届出・調査および報告，死体の解剖，大都市の特例などについて，罰則には，食品衛生法に違反した場合の罰金などについて書かれている。

◆ 解　説　8 ◆

❶ **厚生労働大臣が行なう検査**　　タール系色素（令第1条の2）。
　なお，かんすいおよびタール色素の製剤については，日本食品添加物協会が中心となって，自主認定が行なわれている。

❷ **食品衛生監視員**　　食品衛生に関する監視と指導を行なう。営業停止の権限はない。国，都道府県，保健所を設置する市および特別区の官吏・吏員より任命される。

❸ **営　業**　　この法律において営業とは，業（法律語でいえば，「不特定多人数に対して反ぷく継続の意志をもって行なうことである」）として，食品もしくは添加物を採取し，製造し，輸入し，加工し，調理し，貯蔵し，運搬し，もしくは販売すること，または器具もしくは容器包装を製造し，輸入し，もしくは販売することをいう。ただし，農業および水産業における食品の採取業は含まれない。

❹ **営業の許可の必要な業種**　　①飲食店営業，②喫茶店営業，③菓子製造業，④あん類製造業，⑤アイスクリーム類製造業，⑥乳処理業，⑦特別牛乳搾取処理業，⑧乳製品製造業，⑨集乳業，⑩乳類販売業，⑪食肉処理業，⑫食肉販売業，⑬食肉製品製造業，⑭魚介類販売業，⑮魚介類せり売営業，⑯魚肉練り製品製造業，⑰食品の冷凍または冷蔵業，⑱食品の放射線照射業，⑲清涼飲料水製造業，⑳乳酸菌飲料製造業，㉑氷雪製造業，㉒氷雪販売業，㉓食用油脂製造業，㉔マーガリンまたはショートニング製造業，㉕みそ製造業，㉖しょうゆ製造業，㉗ソース類製造業，㉘酒類製造業，㉙豆腐製造業，㉚納豆製造業，㉛めん類製造業，㉜そうざい製造業，㉝缶詰または瓶詰食品製造業，㉞添加物製造業

❺ **食品衛生管理者**　　医師，歯科医師，薬剤師，獣医師など，または厚生労働大臣の指定した食品衛生管理者の養成施設における，所定の課程の修了者などの資格が必要である。なお，この食品衛生管理制度は，昭和30年にヒ素粉乳中毒事件が起こってから，そのような事故を防止するために設けられた。

❻ **政令で定めるもの**　　1400グラム以下の缶入りの全粉乳，加糖粉乳，調製粉乳，食肉製品，魚肉ハム，魚肉ソーセージ，放射線照射食品，食用油脂，マーガリン，ショートニングおよび添加物である。

◇ **食品衛生責任者**　　都道府県は，食品関係業務の施設の内外の清潔保持，ネズミ，昆虫などの駆除，その他公衆衛生上行なわねばならない措置に関して，必要な基準を定めることができる（法第19条の18第2項）。これを受けて多くの都道府県では条例を定め，営業者は施設またはその部門ごとに，その従事者の中から食品衛生責任者を定めなければならない（営業者がみずからなってもよい）としている。食品衛生責任者は，営業者の指示に従い，食品衛生上の管理運営にあたり，食品衛生の管理上の不備や不適事項を発見した場合には，営業者に対して改善するよう意見し，その促進をはからなければならない。
　次のいずれかの資格が必要である。　①　調理師，製菓衛生師，栄養士，食鳥処理衛生責任者，船舶調理師，または食品衛生管理者，食品衛生監視員。　②　行政（保健所長・特別区区長）が実施する食品衛生責任者のための講習会，知事が指定した講習会の受講修了者。

◇ **食品衛生推進員**　　飲食店営業者などの食品衛生の向上に関する自主的な活動を促進するため，社会的信望があり，食品衛生の向上に熱意と見識を有する者のうちから，都道府県，保健所を設置する市および特別区が委嘱する。飲食店営業者などからの，飲食店営業の施設の衛生管理などに関する相談に応じ，助言やその他の活動を行なう。

III. 公衆衛生学

1 公衆衛生と行政機構

公衆衛生と学	日本国憲法第25条❶に述べられているように，各個人が健康❷な生活を営むために，個人の努力と同時に，国などによる行政機関，民間団体などが協力することによって，病気を予防したり，生命を延長したり，肉体的・精神的な健康を増進させることが公衆衛生である。
公衆衛生取扱い分野	公衆衛生 ─ 衛生統計 　　　　 ─ 疾病の予防（感染症予防，寄生虫病予防，生活習慣病予防など） 　　　　 ─ 環境衛生（気候，住居，飲料水の衛生，衣服，ごみ，し尿処理， 　　　　　　　　　　ネズミ・害虫の発生防止および駆除，公害対策など） 　　　　 ─ 母子保健（母性の保健，乳幼児の保健など），高齢者保健 その他，学校保健，労働衛生，環境保全の一部も含まれる。
衛生行政	わが国の衛生行政は，以前は，一般衛生行政（家庭や地域社会の生活が対象），学校保健行政（学校生活が対象），労働衛生行政（職場の生活が対象）の3つに大別されていた。昭和46年に環境庁が発足してからは，一般衛生行政から，環境保全行政が分かれて1つの分野として独立した。 衛生行政 ┬ 一般衛生行政 ──┬ 公衆衛生行政 ─┬ 予防衛生行政 　　　　　│　（厚生労働省）　├ 医事保健行政　└ 環境衛生行政 　　　　　│　　　　　　　　└ 薬事保健行政 　　　　　├ 学校保健行政（文部科学省） 　　　　　├ 労働衛生行政（厚生労働省） 　　　　　└ 環境保全行政（環境省）
衛生行政の機構と流れ	厚生労働省（一般衛生行政）┬ 都道府県衛生主管部（局）→保健所❸→ 　　（地方厚生局も含む）　│ 市町村❹ 　　　　　　　　　　　　　├ 政令市衛生主管部（局）→ 　　　　　　　　　　　　　│ 保健所（保健センターを含む） 　　　　　　　　　　　　　└ 東京都特別区衛生主管部（局）→ 　　　　　　　　　　　　　　保健所（保健センターを含む） 文部科学省（学校保健行政）──→都道府県教育委員会→市町村教育委員会→学校 厚生労働省（労働衛生行政）──→都道府県労働基準局→地方労働基準監督署→事業所，工場 環境省（環境保全行政）──→都道府県公害主管部（局）→市町村

◆ 解 説 1 ◆

❶ **日本国憲法第25条** 「すべて国民は，健康で文化的な最低限度の生活を営む権利を有する。国は，すべての生活部面について，社会福祉，社会保障および公衆衛生の向上および増進に努めなければならない。」

❷ **健康の定義** 「健康とは，身体的，精神的ならびに社会的に完全に良好な状態にあることをいうのであって，単に病気でないとか虚弱でないということではない。到達しうる最高水準の健康を享有することは，人種・宗教・政治的信条・経済的ならびに社会的条件のいかんを問わず，すべての人間の基本的権利の1つである。政府はその国民の健康に対して，責任を負うのである。」（世界保健機関憲章前文より）

◇ **世界保健機関〔WHO〕** WHO は World Health Organization の略。世界の平和と安全はすべての国民の健康いかんによるという考えのもとに，すべての人々が最高水準の健康に到達することを目的としている。これは，国際連合の一機関として1948年に発足し，1951年にはわが国も加盟している。各国の感染症情報や防疫対策の通報等を含む国際協力事業と，各国に対する医療，公衆衛生面での指導・援助に関する事業を行なっている。

◇ **その他の国際活動機関** WHO と関係の深い業務を行なっている機関。
① FAO（国連食糧農業機関） 栄養問題についての調査，連絡，広報活動を行なう。
② ILO（国際労働機関） 労働保健に関する問題を扱う。
③ UNICEF（ユニセフ，国連児童基金） 母子保健の問題，児童問題を扱う。

❸ **保健所** 疾病の予防，健康の維持増進，環境衛生など公衆衛生行政の第一線の役所として，重要な役割を果たす。都道府県または政令で定められた市（政令市）または特別区に，人口おおむね10万を基準として設置されている。

＊**保健所の仕事**（地域保健法第6条）
① 地域保健に関する思想の普及および向上に関する事項。
② 人口動態統計，その他地域保健に係る統計に関する事項。
③ 栄養の改善および食品衛生に関する事項。
④ 住宅，水道，下水道，廃棄物の処理，清掃その他の環境の衛生に関する事項。
⑤ 医事および薬事に関する事項。
⑥ 保健婦および保健士に関する事項。
⑦ 公共医療事業の向上および増進に関する事項。
⑧ 母性および乳幼児並びに老人の保健に関する事項。
⑨ 歯科保健に関する事項。
⑩ 精神保健に関する事項。
⑪ 治療方法が確立していない疾病，その他特殊の疾病により長期に療養を必要とする者の保健に関する事項。
⑫ エイズ，結核，性病，感染症その他の疾病の予防に関する事項。
⑬ 衛生上の試験および検査に関する事項。
⑭ その他，地域住民の健康保持および増進に関する事項。

❹ **市町村の活動** 地域住民に身近な対人保健サービスを総合的に行なう拠点として，市町村保健センターが設置されている。行政機関である保健所とは違い，市町村レベルにおける健康づくりを推進する役割を果たしている。母子保健事業全般，一般的な栄養相談・指導，埋葬・火葬の許可，予防接種，結核定期検診などを行なう。

2 衛生統計

衛生統計	衛生統計❶とは，公衆衛生上のさまざまな出来事（たとえば出生，死亡，病気など）を数値で正確に把握し，分析する仕事及び資料のことである。これは公衆衛生の仕事をするうえで，その根底となる。衛生統計の中には，人口静態統計，人口動態統計，疾病統計，栄養統計などが含まれる。
人口静態統計	人口静態統計❷とは，一定の日時における国民の人口，職業などの経済的事項，教育程度などの社会的事項の調査である。この人口静態統計は，おもに国勢調査❸の結果によって得られる。
人口動態統計	人口動態統計❹とは，1年間における出生，死亡，死産，婚姻，離婚など，人口に変化を与えることがらについての統計をいう。昭和21年9月30日勅令の第447号により制定された人口動態調査令によって行なわれる。
人口動態の要因	(1)　増加の直接的な原因……出生，他地域からの転入。 　　　 増加の間接的な原因……婚姻。 (2)　減少の直接的な原因……死亡，他地域への転出。 　　　 減少の間接的な原因……離婚，死産。 (3)　出生数と死亡数との差を人口の自然増加（減少），人口の移動による転入と転出の差を社会増加（減少）という。
人口動態統計で使われる主な比率❺	動態統計は，出生や死亡などについて，総人口に対する割合（比率）としても示される。これは，出生，死亡などの人口動態の指標（目印）を，過去のもの，地方別，諸外国などと比較するときに，総人口が違うために，そのままの数字ではあまり役に立たないからである。そのため，総人口に対するそれらの比率を計算して，比較の材料にしている（たとえば，出生率，死亡率，乳児死亡率など）。

III. 公衆衛生学　45

◆ 解 説 2 ◆

❶ **衛生統計**　国民の健康状態を，これに影響を及ぼす諸因子との関係において，統計的に把握し，公衆衛生上の施策の企画，運営，評価などに役立てることを目的としている。

❷ **人口静態統計**　人口静態のうち，人口の性別，年齢別構成を図にしたものが人口ピラミッドである。この図によって，将来の人口を統計のうえで予想することができ，いろいろな分野で将来の計画を立てるうえに大切である。

❸ **国勢調査**　全国一斉に行なわれる人口調査。大正9年に法律ができ，同年10月1日に第1回の国勢調査が行なわれた。5年ごとに（10月1日）調査が行なわれ，一人一人の国民について年齢，職業，配偶関係などが調査される。この結果は国で行なういろいろの施策の参考となる。

❹ **人口動態統計**　人口の増減（出生，死亡，婚姻，移動など）についての統計。原則として出生届，死亡届，死産届などをもとにして統計的にわかるもので，かりに出生については出生の男女の数，母の年齢別の出生の数など，または死亡については原因別の死亡数，原因別の乳児死亡数，季節別の死亡数，原因別死亡の地域による差などがある。

❺ **人口動態統計で使われる主な比率**

率	計算方法	説明
出生率	$\dfrac{年間出生数}{人口} \times 1{,}000$	その地域における1年間の出生数をその年の人口で割って，人口1,000人について生まれた人の数を示したもの。
死亡率	$\dfrac{年間死亡数}{人口} \times 1{,}000$	その地域における1年間の死亡数をその年の人口で割って，人口1,000人について死亡した人の数を示したもの。
自然増加率	$\dfrac{年間出生数－年間死亡数}{人口} \times 1{,}000$	その地域における1年間の出生数と死亡数の差を人口で割って，人口1,000人についての人口増加を示したもの。
乳児死亡率	$\dfrac{年間乳児死亡数}{年間出生数} \times 1{,}000$	その地域における1年間の乳児（生後1年未満）の死亡数をその年の出生数で割り，出生1,000人について死亡した乳児の数を示したもの。

◇ **疾病統計**　疾病の発生やまん延の実態を正しく把握するための統計である。感染率とはある集団のうち病気に感染した者の割合，り患率（り病率）とはある集団の人口に対する一定期間の発病した者の割合をいう。発病率とは感染した者のうち発病した者のしめる割合，致命率とは発病した者のうち死亡した者のしめる割合をそれぞれ百分率であらわしたものをいう。

◇ **栄養統計**　国民の栄養に関する統計のことで，代表的なものとしては健康増進法に基づいて毎年行なわれる国民健康・栄養調査がある。

◇ **平均余命と平均寿命**　平均余命とは，生命表作成基準年次の死亡状況がいつまでも続くと仮定したとき，ある年齢に達した人達それぞれが，その後平均すると何年生きられるかを示す数のこと。0歳における平均余命を平均寿命という。

3 感染症の予防 (A)

感染症と公衆衛生の予防	心臓病，腎臓病などは，本人に限られた病気であり，連鎖的に危害が周囲に広がることはない。しかし，人への感染が強い病気（感染症）は，予防の手がゆるめば，1人の感染者から周囲に広がる危険がある。それゆえに，感染症の予防の重要性を考えて，これを公衆衛生の主要事項としている。
感染症	感染症❶とは，ある決まった病原体が直接または間接に人体内に侵入して，人から人へと広がっていく病気をいう。近年，日本人の海外旅行の増加，国際化の進展などにより，わが国には従来存在しないとされていた感染症ももち込まれるケースが増えている（これを輸入感染症という）。また，寄生虫による寄生虫病も主として食物または水を介して，感染する感染症といえる。
感染症発生の条件❷	(1) **感染のみなもとがあること** 感染症の病原体を保有し，それを周囲に広げて，その感染のみなもととなるものを感染源という。 (2) **感染する経路があること** 感染症の病原体が感染源から他へ感染する方法を感染経路といい，感染症にはそれぞれ特有の感染経路がある。 (3) **感受性があること** 感染症の病原体を受け入れる性質を感染症に対する感受性という。個人または集団に感受性がなければ(抵抗力があれば)感染はしない。
感染のみなもと（感染源）❸	(1) **患　者**　大部分の感染症の最も主要な感染のみなもとである。 (2) **保菌者**　保菌者は，外観は健康体であるがその体内あるいは体表に病原体をもっており，これを常に，または時々出している者をいう。これには病後保菌者，潜伏期保菌者，健康保菌者がある。また，病原体排出期間の長短により，一過性保菌者，慢性保菌者とに分けることがある。 (3) **接触者**　患者の家族，看護人，保菌者の同居人など，感染のみなもとと接触のあった者をいい，患者，保菌者になる危険性が大きい。 (4) **感染源動物**　感染症の中には人間も動物も共に同一の病原体によって罹患するものがある（これを人畜共通感染症という）。たとえば，ネズミ（ペスト，ワイル病，ツツガ虫病，サルモネラ症），牛（腸結核，炭そ，サルモネラ症），馬（日本脳炎，炭そ，サルモネラ症），犬（狂犬病）などがある。これらの感染症では，顕性（発病する）または不顕性（発病しない）に感染した動物が人間の感染のみなもととなりうる。

◆ 解 説 3 ◆

❶ 主な感染症と病原体の種類

ウイルスによるもの	クラミジアによるもの	リケッチアによるもの	細菌によるもの	スピロヘータによるもの	原虫によるもの
日本脳炎 狂犬病 麻しん 痘そう 急性灰白髄炎 （小児まひ，ポリオ） インフルエンザ 伝染性下痢症 ラッサ熱 エイズ	そけいリンパ肉芽しゅ症 （第四性病） オウム病	発しんチフス ツツガ虫病 発しん熱	コレラ 細菌性赤痢 腸チフス パラチフス しょう紅熱 ジフテリア 百日ぜき ペスト 破傷風 炭そ 結核 腸管出血性大腸菌感染症	ワイル病 梅毒	マラリア アメーバ赤痢 トキソプラズマ

❷ **感染症に対する予防**　感染症の予防の原則は，感染源対策，感染経路対策，個人に対する対策の3つに分けることができる。予防に関わる法律には，感染症の予防および感染症の患者に対する医療に関する法律，検疫法などがある。

❸ **感染源に対する予防方法**

(1) 検疫感染症（1類感染症（ペストなど5種），コレラ，黄熱）が国内に侵入するのを防ぐために検疫を行なう。これらの病気の患者または保菌者が確認されると，入国停止，隔離，消毒などの措置がとられる。
(2) 患者および保菌者を早期に発見する。具体的には，届出制度により感染症を診断した医師は，直ちに保健所長を経由して都道府県知事に届け出る。また保菌者は感染源としての危険が大きいので排泄物の細菌検査(検便)をして，保菌者を発見する。特に，食品取扱業者，集団給食関係者など，他への感染の危険がある者は，定期的に行なう。
(3) 患者および保菌者を隔離する。また，患者または保菌者が，他への感染の危険がある業務（たとえば，飲食店，旅館，理容所，美容所など）に従事している場合は，その業務の営業も禁じられる。
(4) 検疫感染症は，接触者を潜伏期間中隔離する。
(5) ネズミ，ハエ，カ，ゴキブリなどの撲滅に努める。

4 感染症の予防 (B)

感染経路❶

　感染症の病原体が人体に感染していく方法には，次のような経路があり，1つの感染症でもいろいろの経路を通じて第三者に感染していく。

(1) **直接接触感染**　感染源に直接接触することによって感染する。たとえば，梅毒，りん病などの性病，エイズなど。

(2) **間接接触感染**　食器，洗面器，共用タオル，ドアのハンドル，つり革など，いろいろの物品を介して，第三者の手指を汚染し，ついに体内に侵入して感染する。たとえば，赤痢，腸チフス，ジフテリアなど。

(3) **飛まつ感染**　患者および保菌者のせき，くしゃみ，談笑時のつば，たんなどによって，病原体が空気中に飛び散り，これを第三者が吸入して感染する。呼吸器系の感染症が主で，たとえば，結核，百日ぜき，インフルエンザ，ジフテリアなど。

(4) **経口感染**　水や飲食物を媒介として，経口的に病原体が侵入して感染する。消化器系の感染症が主で，たとえば，赤痢，腸チフス，パラチフス，コレラ，細菌性食中毒など。

(5) **じんあい感染**　病原体が空気中のちりやほこりに付着し，それらを吸入して感染する。飛まつ感染の病原体より外界における抵抗力の強い病原体によるものが多い。たとえば，痘そう，結核など。

(6) **経皮感染**　病原体が皮膚を通して感染するもので，次の3つがある。
① 病原体が皮膚に付いて，体内に侵入する。たとえば，ワイル病，寄生虫病の一部など。
② 傷口から侵入する。たとえば，梅毒など。
③ 昆虫や動物がさしたり，かんだりして病原体が侵入する。たとえば，狂犬病―犬，そ咬症―ネズミ，マラリア・黄熱・日本脳炎―カ，発しんチフス―シラミ，ペスト・発しん熱―ノミ，など。

抵抗性❷

　抵抗性とは，感染症に対して人間のもつ感受性とは逆の性質である。感染症に対する抵抗性には，生まれながらもっている**先天的抵抗力**と，生まれてのちに獲得した**後天的免疫**とがある。

　先天的抵抗力は一般に体質といわれるもので，どの感染症にも通用する。後天的免疫とは，生まれてからのち，病原体に接触したために得られるもので，自然免疫（病後免疫，はしかや腸チフスのように，一度その病気にかかったのちにできる免疫）と人工免疫（予防接種を行なったあとで得られる免疫）がある。

◆ 解 説 4 ◆

❶ 感染経路に対する予防方法

(1) 第三者の感染防止のために次のことを行なう。
　① 患者の出た家や地区と外部との交通をしゃ断する。
　② 学校が感染の中心地となって家庭に広がるおそれがあるので，流行のはげしいときは，学校保健法により，全校あるいは一部の閉鎖を行なう。
(2) 飛まつ感染防止のため，飛まつの飛び散る距離（1～1.5 m）以上患者と離れる。マスクの使用やうがいの励行もよいが，これだけに頼るのはいけない。
(3) 経口感染防止のために次のことを行なう。
　① 汚染された物を消毒する。感染症患者の排泄物や汚染物の消毒方法には，加熱による物理的消毒法と，消毒薬による化学的消毒法がある。消毒薬は，石炭酸，クレゾール石けん液，ホルマリン，ショウコウなどがある。
　② 外出後，食事前，特に調理に従事する前に流水で十分に手を洗う。このことは，予防上きわめて有意義なことである。
　③ 上水道の完備，井戸水などの厳重な消毒が必要である。
(4) 昆虫や動物などが媒介する感染症の予防のために，ネズミ，ハエ，カなどを駆除する。

◇ 消毒方法については食品衛生学（p.134）で詳しく述べる。

❷ 抵抗力の保持と増進（感受性に対する予防方法）

(1) 先天的抵抗力を強化するために栄養，休養を十分にとり，不摂生や過労をさける。
(2) 後天的免疫を保持するために，予防接種を行なう。
(3) 衛生教育の普及，環境の改善，防疫組織の確立などに努める。

◇ **予防接種法**　この法律は，感染のおそれがある疾病の発生およびまん延を予防するために，予防接種を行ない，公衆衛生の向上および増進に寄与するとともに，予防接種による健康被害の迅速な救済をはかることを目的とする。
　　＊定期予防接種　市町村長が保健所長の指示を受けて実施する。
　　① ジフテリア　　⑤ 風しん
　　② 百日ぜき　　　⑥ 日本脳炎
　　③ 急性灰白髄炎　⑦ 破傷風
　　④ 麻しん
　　＊臨時予防接種　厚生労働大臣が定める疾病のまん延予防上，緊急の必要があると認められる場合，都道府県知事が実施する。

5 感染症の分類

感染症の分類		新興感染症の出現や医学・医療の進歩，衛生水準の向上，人権の尊重への要請，国際交流の活発化などの近年の状況をふまえ，平成10年，伝染病予防法，後天性免疫不全症候群の予防に関する法律（エイズ予防法），性病予防法の3つの法律を廃止・統合して，**感染症の予防および感染症の患者に対する医療に関する法律**が制定された。この新法では，感染症が1類・2類・3類・4類感染症，指定感染症および新感染症に分類された（旧法における法定・指定・届出伝染病は廃止された）。
1類感染症	エボラ出血熱 クリミア・コンゴ出血熱 ペスト マールブルグ病 ラッサ熱	感染力，り患した場合の重篤性などに基づく総合的な観点より，危険性が極めて高い感染症 ・原則入院 ・消毒などの対物措置（例外的に，建物や通行制限などの措置も適用対象とする）
2類感染症	急性灰白髄炎 コレラ 細菌性赤痢 ジフテリア 腸チフス パラチフス	感染力，り患した場合の重篤性などに基づく総合的な観点より，危険性が高い感染症 ・状況に応じて入院 ・消毒などの対物措置
3類感染症	腸管出血性大腸菌感染症	感染力，り患した場合の重篤性などに基づく総合的な観点より，危険性は高くないが，特定の職業への就業によって集団発生を起こし得る感染症 ・特定職種への就業制限 ・消毒などの対物措置

◇ 調理師が疾病を予防するために守らなければならないこと
① 次の者は調理してはならない。感染症感染者，健康保菌者，精神病者（調理の業務に携わることが困難であると，医師が判断した場合），化膿性の傷，できもの，発熱，下痢症状などからだに異常のある者。
② 健康診断や検便(毎月1回以上)を受けること，また予防接種の指示があるときも受ける。
③ 身体および衣服は常に清潔に保つ。特に作業中の服装は汚れていないものを正しくつけ，これらの替えを備えておき，汚れたら替える。便所に入るときは，衣服，履物を替える。
④ 手洗いはていねいに流水で行なう。調理前後，用便後は特にていねいに洗い，逆性石けんで消毒し，その後，金銭，電話，履物をさわらない。
⑤ でき上がった飲食物は，直接手で扱わないで清潔な器具を使う。
⑥ 調理中は無駄話をしない。
⑦ 食器および調理器具は十分に水で洗い，煮沸消毒をする。
⑧ ふきん類は乾いた清潔なものを使い，汚れたら次々替えるようにする。
⑨ ハエ，ゴキブリ，ネズミなどの駆除を徹底し，調理室の衛生管理に努める。
以上のことを実行し，調理師は多数の客の生命を預かっていることを忘れてはならない。

4類感染症	インフルエンザ，日本脳炎ウイルス性肝炎，破傷風黄熱，Q熱，狂犬病，結核百日ぜき，ツツガ虫病後天性免疫不全症候群（エイズ）性器クラミジア感染症梅毒，麻しん，マラリアメチシリン耐性黄色ブドウ球菌感染症その他の感染症	国が感染症発生動向調査を行ない，その結果などに基づいて必要な情報を一般国民や医療関係者に提供・公開していくことによって，発生・拡大を防止すべき感染症・感染症発生状況の収集・分析とその結果の提供・公開	
指定感染症	政令で1年間に限定して指定された感染症	既知の感染症の中で上記1～3類に分類されない感染症において，1～3類に準じた対応の必要が生じた感染症（政令で指定，1年限定）・1～3類感染症に準じた入院対応や消毒などの対物措置を実施（政令で規定）	
新感染症	[当初] 都道府県知事が厚生労働大臣の技術的指導・助言を得て，個別に応急対応する感染症	人から人に感染すると認められる疾病であって，既知の感染症と症状などが明らかに異なり，その感染力および罹患した場合の重篤度から判断した，危険性が極めて高い感染症	厚生労働大臣が公衆衛生審議会の意見を聞いた上で，都道府県知事に対し，対応について個別に技術的指導・助言を行なう。
	[要件指定後] 政令で症状などの要件指定をした後に，1類感染症と同様の扱いをする感染症		1類感染症に準じた対応を行なう。

6　生活習慣病

生活習慣病とは	長年にわたる生活習慣のゆがみが積み重なったために起こる疾病である。その要因は，①　遺伝要因（加齢なども含める），②　外部環境要因（病原体や有害物質，ストレスなど），③　生活習慣要因（食習慣，運動習慣）の3つに分けられる。これらの疾病は，以前は，中年過ぎの年齢層から起こりやすいため成人病と呼ばれていたが，近年は若年層にもその傾向が見られるため，名称が改められた。
要因と症例の生活習慣病	(1)　食習慣　　糖尿病，大腸がん，肥満，高脂血症，循環器疾患など。 (2)　運動習慣　　糖尿病，肥満，高脂血症，高血圧症など。 (3)　喫　煙　　肺がん，循環器系疾患など。 (4)　飲　酒　　アルコール性肝疾患など。
生活習慣病の予防	生活習慣病は，早期に発見し治療すれば，ある程度回復し，完全に治らなくても日常生活にはさしつかえなくなる。したがって生活習慣病が起こりやすいといわれる40歳以上の人は，少なくとも年1回の定期検診を受けることが最善の方法である。またこれらの疾患は，生活習慣が唯一の原因ではないが，個人が意識して生活習慣を正すことにより，ある程度防ぐことができる。常に栄養のバランスの取れた食事，適度な運動を心がけ，喫煙，飲酒を控えるようにする必要がある。厚生労働省は，健康づくりのための食生活指針（p.97参照）を発表し，生活習慣病予防のための食生活指針を勧めている。
主な生活習慣病	悪性新生物（がん）❶，脳血管疾患（脳卒中）❷，心疾患（心臓病）❸は，わが国の三大死因といわれている。他には次に挙げる疾患がある。 (1)　糖尿病　　インスリンの相対的，絶対的不足によって高血糖が起こり，その結果現われる様々な症状，合併症などをいう。原因には，遺伝によるもの，過食，美食，ストレス，運動不足などである。予防方法は普段から栄養のバランスの取れた食事を心がけ，早期発見，早期治療である。 (2)　肝臓病　　アルコールや栄養のかたより（特に大酒飲みに多い良質のたんぱく質不足）などが誘因となり，脂肪肝が起こり，さらに肝硬変に至る。予防には，節酒，たんぱく質やビタミン類をバランスよくとることである。 (3)　腎臓病　　たんぱく尿，高血圧，浮腫などを主症状とする。

◆ 解 説 6 ◆

◇ **死因別死亡率** その地域における1年間の死亡原因別の死亡数をその年の人口で割って，人口10万人について死因別に示したもの。

$$死因別死亡率 = \frac{年間死因別死亡数}{人口} \times 100,000$$

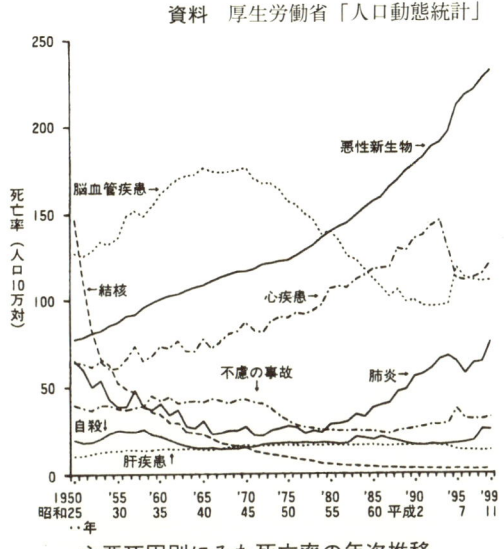

資料 厚生労働省「人口動態統計」

主要死因別にみた死亡率の年次推移

❶ **悪性新生物（がん）** がんの発生原因は未だ不明である。しかし，発生と関係があると思われる因子については，いくつかわかっている。

現在日本人に多いがんは，男女とも胃がんであるが，減塩するなど食生活の改善と医療技術の進歩によって減少傾向にある。一方最近増加しつつあるのが肺がん，乳がん，大腸がんである。肺がんでは喫煙，乳がん，大腸がん，膵臓がんは，食生活の欧米化による高脂肪食が主な原因である。また，アルコールの過剰摂取，さらに喫煙をすることによってリスクを増大させている。

予防は，第一に食生活と喫煙などを注意し，第二に早期発見，早期治療が大切である。

❷ **脳血管疾患（脳卒中）** 脳の血管が硬化し，高血圧のために破れて出血（脳出血）したり，血管がつまり血が流れなくなった状態（脳梗塞）を脳卒中という。この疾患は，高食塩，低動物性たんぱく質，低脂肪に加えて過酷な労働が原因であったが，食生活の欧米化に伴い減少している。しかし，今日では過食，ストレス，運動不足などから動脈硬化性の脳梗塞が増えている。

予防方法は，減塩，アルコールの制限，肥満を防ぎ，バランスの取れた食生活（特にカリウム，カルシウムの摂取）および早期発見，早期治療を心がけることである。

❸ **心疾患（心臓病）** 心臓病には多くの種類があるが，主要な疾患は，冠動脈がかゆ状硬化や血栓の影響で狭くなったりして，心筋に行く血液が少なくなったり，心筋が壊死する虚血性心疾患，心臓のポンプ機能の低下による心不全，リウマチ熱などが原因で心臓弁膜などが壊れるリウマチ性心疾患に大別される。これらは肥満の人に多く，高コレステロール血症，高血圧，過度の喫煙，ストレスの過多，運動不足が大きく関与している。

7 寄生虫病

	寄生虫名	中間宿主 ①第1, ②第2	分布	人体への侵入箇所
野菜類から感染する	回虫	なし	全国	経口 (塵埃)
	十二指腸虫 (こう虫)	なし	全国 (北海道は少ない)	経皮 経口
	ぎょう虫	なし	全国	経口
魚介類から感染する	肺臓ジストマ (肺吸虫)	①カワニナ ②かに (淡水産)	かにの分布に従いかなり広い。	経口
	肝臓ジストマ (肝吸虫)	①マメタニシ ②淡水魚	30数県	経口
	日本住血吸虫	宮入貝	広島, 山梨など決まった地方	経皮
	広節裂頭条虫	①ミジンコ ②ます, さけ	ます)の産地 さけ	経口
	アニサキス	①イルカ ②にしん, さば, あじ, するめいか	全国	経口
獣肉類から感染する	無こう条虫	牛	全国	経口
	有こう条虫	豚	日本では少ない	経口
	トキソプラズマ原虫	猫の糞 豚	全国	経口

◇ 寄生虫予防法では, 回虫病, 十二指腸虫病, 住血吸虫病, 肝臓ジストマ病, その他厚生

症　状　と　予　防
〔症状〕食欲異常，吐気，口臭，異味症（小児に多く，壁土や白ぼくなどを食べる）。 〔予防〕①野菜類の十分な洗浄（できれば，熱湯につけて殺菌する）。②調理前や食前の手洗い励行。③調理場を清潔にし，ハエ，ゴキブリなどを駆除する。④し尿の適切な処理。
〔症状〕貧血（腸壁に傷をつけ，盛んに血液を出すため），疲労，発育阻害。 〔予防〕①し尿の適切な処理。②野菜類の十分な洗浄。③駆虫。④裸足で地面を歩かない。
〔症状〕不眠（夜になると産卵のため肛門の外に出てきて肛門周囲がかゆくなるため），神経過敏。〔予防〕①下着，敷布などを清潔にし，日光消毒を行なう（直射日光に弱い）。②手洗いの励行。③駆虫。
〔症状〕肺，腹，また脳の中にも迷いこんで，いろいろな症状を起こす。 〔予防〕かに類（中間宿主）の摂食に注意する。
〔症状〕肝臓，胆のうに寄生し，肝臓肥大，黄疸，貧血，腹水などを発症する。 〔予防〕淡水魚（中間宿主）の摂食に注意する。
〔症状〕発熱，粘血便，肝臓肥大，下痢，腹水，貧血など。 〔予防〕①宮入貝のいる溝などに石灰を投入し，子虫を殺す。②宮入貝（中間宿主）の撲滅に努める。③裸足で溝などに入らない。
〔症状〕食欲減退，腹痛，吐気などの消化器障害。 〔予防〕さけ，ます（中間宿主）の摂食に注意する。
〔症状〕腹痛，胃痛。 〔予防〕生魚介類の摂食に注意する。
〔症状〕広節裂頭条虫と同じ。 〔予防〕牛（中間宿主）の摂食に注意する。牛の密殺の取締り，と殺時の検査徹底。
〔症状〕広節裂頭条虫と同じ。 〔予防〕豚（中間宿主）の摂食に注意する。
〔症状〕妊娠初期に胎盤から感染した胎児は，死亡，精神運動障害が起こり，大人や子供の場合は発熱，発疹などがあるが，ほとんどが無症状である。 〔予防〕ペットや豚との接触に注意する。特に妊婦は要注意である。

労働省が指定する寄生虫病が対象である。

8 環 境 衛 生 （A）

環境衛生	環境衛生とは，私達が生活している環境を，衛生上よりよく改善し，病気（特に感染症）の予防，健康の維持増進をはかり，住みよい環境にすることを目的としている。環境は，自然環境❶と人間が作る環境（人為的環境）❷に分けられ，それぞれへの対策が必要である。
公害	公害とは，私達の生活および生産活動によって発生する各種有害物が，多数の人に不便，不快，損害を与えることである。具体的には，大気汚染，水質汚濁（p.62参照），騒音❸，振動，土壌の汚染，地盤沈下，悪臭などが，問題となっている。
空　気	私達は呼吸し，空気中の酸素を取り入れ，二酸化炭素（炭酸ガス）を体外に出している。したがって，空気中のわずかな不純成分❹は，健康に重大な影響を与える。空気の組成は次の通りである。 （1）**酸　素**　空気中の酸素の割合は，ほぼ一定で約21％である。締め切った室内や坑内，上空などでは割合が低下する。吸気中の酸素が11％になると呼吸困難を起こし，7％になると窒息する。 （2）**二酸化炭素**　空気中の二酸化炭素の割合は，0.03％である。体内で，燃焼によって作られ，呼気中に出される。空気中1〜2％で不快を感じ，3％位までは呼吸が激しくなる程度であるが，10％前後で呼吸困難を起こし，死に至る。 （3）**窒　素**　空気中の窒素の割合は，約78％である。植物によって，生物の構成物質であるアミノ酸になる。したがって人間への直接の影響は少ないが，生きていくためには，欠かせないものである。
大気汚染	原因は主に工場の煙と自動車の排気ガスで，汚染物質は，浮遊粒状物質（ばい煙，粉じんなど），亜硫酸ガス，炭酸ガス，一酸化炭素，二硫化炭素，硫化水素，塩素ガス，アンモニア，塩化水素，二酸化窒素，炭化水素などがある。大気汚染が人体に与える影響は，目，鼻などに対する刺激などもあるが，最も影響を受けるのは呼吸器系である。また，ばい煙による紫外線のしゃ断，衣服や建物の汚染，動植物の被害などの影響も大きい。 　対策❺としては，燃料の完全燃焼に努める。たとえば，燃料の選択，燃焼設備の改善，燃焼方法の改善を行なう。ほかに，除じん装置の設置，自動車排出ガスの規制，緩衝緑地帯の設置などが必要である。

◆ 解　説　8 ◆

❶ **自然環境**　　水，空気，気温，湿度，紫外線など．
❷ **人間が作る環境（人為的環境）**　　住居，上下水道，産業，交通，廃棄物，衣服など．
❸ **騒　音**　　交通機関による音，工場・工事場などの機械音などがある．騒音による影響は，睡眠妨害，疲労，消化不良などの胃腸障害，またノイローゼとなる場合がある．対策として，交通機関の発する音をできるだけ小さくするように規制したり，騒音源に防音カバー，防音壁を用いたりする．
❹ **空気中の不純成分**
① **一酸化炭素**　　物質の不完全燃焼の際に発生する．自動車の排気ガス，家庭用燃料にも含まれている．無色，無味，無臭の猛毒で，吸入すると呼吸困難を起こし，死亡することがある．またガスもれなどで，空気中に0.05％になると，頭痛，めまい，吐気などが起こり，次いで突然意識不明になる．放置すれば呼吸が止まり，生命に危険である．
② **浮遊粒子状物質**　　都市，工場地帯などの空気中には，土砂の細粉，ばい煙，動植物性粉じんなどの固形物が含まれる．比較的大きいものは次第に沈降するが，10ミクロン以下の粉じんは長く空気中に浮遊し，肺や気管などに沈着して呼吸器に障害が起こる．
③ **二酸化イオウ**　　無色で刺激臭があり，吸入すると鼻の粘膜，喉頭，気管支などを刺激し，長時間吸い続けると，慢性気管支炎やぜんそくを起こす．雨に溶け込んで酸性雨になる．
④ **窒素酸化物**　　特に一酸化窒素，二酸化窒素に毒性がある．自動車の排気ガスに含まれている．吸入すると肺の深部まで到達し，慢性気管支炎，肺気腫を起こす．
⑤ **光化学オキシダント**　　オゾン，アルデヒド類など．二酸化窒素や炭化水素が原料となり，太陽光のエネルギーを受けて生成される．目やのどを刺激するほか，植物にも被害を与える．
⑥ **ダイオキシン**　　発がん性，胎児に対する催奇形性が指摘される猛毒物質．ごみ焼却場でプラスチック類やポリ塩化ビフェニルなどが燃える際に発生し，環境中でなかなか分解されない．人間などの生物は大気や食物を通じて摂取し，体内では特に脂肪組織に蓄積する．
⑦ **環境ホルモン（外因性内分泌攪乱物質）**　　体内のホルモン（特に性ホルモン）と大変よく似た作用を持つ化学物質で，殺虫剤として使用されたDDT，プラスチックの原材料のビスフェノールA，船底の塗料として使用される有機スズなどが代表的．これらが原因で河川などの汚染が進んでおり，そこに棲む動物の生殖異常が問題になっている．
❺ **対　策**　　大気汚染を防止するための法律として，大気汚染防止法と環境基本法がある．大気汚染防止法は，工場に応じた各物質の排出規制，自動車の排気ガス規制に関して定めてある．環境基本法は，下表の5つの物質のほか，ベンゼン，トリクロロエチレン，テトラクロロエチレンについての環境基準を定めてあり，対策の目標となっている．

◇ **大気汚染に係る環境基準**

汚染物質	環境基準値
浮遊粒子状物質	1時間値の1日平均値が0.10 mg/m³以下で，かつ，1時間値が0.20 mg/m³以下であること．
二酸化イオウ	1時間値の1日平均値が0.04 ppm以下で，かつ1時間値が0.1 ppm以下であること．
一酸化炭素	1時間値の1日平均値が10 ppm以下で，かつ1時間値の8時間平均値が20 ppm以下であること．
二酸化窒素	1時間値の1日平均値が0.04～0.06 ppmであること．
光化学オキシダント	1時間値が0.06 ppm以下であること．

9 環境衛生 (B)

気候

長期間の気象状態を総合して気候という。気候の要素として，気温，湿度，気圧などがある。わが国の気候❶には四季があって，夏は高温多湿，冬は低温低湿である。

（1） 気温❷と湿度　気温を決めるのは，太陽の熱で，私達の生活至適温度は，18℃（17～21℃）である。湿度は空気中に含まれる水蒸気の割合を示すもので，私達の生活至適湿度は，45～65％である。

（2） 気圧　平地における気圧は，大体1気圧（760 mmHg＝1013 hpa）である。日常の気圧変化は健康状態にはほとんど影響はないが，高山（3000m以上）や上空の低圧，地中や水中の高圧は影響がある（たとえば，高山病，潜水病，潜かん病など）。

（3） 太陽光線　気候を左右し，空気および土地を浄化し，直接・間接的にいろいろな作用を人間の身体に及ぼす。太陽光線には波長により性状の異なる紫外線や赤外線❸などがある。

住居

住居は生活の大部分を過ごすところであるから，衛生的にも精神的にもよい状態でなければならない。住居の目的は，外界の人間生活に対するいろいろな悪条件を緩和し健康な生活を営めるような状態を作ることである。

（1） 敷地の条件　① 乾燥している（排水がよい）。② 日当たりがよい。③ 上下水道が完備されている。④ 面積が広く，静かで交通の便がよい。⑤ 天災に対し安全である。⑥ 空気がきれいである。

（2） 構造上の条件　① 基礎は堅固で湿気を防げるもの。② 床は高さが45cm以上，材料は保温性があり，通気性のないもの。③ 壁は通気性，吸湿性が小さく，保温性のあるもの。また色が心理的に影響するので，考慮が必要である。④ 窓❹は採光のために重要なので，適当な大きさが必要である。⑤ 換気❺と冷暖房❻に注意する。

衣服

衣服は，本来は体温調整の補助，身体の保護をするものであるから，これらの目的にあった条件が必要である。

〔衣服の条件〕
（1） 温度調節のよいもの❼。
（2） 皮膚を清潔に保つもの。
（3） 軽くて，活動に適するもの。
（4） 危険に対して，身体を防護できるもの。

◆ 解 説 9 ◆

❶ **わが国の気候と病気** 気候と病気とは関係がある。冬は防寒のために窓を締め切った閉鎖的な生活をするため呼吸器系の感染症が流行しやすい。たとえば，インフルエンザ，ジフテリア，百日ぜきなどである。夏は高温多湿のために，身体面においては体温調節機能が阻害され，抵抗力も低下する。環境面においても病原体やその媒介となる昆虫の増殖に適しているために，消化器系の感染症が流行しやすい。たとえば，赤痢，食中毒などである。

❷ **気温と実際に感ずる寒暑の違い** 私達が実際に感ずる寒暑の程度は，湿度，気流の影響を受けているので，温度計の示す値とはかなり異なる。気温，湿度および気流の組み合わせが乱れると異常に暑く，あるいは寒く感じる。たとえば，高温，高湿で無風の状態では，実際には異常に暑くなって，体温調節がうまくいかず，熱中症となる。また，低温，高湿で強風の状態では反対に異常に寒くなり，凍症さらには凍死することがある。

◇ **気 流** 2カ所の気圧の差によって起こる空気の流れをいう。気流は体温の放散を促し，新陳代謝を盛んにする。さらに建物内の自然換気の原動力となり，空気の成分を一定に保つもので，環境衛生上大きな意義をもつ。

❸ **紫外線と赤外線** 紫外線は体内のビタミンDを活性化する。また骨の発育にも有効である。さらに殺菌作用があり，カビ，細菌，病原体を死滅させる。ただし，過度の紫外線にさらされると，皮膚に紅斑（日焼け）を生じたり，皮膚がんなどの発癌要因となる。

赤外線は，太陽光線の大部分を占めるもので，地上に熱を与える。また乾燥や温度上昇作用により，殺菌効果を示す。頭部に強い直射を受けると日射病を起こす。

❹ **窓** 採光だけではなく，換気，温度調節のためにも重要である。窓の大きさは，調理場では，調理場の面積の5分の1から2分の1あればよく，ガラス窓で，たて長窓や天窓を利用するとよい。

❺ **換 気** 室内に多くの人がいたり，締め切った室内に長時間いると，空気が汚れてくる。汚れた空気を出し，新しい空気を入れることが換気であり，自然換気と人工換気がある。

① **自然換気** 室内と室外の温度差，風力によって換気が行なわれる。ただし，これだけでは，不十分な場合もある。

② **人工換気** 窓や天井に換気孔，換気筒をつけ，動力によって換気を行なう。

❻ **冷暖房** 気温が下がると寒さのために仕事の能率が下がるので暖房する。暖房は適当な温度で，室内を平均に暖め，ほこりや一酸化炭素のような空気を汚すものが出ないものを使用する。一方，気温が上がると，特に調理場は衛生面から考えても冷房することが必要である。

❼ **衣服と温度調節** わが国のような気候では，快適な生活を送るためには，暑いとき（夏），寒いとき（冬），およびその中間のとき（春・秋）と，それぞれの季節に合った衣服が必要である。着用した衣服と身体表面との間は，大体温度が32℃，湿度が50％に調節される。この状態を保ち，冬は体温が逃げていくのを防ぐために，空気を多く含み，保温性のすぐれた，熱を吸収しやすい黒っぽい色の衣服がよく，形は，首，手首などのしまったものがよい。夏は通気性，吸湿性のすぐれた，熱を反射する白っぽい色のもので，形は開放的なものがよい。また，汚れやすいので，洗たくのしやすいものがよい。

10 環境衛生 (C)

そ族（ネズミ）や昆虫（ハエ，カ，ノミ，シラミ，ゴキブリなど）❶を駆除❷することは，感染症の予防上からも，生活環境を衛生的または快適にするためにも重要である。

ネズミ・ハエ・カなどの駆除方法

(1) ネズミの駆除
 ① **食物を与えない**……野菜，穀物，保存食品をはじめ残り物や厨芥はそれぞれ専用のふたつきの容器におさめる。
 ② **住む場所を与えない**……屋外からの侵入箇所をふさぐ（下水管などに網をはったり，穴をブリキ板でふさぐ）。
 ③ **駆除方法**……ネズミ捕り器による方法（ネズミの通路におく），殺そ剤による方法（薬剤にはアンツー，ワルファリン，クマリン系製剤などがある），毒ガスによる方法（亜硫酸ガス，一酸化炭素，青酸ガスが使用され，船，列車，倉庫などで用いる）で行なう。

(2) ハエの駆除
 ① **発生する場所をなくす**……便所は水洗便所にする（くみ取り便所の場合は，くみ取り口を閉じ，便器にふたをし，窓に網をはる），ごみ捨て場，下水だめ，下水溝を清潔にする。
 ② **幼虫（ウジ）とサナギの駆除**……くみ取り槽の内外に殺虫剤をまいたり，便所，ごみ捨て場などのウジの発生しやすい場所の周囲 1m ぐらいを深さ 30 cm 掘るとサナギが出てくるので，殺虫剤で殺す。
 ③ **成虫の駆除**……ハエ取り紙，殺虫剤を用いる。

(3) カの駆除
 ① **発生する場所をなくすことおよび幼虫・サナギの駆除**……下水などの水はけをよくし，空びん，木の切株など水のたまりそうなものを徹底的に取り除く。殺虫剤を用いる。
 ② **成虫駆除**……殺虫剤を用いる。

(4) **ノミおよびシラミの駆除**　ノミは畳の下，床下やごみのたまっている所に発生するので，これらの場所を清潔にしておく。シラミは，不潔な生活をしている人に多いので，入浴，洗髪，洗たくなどをよくして清潔な生活をする。

(5) **ゴキブリの駆除**　台所を清潔にし，ごみは完全に処理し，食品は密閉戸棚に格納する。ゴキブリは殺虫剤に対して比較的強い。

◆ 解 説 10 ◆

❶ **ネズミ，昆虫と感染症**
① ネズミが仲立ちする感染症……ペスト，サルモネラ症，ワイル病，ツツガ虫病，そ咬症など。
② ハエが仲立ちする感染症……赤痢，腸チフスなどの消化器系の伝染病，その他に結核，ジフテリア，寄生虫病など。
③ カが仲立ちする感染症……日本脳炎(コガタアカイエカ)，フィラリア病(アカイエカ)，マラリア(ハマダラカ)，テング熱(ヒトスジシマカ)，黄熱病(ネッタイシマカ)など。
④ ノミが仲立ちする感染症……ペスト，発しん熱，回帰熱など。
⑤ シラミが仲立ちする感染症……発しんチフス，回帰熱など。
⑥ ゴキブリが仲立ちする感染症……急性灰白髄炎，結核，ジフテリア，消化器系の感染症など。

❷ **駆除** より効果のある駆除を行なうためには，次のことに重点をおく。
① 目的の動物の生態，習性に応じて駆除を行なう。
② 広範囲にわたって，いっせいに行なう（町内全部とか，団地全体で行なう）。
③ 発生源を除く。
④ なるべく発生初期に駆除を行なう。

◇ **殺虫剤** 現在使用されているものには，次のようなものがある。
① オルソジクロールベンゼン……ハエのウジに，特に効果がある。きわめて即効性があるが，残効性はない。浄化槽に用いてはならない。
② DDVP（ジクロリン酸ジメチル）……板状の製剤として市販されている。煙霧の状態で屋内のハエ，カ，ゴキブリなどを駆除する。
③ ダイアジノン，マラサイオン（マラチオン）……人畜に対する毒性が低く，畜舎のハエなどの駆除に広く用いられる。ハエやカの駆除に適している。
④ バイテックス……微量で，ハエやゴキブリ特にカに効果がある。
⑤ フェニトロチオン……ハエ，カ，ゴキブリに対して有効である。

〔使用禁止の殺虫剤〕
DDT，BHC，ディルドリンなどは，残留性が高く，人体内に蓄積して障害を起こすことがわかり，使用禁止。
（殺虫剤は，粉剤，油剤，乳剤，ペーストなどにして販売されている。また2種以上の殺虫剤を混合して用いると効果が大きいので，これらの混合剤も販売されている。しかし，残留性の高い殺虫剤は食品などを通して体内に蓄積するなどの害が重要視されている。したがって，殺虫剤は，飲食物に混入しないよう細心の注意を払い，使用基準や使用方法を守って正しく使用しなければならない。）

◇ **防虫剤** しょうのう，ジメチルフタレート，ジブチルフタレートなどが用いられている。

11 環境衛生 (D)

飲料水の衛生	**(1) 飲料水の条件** ① 無色透明，無臭，異味がない。② 中性で硬度❶が低いこと。③ 病原微生物，有害物質を含まない。 **(2) 水質検査** 飲料水の安全性を保つために検査を行なう。水質検査は理化学的試験❷と細菌学的試験❸とがある。 **(3) 消毒** 水は，約10分間煮沸すれば病原微生物は死ぬが，薬品を用いてもよい。水道水は塩素消毒，井戸水には普通サラシ粉を用いる。
上・下水道	**(1) 上水道** 飲料に適する水を供給する施設。 **(2) 井戸水** 水道水より衛生上の危険が多い。したがって少なくとも年2回は保健所で水質検査をしてもらう。井戸は，ポンプ式の閉鎖した深いものがよい。また近くの便所，汚水だめなどから，井戸に汚水がしみ込むから，これらの場所からは，5m以上離す。 **(3) 下水道** 汚れた水（家庭排水，工業排水など）を浄化し，衛生上安全にして，川や海に流す施設。浄化は活性汚泥法で行なう。
水質汚濁	原因は主として，工場，鉱山の排水および家庭排水である。水質汚濁による被害は，メチル水銀化合物（水俣病）と，カドミウム（イタイイタイ病）によるものが特に大きい。また水質汚濁による影響は，飲料水の水源汚染，魚類の死滅などの被害などが起こっている。 対策として，河川，海への排水に対し，規制を行なう❹。
廃棄物の処理	廃棄物には，日常生活から出るし尿，ごみ，犬・猫・ネズミの死体などの一般廃棄物と，燃え殻，汚泥，廃油，廃プラスチックなどの事業活動によって生じる産業廃棄物がある。「廃棄物の処理および清掃に関する法律」（昭和45年）に基づき，一般廃棄物は市町村が処理し，産業廃棄物は事業者が責任をもって処理することとなっている。一般廃棄物は，ハエ，カ，ネズミが増える原因，感染症を流行させる原因となり得るから，適切な処理をしなくてはならない。 **(1) ごみの処理** ごみには，調理場のごみ（厨芥），木片や紙など（雑芥），かまどの灰など（土砂灰分），テレビなどの粗大ゴミ，プラスチック類がある。これらの処理は，焼却❺，埋め立て❻などの方法がある。 **(2) し尿の処理** し尿は，腸チフス，赤痢などの感染症の病原体や寄生虫卵が含まれていることが多いので，その処理は，非常に重要である。処理方法として，水洗便所は，し尿を下水道へと運ぶ方法と浄化槽処理方法❼がある。くみ取り便所は，し尿処理施設❽，下水道投入などで処理される。しかし，海洋に捨てられる場合もある。

◆ 解 説 11 ◆

◇ **水と人間**　人間が生活を営み，生命を維持するためには，水は欠かせない。飲用はもちろんのこと，身体，被服，住居などを清潔にするためにも重要である。

人間が生活するのに必要な水の量は，1人1日に大体飲食用は2.5〜3リットル，他の雑用（特に産業用）に100リットル以上である。そして，その使用水量に相当する下水が排出される。したがって，安全な上水の確保ならびに下水の安全な処理が重要である。

❶ **硬　度**　水中のカルシウムおよびマグネシウムの含有量から算出された値である。硬水（硬度が高い，すなわちカルシウム，マグネシウムが多い）は，酒類の製造などには適するが，石けんの泡立ちが悪く，染色，製紙業には使用できない。一般に水道水は軟水，井戸水は硬水である。

❷ **理化学的試験**　水中の浮遊物や溶解成分の種類および量を測る試験で，正確な値が出る。その結果，水質基準に適合しない場合は飲用に適さない。さらに理化学的試験によって得られる知識は，下水，工場排水による汚染の性質，量の判断，浄水作業の適否の判断および処理の仕方を調整するために重要である。

❸ **細菌学的試験**　水中の細菌類，特に大腸菌群の有無や数量を測定する試験である。大腸菌群は人間や動物の腸内にいる細菌の一群で，糞便中に含まれている。この菌が検出されることは，人間や動物の排泄物などで水が汚染されていると推定できる。したがって，この水には感染症や食中毒の病原菌が入っている可能性があるということになり，飲用に適さない。

❹ **対　策**　水質汚染を防止するための法律として，水質汚濁防止法がある。この法律は工場などの排水，廃液に含まれる人間の健康を阻害するおそれのある有害物質（カドミウム，水銀など）の基準と，環境を悪化させるおそれのある汚染状態についての基準を制定している。

◇ **水質汚濁に係る環境基準**（公共用水域・地下水）

項目	カドミウム	シアン	鉛	六価クロム	ヒ素	水銀	ジクロロメタン	大腸菌群
基準値	0.01mg/l 以下	0.01mg/l 以下	0.05mg/l 以下	0.05mg/l 以下	0.01mg/l 以下	0.0005 mg/l 以下	0.02 mg/l 以下	検出されない

❺ **焼却法**　衛生的な処理法であり，都市の多くはごみを集めて焼却場で焼いている。しかし焼却による処理は，清掃工場の建設費が高い，建設する敷地が得がたい，厨芥など水分が多く燃えにくい，ばい煙や臭気による苦情，排水や灰の処理など多くの問題点がある。

❻ **埋め立て法**　ごみと土壌を30cm位ずつ交互に重ねて，ローラー車で圧してならす。ごみが腐敗して厚さ2分の1以下に圧縮されるのを待ってこれを繰り返す。しかし，実情は非衛生的な方法で，ハエ，ネズミの発生，悪臭などに対する苦情が多い。

❼ **浄化槽処理方法**　各家庭あるいは，集団住宅ごとに，浄化槽を設置し，汚水を浄化して放流する方法をいう。

❽ **し尿処理施設**　くみ取られて集められたし尿を衛生上無害なものに処理する施設をいう。

12 母子保健・学校保健・労働衛生

母子保健	母子保健とは，母性の保護と尊重，母性および乳幼児の健康の保持増進，母性および乳幼児の保護者みずからが進んで母子保健に対する理解を深めるなどの理念に基づいている。 **（1） 母性（妊産婦）の保健**　第一に，健康体で妊娠することに努め，専門医の診察を定期的に受け，異常を早期に発見する❶。妊娠中の日常生活は，適切な食事，適当な運動，精神の安静，十分な睡眠などに気をつける。分娩は母体に異常がない限り正常な分娩をする。流・早・死産の原因は，母体にあることが多い。産じょく期（分娩後6～8週間）は母体の回復に努める。 **（2） 乳幼児の保健**　最近わが国の乳児死亡は減少してきてはいるが，いまだに多くの乳幼児が死亡している。主な原因は，新生児特有の病気，先天異常，不慮の事故などが多い。乳児の死亡は妊娠中の母体の健康状態と出生後の養育条件に影響されるので，これらに対する対策が要望される。また，乳幼児期は成長が最も盛んである。成長はいろいろな環境が影響するが，食事（栄養状態）の影響が非常に大きいので，十分気をつける。
学校保健	学校保健とは，学校における児童，生徒，学生および幼児並びに職員の健康の維持増進のために行なうすべての活動をいう。 学校保健は，保健管理❷と保健教育❸に分けられる。
労働衛生	労働衛生とは，労働する人間の健康障害を予防し，安全に労働に従事し，仕事の能率を増進し，生産向上に役立ち，さらに労働の喜びを感じることを目的とし，労働に直接関係する衛生上の諸問題を取扱う。 **（1） 作業環境**　不適当な労働環境から起こる健康障害を予防するには，不良条件を改善して快適な作業環境を作ることが必要である。具体的な処置は，清潔，整頓，適当な照明，防じん，換気，騒音防止，適当な温度・湿度などがある。 **（2） 労働による疲労**　疲労は災害と健康障害の原因となりやすい。疲労は身体的活動の必要な物質の消耗と老廃物の蓄積によって起こる。このために，十分な栄養補給と休養，特に十分な睡眠が疲労回復と過労防止に役立つ。 **（3） 職業病❹**　ある職業に特有の環境や作業が原因となって起こる病気のことである。

◆ 解　説　12 ◆

❶ **妊産婦の死亡**　死亡原因は，妊娠中毒症，出産による異常出血および子宮外妊娠による場合が多い。以前は産じょく熱による死亡が多かったが，抗生物質の発見以来減少した。
　妊娠中毒症は妊産婦の死因であるばかりでなく，流・早・死産，未熟児や奇形など胎児に与える影響が大きい。また子宮外妊娠は致命的で，妊娠初期における不正出血，腹痛などの身体の異常に十分注意し，子宮外妊娠が判明したらすぐ手術を行なう。異常出血の予防は困難であるが，あらかじめ出血が予想される妊婦は十分に気をつけ，専門医の指示に従う。

❷ **保健管理**　児童などや職員の健康診断，環境衛生検査，感染症予防などに関することで，学校保健法に主に示されている。保健管理の基礎は，日常の健康状態の把握である。

❸ **保健教育**　学校教育法による教育活動である。保健教育は一生の健康生活習慣を決める大切なものである。
　学校給食は，保健教育の一環であり，学校給食法の規定に基づいて実施されている。目的は次の通りである。① 日常生活における食事について，正しい理解，望ましい習慣を養う。② 学校生活を豊かにし，明るい社交性を養う。③ 食生活の合理化，栄養の改善，健康増進をはかる。④ 食料の生産，配分，消費について正しい理解をもたせる。
　調理は栄養士または管理栄養士に従い，調理師が栄養，衛生上の取扱いを実際に行なう。

❹ **職業病**　大きく分けると，作業方法によって起こるものと，環境条件により起こるものとになる。さらに環境条件は，職場の温度，湿度，騒音，有害な光線などの物理的条件，有害なガス，粉じん，有害物質などの化学的条件によるもの，各種の病原体およびそれをもつ動物などの生物学的条件によるものとに分けられる。
　① **作業方法によるもの**……腱しょう炎，神経症による手指のけいれん（タイピスト，電信技師，速記者），静脈瘤（デパートなどの店員），ＯＡ症候群（コンピューター，ワープロなどのオペレーター）
　② **環境条件によるもの**……熱中症（製鉄，鋳物，ボイラーなどの高温の職場での作業従事者），潜かん病（潜水夫，トンネル工），白内障（溶接工，ガラス工などの紫外線，赤外線を使用する者），一酸化炭素中毒（自動車運転手，染料，塗料関係など），その他，じん肺，ぜんそく，炭そ病，ワイル病などがある。
　職業病を予防するには，職業環境の改善，予防するための器具，薬剤の使用，作業方式の改善，衛生教育と作業訓練，定期的な健康診断に努める。

◇ **衛生教育**　個人および集団を対象として，衛生に関する知識を与え，それを実践するようにしむけて，個人および社会の衛生状態を向上させることを目的としている。
　① 保健所における衛生教育は，保健所内の衛生教育係によって，企画，専門技術の提供などを行なう。具体的には環境衛生，母子保健，食品衛生，栄養改善，生活習慣病対策などが取り上げられている。
　② 学校における衛生教育は，学校保健法に従い，年間計画として学校保健計画が立てられ，健康相談および助言，保健指導などが行なわれている。

IV. 栄養学

1 栄養の概念

栄養学	栄養とは，生命の健康の保持，発育，活動するために，外部から必要な物質を摂取し，それを体内で利用する現象をいう。この栄養について科学的に研究する学問を栄養学という。具体的には次のようなことについて学ぶ。 （1） 人体の成分 （2） 栄養素とそれぞれの働き （3） 栄養素の体内における変化（消化吸収，エネルギー代謝） （4） 特殊栄養（母子栄養，老人栄養，労働栄養など） （5） 臨床栄養
栄養と人体成分	人間が生きていくために必要な栄養素を知るためには，まず人間のからだがどのようなものから成り立っているかを知らなければならない。 人間のからだは非常に複雑な構造であるが，その成分からみると，約30種類の元素に分けることができる❶。（体重50 kgの場合） 酸　　　素（O）62パーセント　　塩　　　素（Cl）0.08パーセント 炭　　　素（C）21　　〃　　　　マグネシウム（Mg）0.03　　〃 水　　　素（H）10　　〃　　　　フ　ッ　素（F）0.01　　〃 窒　　　素（N）3.0　〃　　　　ヨ　ウ　素（I）0.01　　〃 カルシウム（Ca）2.0　〃　　　　鉄　　　　（Fe）0.005　〃 リ　　　ン（P）1.0　〃　　　　銅　　　　（Cu）⎫ カ リ ウ ム（K）0.2　〃　　　　マ ン ガ ン（Mn）⎬ 微量 イ オ ウ（S）0.2　〃　　　　亜　　　鉛（Zn）⎭ ナトリウム（Na）0.08　〃　　　コ バ ル ト（Co） これらの元素がたがいに結合してたんぱく質・脂質・糖質・無機質（ミネラル）・水となり，人体が組み立てられている。（以下は成人男女の場合） たんぱく質　　16パーセント　　無　機　質　　5パーセント 脂　　　質　　21パーセント　　ビ タ ミ ン　　微量 糖　　　質　　1パーセント❷　　水　　　分　　57パーセント 食物としてとった栄養素は体内において，体内で利用される状態になる。したがって，何の考えもなくむやみに食物をとれば，からだの栄養のバランスがくずれ，からだに故障が起こるので，からだの要求❸に従って栄養素をとらなければならない。

◆ 解 説 1 ◆

❶ 人体における元素の所在　簡単に示すと次のようである。
① 酸素 ⎫
② 炭素 ⎬　人体を構成する三大栄養素（たんぱく質・脂質・糖質）の重要な成分。
③ 水素 ⎭
④ 窒素　　　　たんぱく質の重要な成分。
⑤ カルシウム　骨の主成分である。
⑥ リン　　　　骨には無機で，各組織には有機・無機両形で含まれている。
⑦ カリウム　　塩類となって，主に細胞中にある。
⑧ イオウ　　　主にたんぱく質中に含まれる。
⑨ ナトリウム　塩類となって，主に組織液中にある。
⑩ 塩素　　　　ナトリウム，カリウムと結合し，細胞や組織液中にある。
⑪ マグネシウム　骨に含まれる。
⑫ 鉄　　　　　血液中にある。
⑬ ヨウ素　　　甲状腺ホルモンに含まれている。
⑭ フッ素　　　歯に含まれている。

❷ 実際の食物には糖質（主にでんぷん）が多いのに，人体成分としてはわずかに1％である。なぜならば，糖質は炭素，水素，酸素の3つの元素からなり，体内でよく利用され，エネルギーとなりやすく，その結果炭酸ガスと水とになって排泄される。また，過剰に摂取しても，体内で脂質に変えられるためである。
　エネルギーになりやすい理由は，脂質やたんぱく質よりも構成する元素に燃えやすい酸素が多いので，体内で酸化されやすいためである。

❸ この要求は実に複雑で一言では言いつくせないが，大要は次のとおりである。
　まず，われわれが生きていくためにはエネルギーが必要である。風呂をわかすには電気，ガスなどがいる。わいた湯を冷まさないようにするにも同じように燃料がいる。人間のからだも常に一定の体温に保たなければならないので燃料がいる。機械が動き，電車が重い車両をひいて早い速度で走ったり，自動車が走るのも，電気や石油を燃やして生ずる力を利用するからである。これと同じようにわれわれが歩いたり，走ったり，からだを動かして働くといった活動力もやはり食物の摂取にあり，体内でエネルギーを得ているからである。この労働する力と体温を保つために，たんぱく質，脂質，糖質が要求される。
　次に，子どもが大きくなる場合，どんどん新しいからだの組織が増していくが，これは食物としてとった栄養素が人のからだの組織となって変わっていくためである。発育のとまった大人でも日々の生活で毛髪はのび，爪はのび，皮膚の表面はむけてあかとなり，また，消化液や酵素，ホルモンを作るなどでわれわれのからだは少しも休みなく活動している。一方電車の各部がすり減るように，からだの各部分が少しずつ消耗していくのを補わなければならない。さらに，順調に生活していくためには機械の潤滑油のように生活機能を調整するものを補っていかなければならない。このためにたんぱく質，無機質，ビタミンが要求される。

2　栄養素と栄養所要量

<table>
<tr><td>栄養素の分類</td><td>

栄養素のうち，たんぱく質，脂質，糖質の3種を三大栄養素とよび，無機質，ビタミンを加えた5種を五大栄養素とよぶ。

栄養素は，働きによって，大きく次のように分けられる。
(1) **熱量素**（脂質，糖質，たんぱく質）　エネルギーを供給する（熱や活動する力のもとになる）。
(2) **保全素**　構成素と調整素がある。
① **構成素**（たんぱく質，無機質）　体組織を構成する（血や肉になる）。
② **調整素**（たんぱく質，ビタミン，無機質）　新陳代謝を円滑にする（体の調子を整える）。

</td></tr>
<tr><td>栄養所要量</td><td>

栄養所要量は，健康の保持増進のために，エネルギーおよび栄養素を毎日どのくらい摂取すればよいかを示したものである。栄養所要量の表（p.70参照）のうち，所要量とは，特定の年齢層や性別のほとんどの人が1日の必要量を満たすのに十分な摂取量を示し，一方，許容上限摂取量とは，健康上悪影響を及ぼす危険のない栄養摂取量の最大限の量を示している。これらの数値を総称して，食事摂取基準としている。

</td></tr>
<tr><td>エネルギーの単位</td><td>

(1) **エネルギーの単位**　体内で消化吸収された食物中の三大栄養素は，酸化分解されるときに，エネルギーを放出する。このエネルギーの量を表わすのに，栄養学ではキロカロリー（kcal）を用いる。1キロカロリーは，水1 l の温度を1℃高めるのに必要なエネルギーの量である。
(2) **各栄養素が体内で発生するエネルギー**（各1グラム当たり）
① たんぱく質……4キロカロリー（kcal）
② 脂　　　質……9　　〃　　　（〃）
③ 糖　　　質……4　　〃　　　（〃）

食品の中に含まれる各熱量素の分量がわかれば，上記の熱量素の1グラム当たりのエネルギー量をもとに計算し，その食品のエネルギーの量を求めることができる。

</td></tr>
</table>

◆ 解 説 2 ◆

◇ **日本人の栄養所要量**（p.70 参照）　　年齢別，性別，生活活動強度別，身長，体重別に栄養所要量が示されている。生活活動強度は，一日の生活内容を総合的に判断して，身体活動の時間をもとに，活動強度をⅠ（低い），Ⅱ（やや低い），Ⅲ（適度），Ⅳ（高い）と区分したものである。判定基準は下図に示す通りである。

生活活動強度の区分（目安）

生活活動強度と指数（基礎代謝量の倍数）	日常生活活動の例		日常生活の内容
	生活動作	時間	
Ⅰ（低い）1.3	安　静 立　つ 歩　く 速　歩 筋運動	12 11 1 0 0	散歩，買物など比較的ゆっくりした1時間程度の歩行のほか大部分は座位での読書，勉強，談話，また座位や横になってのテレビ，音楽鑑賞などをしている場合。
Ⅱ（やや低い）1.5	安　静 立　つ 歩　く 速　歩 筋運動	10 9 5 0 0	通勤，仕事などで2時間程度の歩行や乗車，接客，家事等立位での業務が比較的多いほか大部分は座位での事務，談話などをしている場合。
Ⅲ（適度）1.7	安　静 立　つ 歩　く 速　歩 筋運動	9 8 6 1 0	生活活動強度Ⅱ（やや低い）の者が1日1時間程度は速歩やサイクリングなど比較的強い身体活動を行なっている場合や，大部分は立位での作業であるが1時間程度は農作業，漁業などの比較的強い作業に従事している場合。
Ⅳ（高い）1.9	安　静 立　つ 歩　く 速　歩 筋運動	9 8 5 1 1	1日のうち1時間程度は激しいトレーニングや木材の運搬，農繁期の農耕作業などのような強い作業に従事している場合。

注）生活活動強度Ⅱ（やや低い）は，現在国民の大部分が該当するものである。生活活動強度Ⅲ（適度）は，国民が健康人として望ましいエネルギー消費をして，活発な生活行動をしている場合であり，国民の望ましい目標とするものである。

◇ **IU（国際単位）とμg（重量単位）**　　ビタミンAあるいはビタミンDとして作用する物質は，それぞれ数種類あり，たとえ同じ重さでもその効力には差がある。日本では，効力を示すIUという単位に換算してから扱ってきた。しかし，世界的には重量単位μgに移行しつつあるため，日本もそれに合わせる動きがでている。五訂日本食品標準成分表では，ビタミンA，ビタミンDともに，IUからμgに単位をかえている。

3 日本人の栄養所要量

日本人の栄養所要量（第6次改定：使用期間　平成12年4月～17年3月）

表1　年齢区分別　体位基準値

年齢	身　長（cm）		体　重（kg）	
（歳）	男	女	男	女
0～（月）	61.7		6.4	
6～（月）	70.7		8.5	
1～ 2	83.6		11.5	
3～ 5	102.3		16.4	
6～ 8	121.9	120.8	24.6	23.9
9～11	139.0	138.4	34.6	33.8
12～14	158.3	153.4	47.9	45.3
15～17	169.3	157.8	59.8	51.4
18～29	171.3	158.1	64.7	51.2
30～49	169.1	156.0	67.0	54.2
50～69	163.9	151.4	62.5	53.8
70 以上	159.4	145.6	56.7	48.7

表2　生活活動強度別　エネルギー所要量（kcal/日）

年　齢	生活活動強度							
	Ⅰ（低い）		Ⅱ（やや低い）		Ⅲ（適度）		Ⅳ（高い）	
（歳）	男	女	男	女	男	女	男	女
0～（月）			110～120 kcal/kg					
6～（月）			100 kcal/kg					
1～ 2	－	－	1 050	1 050	1 200	1 200	－	－
3～ 5	－	－	1 350	1 300	1 550	1 500	－	－
6～ 8	－	－	1 650	1 500	1 900	1 700	－	－
9～11	－	－	1 950	1 750	2 250	2 050	－	－
12～14	－	－	2 200	2 000	2 550	2 300	－	－
15～17	2 100	1 700	2 400	1 950	2 750	2 200	3 050	2 500
18～29	2 000	1 550	2 300	1 800	2 650	2 050	2 950	2 300
30～49	1 950	1 500	2 250	1 750	2 550	2 000	2 850	2 200
50～69	1 750	1 450	2 050	1 650	2 300	1 900	2 550	2 100
70 以上	1 600	1 300	1 850	1 500	2 050	1 700	－	－
妊　婦 授乳婦	+350 kcal +600 kcal							

1）生活活動強度の判定については，「生活活動強度の区分（目安）」(p.69)を参照されたい。
2）生活活動強度が「Ⅰ（低い）」または「Ⅱ（やや低い）」に該当する者は，日常生活活動の内容を変えるかまたは運動を付加することによって，生活活動強度「Ⅲ（適度）」に相当するエネルギー量を消費することが望ましい。
3）食物繊維の摂取量は成人で20～25g（10g/1000kcal）とすることが望ましい。
4）糖質の摂取量は総エネルギー比の少なくとも50％以上であることが望ましい。

IV. 栄養学

表3　脂質所要量

年齢 (歳)	脂肪エネルギー比率 (％)
0〜(月)	45
6〜(月)	30〜40
1〜17	25〜30
18〜69	20〜25
70以上	20〜25
妊婦，授乳婦	20〜30

1) 飽和脂肪酸（S），一価不飽和脂肪酸（M），多価不飽和脂肪酸（P）の望ましい摂取割合はおおむね3：4：3を目安とする。
2) n-6系多価不飽和脂肪酸とn-3系多価不飽和脂肪酸の比は，健康人では4：1程度を目安とする。

表4　たんぱく質所要量

(単位　g／日)

年齢 (歳)	男	女
0〜(月)	2.6/kg	
6〜(月)	2.7/kg	
1〜2	35	
3〜5	45	
6〜8	60	55
9〜11	75	65
12〜14	85	70
15〜17	80	65
18〜29	70	55
30〜49	70	55
50〜69	65	55
70以上	65	55
妊婦	+10g	
授乳婦	+20g	

◇糖質　　1日あたりの摂取量は，総エネルギー比の少なくとも50％以上であることが望ましい。
◇食物繊維　　1日あたりの摂取目標値は，成人で20〜25g（10g/1000kcal）である。

表5　ビタミン摂取基準

年齢 (歳)	ビタミンA 所要量		ビタミンA 許容上限摂取量	ビタミンD 所要量	ビタミンD 許容上限摂取量
	男	女			
0〜(月)	300μgRE*(1 000IU)		1 200μgRE(4 000IU)	10μg (400IU)	25μg(1 000IU)
6〜(月)	300μgRE*(1 000IU)		1 200μgRE(4 000IU)	10μg (400IU)	25μg(1 000IU)
1〜2	300μgRE*(1 000IU)		1 200μgRE(4 000IU)	10μg (400IU)	50μg(2 000IU)
3〜5	300μgRE*(1 000IU)		1 200μgRE(4 000IU)	10μg (400IU)	50μg(2 000IU)
6〜8	350μgRE(1 200IU)	350μgRE(1 200IU)	1 200μgRE(4 000IU)	2.5μg (100IU)	50μg(2 000IU)
9〜11	450μgRE(1 500IU)	450μgRE(1 500IU)	1 200μgRE(4 000IU)	2.5μg (100IU)	50μg(2 000IU)
12〜14	600μgRE(2 000IU)	540μgRE(1 800IU)	1 500μgRE(5 000IU)	2.5μg (100IU)	50μg(2 000IU)
15〜17	600μgRE(2 000IU)	540μgRE(1 800IU)	1 500μgRE(5 000IU)	2.5μg (100IU)	50μg(2 000IU)
18〜29	600μgRE(2 000IU)	540μgRE(1 800IU)	1 500μgRE(5 000IU)	2.5μg (100IU)	50μg(2 000IU)
30〜49	600μgRE(2 000IU)	540μgRE(1 800IU)	1 500μgRE(5 000IU)	2.5μg (100IU)	50μg(2 000IU)
50〜69	600μgRE(2 000IU)	540μgRE(1 800IU)	1 500μgRE(5 000IU)	2.5μg (100IU)	50μg(2 000IU)
70以上	600μgRE(2 000IU)	540μgRE(1 800IU)	1 500μgRE(5 000IU)	2.5μg (100IU)	50μg(2 000IU)
妊婦	+60μgRE (200IU)		1 500μgRE(5 000IU)	+5μg(200IU)	50μg(2 000IU)
授乳婦	+300μgRE(1 000IU)		1 500μgRE(5 000IU)	+5μg(200IU)	50μg(2 000IU)

＊RE：レチノール当量

(表5つづき)

年齢(歳)	ビタミンE 所要量 (mgα-TE*) 男	ビタミンE 所要量 (mgα-TE*) 女	ビタミンE 許容上限摂取量 (mgα-TE*)	ビタミンB₆ 所要量 (mg) 男	ビタミンB₆ 所要量 (mg) 女	ビタミンB₆ 許容上限摂取量 (mg)	葉酸 所要量 (μg)	葉酸 許容上限摂取量 (μg)
0〜(月)	3		200	0.1		—	40	—
6〜(月)	3		200	0.1		—	50	—
1〜2	5		300	0.5		30	70	300
3〜5	6		400	0.6		40	80	400
6〜8	6	6	400	0.8	0.7	50	110	500
9〜11	8	8	500	1.1	0.8	70	140	600
12〜14	10	8	600	1.4	1.1	90	180	800
15〜17	10	8	600	1.6	1.2	90	200	900
18〜29	10	8	600	1.6	1.2	100	200	1 000
30〜49	10	8	600	1.6	1.2	100	200	1 000
50〜69	10	8	600	1.6	1.2	100	200	1 000
70以上	10	8	600	1.6	1.2	100	200	1 000
妊婦	+2		600	+0.5		100	+200	1 000
授乳婦	+3		600	+0.6		100	+80	1 000

*α-TE：α-トコフェロール当量

年齢(歳)	ビタミンB₁₂ 所要量 (μg)	ビタミンB₁₂ 許容上限摂取量	ビオチン 所要量 (μg)	ビオチン 許容上限摂取量	ビタミンK 所要量 (μg) 男	ビタミンK 所要量 (μg) 女	ビタミンK 許容上限摂取量 (μg)
0〜(月)	0.2	—	5	—	5		5 000
6〜(月)	0.2	—	6	—	10		5 000
1〜2	0.8	—	8	—	15		10 000
3〜5	0.9	—	10	—	20		14 000
6〜8	1.3	—	14	—	25	25	17 000
9〜11	1.6	—	18	—	35	35	22 000
12〜14	2.1	—	22	—	50	50	27 000
15〜17	2.3	—	26	—	60	55	28 000
18〜29	2.4	—	30	—	65	55	30 000
30〜49	2.4	—	30	—	65	55	30 000
50〜69	2.4	—	30	—	65	55	30 000
70以上	2.4	—	30	—	55	50	30 000
妊婦	+0.2	—	+0	—	+0		30 000
授乳婦	+0.2	—	+5	—	+0		30 000

(表5つづき)

年齢(歳)	ビタミンB			ビタミンB₂			ナイアシン		
	所要量 (mg)		許容上限摂取量	所要量 (mg)		許容上限摂取量	所要量 (mgNE*)		許容上限摂取量 (mg)
	男	女		男	女		男	女	
0〜(月)	0.2		−	0.2		−	2**		−
6〜(月)	0.3		−	0.3		−	4		−
1〜2	0.5		−	0.6		−	8		10
3〜5	0.6		−	0.8		−	9		15
6〜8	0.8	0.7	−	1.0	0.8	−	12	10	20
9〜11	1.0	0.8	−	1.1	1.0	−	14	13	20
12〜14	1.1	1.0	−	1.2	1.1	−	16	14	30
15〜17	1.2	1.0	−	1.3	1.1	−	17	14	30
18〜29	1.1	0.8	−	1.2	1.0	−	17	13	30
30〜49	1.1	0.8	−	1.2	1.0	−	16	13	30
50〜69	1.1	0.8	−	1.2	1.0	−	16	13	30
70以上	1.1	0.8	−	1.2	1.0	−	16	13	30
妊婦	+0.1		−	+0.2		−	+2		30
授乳婦	+0.3		−	+0.3		−	+4		30

＊NE：ナイアシン当量　＊＊単位：mg

年齢(歳)	パントテン酸		ビタミンC	
	所要量 (mg)	許容上限摂取量	所要量 (mg)	許容上限摂取量
0〜(月)	1.8	−	40	−
6〜(月)	2.0	−	40	−
1〜2	2.4	−	45	−
3〜5	3	−	50	−
6〜8	3	−	60	−
9〜11	4	−	70	−
12〜14	4	−	80	−
15〜17	4	−	90	−
18〜29	5	−	100	−
30〜49	5	−	100	−
50〜69	5	−	100	−
70以上	5	−	100	−
妊婦	+1	−	+10	−
授乳婦	+2	−	+40	−

表6 無機質（ミネラル）摂取基準

年齢(歳)	カルシウム 所要量(mg) 男	女	許容上限摂取量 (mg)	鉄 所要量(mg) 男	女	許容上限摂取量 (mg)	リン 所要量(mg)	許容上限摂取量 (mg)
0〜(月)	200		−	6		10	130	−
6〜(月)	500		−	6		15	280	−
1〜2	500		−	7		20	600	−
3〜5	500		−	8		25	700	−
6〜8	600	600	−	9	9	30	900	−
9〜11	700	700	−	10	10*	35	1 200	−
12〜14	900	700	−	12	12	35	1 200	−
15〜17	800	700	−	12	12	40	1 200	−
18〜29	700	600	2 500	10	12	40	700	4 000
30〜49	600	600	2 500	10	12**	40	700	4 000
50〜69	600	600	2 500	10	12**	40	700	4 000
70以上	600	600	−	10	10	40	700	−
妊婦	+300		2 500	+8		40	+0	4 000
授乳婦	+500		2 500	+8***		40	+0	4 000

*11歳女子は12mg/day　**閉経後10mg/day
***分娩後6ヵ月間

年齢(歳)	マグネシウム 所要量(mg) 男	女	許容上限摂取量 (mg)	カリウム 所要量(mg) 男	女	銅 所要量(mg) 男	女	許容上限摂取量 (mg)
0〜(月)	25		−	500		0.3		−
6〜(月)	30		−	700		0.7		−
1〜2	60		130	900		0.8		−
3〜5	80		200	1 100		1.0		−
6〜8	120	120	250	1 350	1 200	1.3	1.2	−
9〜11	170	170	500	1 550	1 400	1.4	1.4	−
12〜14	240	220	600	1 750	1 650	1.8	1.6	−
15〜17	290	250	650	2 000	2 000	1.8	1.6	−
18〜29	310	250	700	2 000	2 000	1.8	1.6	9
30〜49	320	260	700	2 000	2 000	1.8	1.6	9
50〜69	300	260	650	2 000	2 000	1.8	1.6	9
70以上	280	240	650	2 000	2 000	1.6	1.4	−
妊婦	+35		700	+0		+0.4		9
授乳婦	+0		700	+500		+0.6		9

1) 食塩摂取量は，高血圧予防の観点から，150mg/kg/日未満とし，15歳以上では10g/日未満とすることが望ましい。
2) カリウム摂取量は，高血圧予防の観点から，15歳以上では3500mg/日とすることが望ましい。

(表6つづき)

年齢(歳)	ヨウ素 所要量 (μg)	ヨウ素 許容上限摂取量 (mg)	マンガン 所要量 (mg) 男	マンガン 所要量 (mg) 女	マンガン 許容上限摂取量 (mg)	セレン 所要量 (μg) 男	セレン 所要量 (μg) 女	セレン 許容上限摂取量 (mg) 男	セレン 許容上限摂取量 (mg) 女
0〜(月)	40	−	0.003		−	15		−	
6〜(月)	50	−	1.2		−	20		−	
1〜 2	70	−	1.8		−	25		−	
3〜 5	80	−	2.5		−	35		−	
6〜 8	100	3	3.0	3.0	−	40	40	−	−
9〜11	120	3	3.5	3.0	−	50	45	−	−
12〜14	150	3	3.5	3.0	−	55	50	−	−
15〜17	150	3	4.0	3.0	−	60	45	250	
18〜29	150	3	4.0	3.0	10	60	45	250	
30〜49	150	3	4.0	3.5	10	55	45	250	
50〜69	150	3	4.0	3.5	10	50	45	250	
70以上	150	3	3.5	3.0	−	45	40	250	
妊婦	+25	3	+0		10	+7		250	
授乳婦	+25	3	+0		10	+20		250	

年齢(歳)	亜鉛 所要量 (mg) 男	亜鉛 所要量 (mg) 女	亜鉛 許容上限摂取量 (mg)	クロム 所要量 (μg) 男	クロム 所要量 (μg) 女	クロム 許容上限摂取量 (μg)	モリブデン 所要量 (μg) 男	モリブデン 所要量 (μg) 女	モリブデン 許容上限摂取量 (μg)
0〜(月)	1.2*		−	−		−	−		−
6〜(月)	4		−	−		−	−		−
1〜 2	5		−	16		60	6		60
3〜 5	6		−	20		80	8		80
6〜 8	6	6	−	25	25	120	12	12	120
9〜11	7	7	−	30	30	150	15	15	150
12〜14	8	8	−	35	30	200	20	20	200
15〜17	10	9	−	35	30	250	30	25	250
18〜29	11	10	30	35	30	250	30	25	250
30〜49	12	10	30	35	30	250	30	25	250
50〜69	11	10	30	30	25	250	30	25	250
70以上	10	9	−	25	20	200	25	25	200
妊婦	+3		30	+0		250	+0		250
授乳婦	+3		30	+0		250	+0		250

＊人工乳の場合は3mg/day

4 栄養素（A）

たんぱく質	**（1） たんぱく質❶**　約20種類のアミノ酸が結合した化合物で，炭素，水素，酸素，窒素より構成される。血液，筋肉，臓器，毛髪など身体の組織を構成したり，成長を促進したり，体力や体温の保持などのためのエネルギー源にもなる。たんぱく質には，構成するアミノ酸の種類や量などによって，様々なものがある❷。 **（2） アミノ酸**　体内で合成できるものと，合成できないで食物として体外からとらなければならないものとがある。前者を非必須（可欠）アミノ酸，後者を必須（不可欠）アミノ酸❸という。 　人の必須アミノ酸は次のとおりである。 ① バリン　　　　④ スレオニン　　　　⑦ リジン ② ロイシン　　　⑤ フェニルアラニン　⑧ メチオニン ③ イソロイシン　⑥ トリプトファン　　⑨ ヒスチジン
脂質	**（1） 脂質❹**　水に溶けず，加水分解により脂肪酸を生じる。常温で液状のものを油（oil），固体のものを脂（fat）という。脂質は，効率のよいエネルギー源であると同時に，必須脂肪酸の供給源，脂溶性ビタミン（ビタミンA，D，E，K）の吸収促進に関与している。 **（2） 脂肪酸**　飽和脂肪酸と不飽和脂肪酸の2つがある。動物性油脂には飽和脂肪酸が，植物性油脂には不飽和脂肪酸が，比較的多く含まれる。 　不飽和脂肪酸の中には，必須脂肪酸（リノール酸，リノレン酸，アラキドン酸）や，魚油中（特に背が青い魚）に多く含まれるEPA（イコサペンタエン酸），DHA（ドコサヘキサエン酸）などがある。
糖質	**糖　質❺**　炭水化物ともいい，炭素，水素，酸素の化合物である。食品中の栄養素は糖質が最も多く，エネルギー源として重要である。多くの種類があるが，単糖類，二糖類，多糖類に大きく分けられる。糖質の所要量は特に定められていないが，総エネルギーからたんぱく質と脂質のエネルギーを差し引いた残りを糖質エネルギーと考える❻。糖質の代謝はビタミンB_1が必要なので，糖質が主成分である砂糖や穀類は，ビタミンB_1を多く含む食品とともに食べることが望ましい。しかし，砂糖，果糖のとり過ぎは，肥満や動脈硬化になりやすいので注意が必要である。

◆ 解 説 4 ◆

❶ **たんぱく質**　からだを作っている物質としては大切なものであり，植物は土の中や空気中の窒素をもとにして自分でたんぱく質を作るが，動物にはこのような働きがない。植物が作ったたんぱく質や動物のたんぱく質をとって，それを自分につごうのよいたんぱく質に体内で作りかえるのである。人間が生きているかぎり，たえず必要なものであるが，特に成長期の子どもや，妊産婦，授乳婦などには良質のたんぱく質を多く与えなければならない。また頭脳活動の激しい人々にたんぱく質が重要であるといわれている。
　　たんぱく質が食事の中に不足すると，発育が劣り，病原菌に対する抵抗力が弱くなり貧血を起こし，疲れやすく，月経異常や乳汁の分泌が悪くなるなどの障害が起こる。

❷ **たんぱく質の種類**　たとえば，卵白は，卵白アルブミン，卵白グロブリンを含む十数種類のたんぱく質を含み，牛乳は主としてカゼインの他に少量のラクトアルブミン，ラクトグロブリンというたんぱく質を含んでいる。

❸ **必須アミノ酸**　必須アミノ酸は，動物性食品（乳，卵，魚，鳥獣肉など）に多く含まれる。植物性食品には，リジン，メチオニン，トリプトファン，スレオニンの4つが少ないので，あまり良質のたんぱく質ではない。しかし豆類のうち特に大豆のたんぱく質は，魚，肉と同じくらい必須アミノ酸を含んでおり，畑の肉ともいわれる。したがって，大豆から作った豆腐や納豆も良質のたんぱく質源といえる。

❹ **脂　質**　肉，豆，魚，種子，卵黄，牛乳などに多く含まれる。エネルギー源として優れており，たんぱく質，糖質の2倍以上のエネルギーを発生し，しかも代謝されるときにビタミンB_1を必要としない。バター，牛脂，豚脂などの動物性油脂に多い飽和脂肪酸は，血中コレステロールを上昇させる作用があるが，植物性油脂や背が青い魚に多い不飽和脂肪酸は，血中コレステロールを低下させる作用があり，血栓予防にも効果がある。また，不飽和脂肪酸のうち必須脂肪酸は，細胞膜の構成成分として重要であるだけでなく，これらから血圧や血液凝固作用を調節する機能を持つ物質が合成される。しかし，脂肪をとり過ぎると，肥満，動脈硬化，心疾患の原因になりやすいので注意が必要である。

❺ **糖質の種類**　単糖類は，それ以上分解できない糖質の最小単位で，ブドウ糖，果糖，ガラクトースなどがある。二糖類は，単糖類が2個結びついたもので，ショ糖（ブドウ糖と果糖），麦芽糖（2個のブドウ糖），乳糖（ブドウ糖とガラクトース）などがある。多糖類は，単糖類がたくさん結びついたもので，でんぷん，グリコーゲン，ペクチン，セルロース，マンナンなどがある。この中には，体内で消化されない食物繊維がある。これは，便通をよくし，血中コレステロール低下作用などがあるといわれている（p.97参照）。

❻ **エネルギー源としての糖質の利点**
　① 消化されやすい。
　② 分子中に酸素を多く含み，かつ窒素を含まないので，酸化されやすく，有害物を生ずることが少ない。
　③ 他の栄養素に比べ，比較的安価で摂取できる。

5 栄 養 素 (B)

無機質❶は，ミネラルまたは無機塩類ともいう。栄養素としてエネルギー源ではないが，次のような働きをもつ。① 骨や歯の成分となる。② 血液，筋肉およびいろいろな臓器に含まれていて，代謝に関係する。③ 体液を常に中性または弱アルカリ性に保つ。無機質には，カルシウム，リン，マグネシウム，ナトリウム，カリウム，鉄，銅，亜鉛，ヨウ素などがある。

無機質

(1) **カルシウム**❷　骨や歯の主成分であるほかに次のような働きがある。① 体液や血液の浸透圧を保持する。② 心臓の働きに影響する。③ 血液に凝固性を与える。④ 筋肉の収縮を調節する。⑤ 神経の興奮を抑える。

(2) **リ ン**　カルシウムと共に骨や歯の成分である。身体の中のリンの約80％は骨と歯に含まれ，10％は筋肉に，その他は血液，脳などに含まれていて，体液を中性に保ったり，代謝作用に密接に関係している。

(3) **マグネシウム**❸　約65％は骨に存在し，その他，筋肉，脳，神経，体液中にも存在している。エネルギー代謝，ホルモン分泌，体温調節，筋肉収縮，神経機能維持などの生理作用に関与している。

(4) **ナトリウム**❹　塩素と結びついて食塩，炭酸と結びついて炭酸塩，リンと結びついてリン酸塩となり，細胞外液に含まれる。体液の浸透圧を一定に保つ，体液のpHを調節する働きのほか，神経興奮の伝達，筋肉の収縮に関与している。食塩は，発汗の多いときに特に必要である。

(5) **カリウム**　臓器などの細胞内や体液，血液中に多く存在し，体液の中性保持，浸透圧維持，水分保留，神経の興奮，筋肉活動に関係している。

(6) **鉄と銅**　鉄は，血液を作るのに大切であり，血色素であるヘモグロビン（血液の赤い色）の主成分で酸素を運ぶ役目をしている。鉄が不足すると貧血を起こす。たんぱく質やビタミンCとともにとると吸収がよくなる。逆にお茶は吸収を抑制する。銅は，鉄の吸収や利用に必要であり，骨髄でヘモグロビンを作るときに不可欠である。

(7) **亜 鉛**　赤血球中の炭酸脱水素酵素，アルコール脱水素などのほか，70種類以上の酵素機能に不可欠で，皮膚，骨格の発育，維持に必要である。

(8) **フッ素**　フッ化カルシウムとして歯や骨に含まれ，歯の健康に関係している。

(9) **ヨウ素**　甲状腺ホルモン（サイロキシン）の構成成分である。

(10) **セレン**　抗酸化物質として重要である。

(11) **クロム**　正常な糖代謝，脂質代謝の保持に必須である。

(12) **モリブデン**　エネルギーの生成に重要な酵素に必要である。

◆ 解 説 5 ◆

❶ 無機質の不足による障害

無機質名	主な供給源	欠 乏 症
カルシウム	牛乳, 乳製品, 小魚類	骨格発育障害(乳幼児), 骨粗しょう症(閉経後の女性に多い), 血液凝固作用低下, けいれん
マグネシウム	肉類, 穀類の胚芽や種皮	けいれん, 心筋梗塞
ナトリウム	食塩, みそ, しょうゆ, 魚介類, 肉類, 乳類	食欲不振, 脱力感, 疲労, めまい
カリウム	野菜, 果物	骨格筋の麻痺, 心筋伝達異常
鉄	肝臓, 貝類, 小魚, 赤身肉	鉄欠乏性貧血, 発育不良
銅	牛肝臓, 牡蠣, ココア	貧血
亜鉛	穀類, 種実類, 牡蠣, 抹茶	貧血, 性機能減退, 皮膚炎, 味覚減退症
ヨウ素	藻類	甲状腺ホルモンの分泌低下, 甲状腺浮腫, 肥満体, 疲労

❷ **カルシウム** 体内のカルシウムのうち99%が, 骨や歯にリン酸カルシウムとして含まれており, 残りは血液, 筋肉, 神経に含まれている。カルシウムの利用効率の良否には, リンの量が影響を及ぼし, 一般にこの比が1:1の場合に最も効率がよいとされている。また, ビタミンD, たんぱく質, 乳糖も効率をよくするといわれている。

カルシウムは, 成長期の小児, 妊産婦, 授乳婦に対しては特に必要である。また骨が脆くなる骨粗しょう症は, 閉経後の女性に多いが, これは, 若い頃からの不足が影響する。

食品中のカルシウムの利用率を比べると, 牛乳のカルシウムはよく利用されるが, 野菜のカルシウムは, シュウ酸やフィチン酸と結合しているので利用率が悪い。

❸ **マグネシウム** 慢性的な不足は, 心臓病の発症と関係がある。特にマグネシウムに対するカルシウム, ナトリウム, カリウムの摂取量の割合が影響を及ぼしているといわれている。

❹ **ナトリウム** 食塩の摂取量は, 1人1日当たり10g以下が望ましいとされている。過剰摂取は, 脳血管疾患, 高血圧症, 胃がんなどの原因であるといわれているので, 常に薄味を心がける必要がある。

6 栄 養 素 (C)

ビタミンとは	ビタミンには，油に溶ける脂溶性ビタミンと水に溶ける水溶性ビタミンがある。これらは，他の栄養素の働きを助けて，体の調子を整える働きをもつ。微量で効果があるが，不足すると欠乏症❶が起こるので注意する。また一部のビタミンでは過剰摂取による障害も報告されている。代表的なビタミンはA，B_1，B_2，ナイアシン，B_6，B_{12}，C，D，E，K，Pなどである。
脂溶性ビタミン	(1) **ビタミンA** 発育促進，粘膜保護などの作用のほか眼の健康と関係がある。にんじんやかぼちゃなどに含まれるカロテン（プロビタミンA）は体内でビタミンAとして働くが，その吸収率は摂取量の$1/3$である。 (2) **ビタミンD** カルシウムやリンの代謝を促すので，それらを含む食品を一緒にとると，歯や骨になる働きをよくする。また皮膚やしいたけ，酵母などの中に含まれるプロビタミンDは，紫外線を照射するとビタミンDに変わる。 (3) **ビタミンE** ビタミンAや，カロチン，またその他の脂溶性物質の抗酸化作用がある（これには，ビタミンCやアミノ酸も関与している）。 (4) **ビタミンK** 血液凝固に必須のプロトロンビンを肝臓で作るために欠かすことができない。
水溶性ビタミン	(1) **ビタミンB_1** 糖代謝に関与しているので，砂糖，穀類などの糖質を多くとると，ビタミンB_1も多くとらなければならない。 (2) **ビタミンB_2** 発育成長のために重要である。 (3) **ナイアシン** ビタミンB群の1つで，エネルギー代謝と関係がある。体内で必須アミノ酸のトリプトファンからも合成される。 (4) **ビタミンB_6** たんぱく質やアミノ酸代謝の補助物質として大切である。 (5) **ビタミンB_{12}** コバルトを含み，赤血球の生産に関与している。 (6) **ビタミンC** 結合組織のコラーゲンの生成，副腎髄質ホルモン（ノルアドレナリン）の合成，鉄の吸収，肝臓の解毒作用などに関与している。 (7) **ビタミンP** 毛細血管の安定剤の働きがある。
水分	水❷は，体内で消化吸収作用を助けたり，栄養素や老廃物の運搬，体温の調節，細胞質の構成と維持，体液中のイオン平衡を維持するなどの作用をもっている。

◆ 解 説 6 ◆

❶ ビタミンの過不足による障害（名称は（ ）内の化学名で呼ばれることが多い）

	名　　称	主な供給源	欠　乏　症	過 剰 症
脂溶性ビタミン	ビタミンA（レチノール）	肝臓, 肝油, 卵, バター, にんじん	夜盲症, 眼乾燥症, 角膜, 皮膚粘膜の上皮の角化	頭痛, 意識混濁, 月経障害
	ビタミンD（カルシフェロール）	肝臓, 肝油, 卵黄, 背が青い魚, 干ししいたけ	くる病（乳幼児）, 骨軟化症, 骨粗しょう症（成人）	高カルシウム血症, 食欲減退, 吐き気, 下痢
	ビタミンE（トコフェロール）	胚芽油, 綿実油, うなぎ, 玄米	動物実験で不妊症, 流産の報告がある。生理機能障害	
	ビタミンK	野菜など（ただし腸内細菌で合成）	血液凝固作用低下（腸内細菌で合成されるので心配ない）	
水溶性ビタミン	ビタミンB₁（チアミン）	豚肉, 大豆, ごま, 緑黄色野菜	脚気, 食欲減退, 不眠症, 下肢浮腫, 心悸亢進	
	ビタミンB₂（リボフラビン）	うなぎ, 牛乳, 肝臓, 緑黄色野菜	口角炎, 舌炎, 角膜炎, 白内障, 疲労感, 発育障害	
	ナイアシン	肉, 魚, 肝臓	ペラグラ, 口角炎, 舌炎	
	ビタミンB₆	肉, 魚, 牛乳, 豆類, 穀類	発育不良, 皮膚炎（腸内細菌で合成されるので心配ない）	
	ビタミンB₁₂	肉, 肝臓, 野菜	悪性貧血（腸内細菌で合成されるので一般に心配ない）	
	ビタミンC（アスコルビン酸）	果物, 野菜	壊血病（皮下出血, 歯肉炎, 骨形成不全）	

◇ **葉　酸**　正常な造血作用（正常赤血球への成熟），成長，妊娠の維持などに必要である。欠乏症には，巨赤芽球性貧血，舌炎，精神神経異常などがある。
◇ **パントテン酸**　糖や脂肪の代謝に関与する。欠乏症には，成長阻害，皮膚炎，副腎障害，末梢神経障害などがある。
◇ **ビオチン**　脂質，たんぱく質，糖質の代謝に必要で，神経の維持管理にも関係する。欠乏症には，皮膚炎，脱毛，疲労感などがある。

❷ **水　分**　体重の約 50～70% が水分で，尿，汗，呼気，皮膚から失われ，飲料水，食物中の水，糖質やたんぱく質，脂質が体内で燃焼することによって生じる水（燃焼水または代謝水）によって補給される。これら水分は気候，年齢，運動量などによって異なるが，成人で1日に約 2～3 l 入れかわる。水分の10%を失うと健康を保てず，20%を失うと死に至る。

7 消化・吸収と代謝

消化・吸収	体外からとった食物が体内で利用されるためには，第一に消化・吸収されなくてはならない。 （1） **消　化**　　食物は口から入り，食道，胃，腸において，機械的・化学的作用により，構造の簡単な物質にまで分解される。この作用を消化という。 　① **機械的消化作用**　　口の中で歯によってかみくだき（そしゃく），胃や腸のぜん動運動，分節運動，振子運動により，さらに細かくくだく作用（化学的消化作用の予備的手段）。 　② **化学的消化作用**　　口の中，胃，膵臓，腸などから分泌される消化酵素❶によって化学的に分解すること。この働きにより，栄養素は複雑な成分から，吸収されやすい簡単な成分に分解される。 （2） **吸　収**　　消化によって吸収されやすい形になった栄養素が，消化管壁の細胞を通って，身体の中の血液やリンパ液にとりこまれていくことをいい，主に小腸で行なわれる。
消化吸収率	消化吸収の程度を表すのに消化吸収率❷を用いる。消化吸収率は摂取した栄養素量に対する吸収された栄養素量を百分率(%)で表したものである。体内に吸収された栄養素量（吸収栄養素量）は，摂取した栄養素量から糞便として排泄された栄養素量を差引くと求められる❷。 $$消化吸収率 = \frac{吸収栄養素量}{摂取栄養素量} \times 100 (\%)$$
代　謝	体内で行なわれる生理的，化学的変化のことを代謝という。代謝には**物質代謝**と**エネルギー代謝**とがある。物質代謝とは，消化・吸収された栄養素が，肝臓へ運ばれ，合成されて体組織を作ったり（同化作用），分解されてエネルギーを生産したり（異化作用）することである。また，エネルギー代謝とは，生命維持や活動のために，絶えずエネルギーが消耗されている状態のことであり，次の3種がある。 　① **基礎代謝**……空腹時に適温の室内で絶対安静を保っている状態で，生命維持のために絶対に必要な最小限度のエネルギー代謝。 　② **作業代謝**……日常生活，労働および運動など，身体を動かすために必要なエネルギー代謝。 　③ **特異動的作用**……食物をとったときに高まるエネルギー代謝。増加量は糖質，脂質，たんぱく質の各栄養素によって異なる。

◆ 解 説 7 ◆

❶ **消化酵素**　いろいろな種類があり，栄養素の種類によりそれぞれ働く酵素が違う。

作用部位	消化液	消化酵素名	作　用	吸　収
口腔	唾液	プチアリン（唾液アミラーゼ）	でんぷん→麦芽糖（マルトース）	
胃	胃液	ペプシン	たんぱく質→プロテオース，ペプトン	
		レンニン	カゼイン→パラカゼイン	
腸	膵液	トリプシン，キモトリプシン	たんぱく質，プロテオース，ペプトン→ポリペプチド	
		カルボキシペプチダーゼ	ポリペプチド→アミノ酸	→血液を通って肝臓へ
		アミロプシン（膵液アミラーゼ）	でんぷん→糖類	
		マルターゼ	麦芽糖→ブドウ糖	→血液より肝臓へ
		リパーゼ（ステアプシン）	トリグリセリド（中性脂肪）→脂肪酸，グリセロール	リンパ液を通じて少量吸収される
		リボヌクレアーゼ	リボ核酸→ヌクレオチド	
		デオキシリボヌクレアーゼ	デオキシリボ核酸→ヌクレオチド	
	腸液	アミノペプチダーゼ	ポリペプチド→ペプチド，アミノ酸	
		ジペプチダーゼ	ジペプチド→アミノ酸	→血液より肝臓へ
		ラクターゼ	乳糖→ブドウ糖，ガラクトース	→血液より肝臓へ
		スクラーゼ	ショ糖→ブドウ糖，果糖	
		マルターゼ	麦芽糖→ブドウ糖	

❷ **真の消化吸収率**　糞便中には，吸収されなかった栄養素量以外に，直接食物に原因しなかったたんぱく質や脂質（内因性たんぱく質，内因性脂質）が，消化液の残渣，消化管の上皮組織，腸内細菌の死がいや生菌などに含まれて存在する。ゆえに厳密には内因性による損失量を測定し，これを差引いて求めねばならない。

$$\text{真の消化吸収率} = \frac{\text{摂取量} - (\text{排泄量} - \text{内因性による損失量})}{\text{摂取量}} \times 100 \, (\%)$$

8　ホルモンと栄養

ホルモンについて	ホルモン❶は，人間の身体の内分泌腺❷で合成され，直接血液中に分泌され，身体中に行きわたり，様々な器官を刺激して働きを促したり，抑制したりして，身体の働きを円滑にする。微量で生体の複雑な機能を調節する重要な役割をもっている。 　ホルモンは化学構造のうえから，次のように大別できる。 （1）　ステロイド系　　　副腎皮質，性ホルモン （2）　アミノ酸系　　　　下垂体後葉，甲状腺，副腎髄質ホルモンなど。 （3）　たんぱく質系　　　下垂体前葉，副甲状腺，すい臓ホルモンなど。
各種ホルモンの働き	代表的なホルモンは次のとおりである。 （1）　甲状腺ホルモン❸　咽喉（のど）にある甲状腺から分泌されるホルモンで，サイロキシンと呼ばれ，ヨウ素を含む。新陳代謝を活発にする作用がある。不足すると代謝の低下，小児では身体の発育，精神の発達が遅れる。甲状腺機能が病的に発達する病気には，バセドウ氏病がある。 （2）　副甲状腺ホルモン　　甲状腺の裏側にある副甲状腺から分泌されるパラトルモンというホルモンで，カルシウムとリンの代謝に関係する。 （3）　膵臓ホルモン　　膵臓のランゲルハンス島❹から分泌されるホルモンで，インスリンとグルカゴンがある。 　①　インスリン　糖質の代謝とグリコーゲン❺や脂質の合成を促進し，血液中のブドウ糖量（血糖値）を減少させる。不足すると糖尿病を起こす。 　②　グルカゴン　インスリンとは逆の働きがあり，グリコーゲンの分解を促して血糖値を上昇させる。 （4）　成長ホルモン　　脳下垂体前葉から分泌されるホルモンで，たんぱく質の合成と蓄積を促す作用，グリコーゲンの分解を促し血糖値を上昇させる作用，脂肪の燃焼を盛んにする作用，骨端と軟骨を成長させる作用などがある。過剰に分泌されると巨人症（むやみに大きくなる病気）になる。 （5）　副腎皮質ホルモン　　副腎皮質から分泌されるホルモンで，塩類と水分の代謝，糖質とたんぱく質代謝に関係するホルモンなど数種類ある。 （6）　副腎髄質ホルモン　　副腎髄質から分泌されるホルモンで，エピネフリン（アドレナリン）とノルエピネフリン（ノルアドレナリン）がある。両者とも毛細血管を収縮させ血圧を上昇させる。また，血糖が下がったときグリコーゲンを分解して，血糖値を上げる働きがある。 （7）　生殖腺ホルモン　　男子は精巣（こう丸），女子は卵巣から分泌される。精子，卵子を作ることや性欲，成熟に関係している。

◆ 解 説 8 ◆

❶ **ホルモン**　ホルモンは，ごくわずかな量で生活に必要な働きをし，これらの分泌の割合が少なすぎるときとか，あるいは多すぎるときに，からだの調子がくずれていろいろの病気があらわれる。このような点ビタミンとよく似ているが，ビタミンはからだの中では作られず，常時外から食物として適当な分量をとらなければならないが，ホルモンはからだの中でできるので，この点ビタミンとちがう。栄養状態をよくするとホルモンの働きがよくなるから食物のとり方に心を配ることが必要である。

❷ **内分泌腺**　ホルモンは，ごくわずかな量で，からだの中で作られるが，これを作る器官には排出する口がなく，分泌された液は血液やリンパ液にまざってからだの各所に運ばれる。このように排出口をもたない器官を内分泌器官という。これに対して唾液腺や汗腺のように分泌液を出す口をもつ器官を外分泌器官とよんでいる。内分泌器官で作られ体液中に出される物質を総称してホルモンという。

❸ **甲状腺ホルモンの欠乏原因**　主として食生活でヨウ素が不足することによって起こるので，ヨウ素を多く含む藻類を食べると欠乏からまぬがれる。

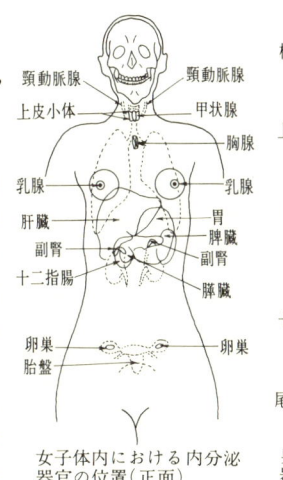

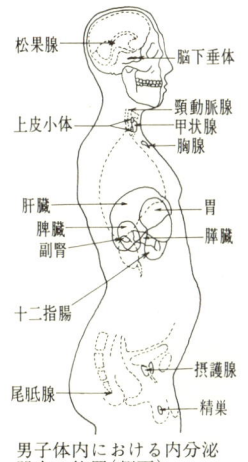

女子体内における内分泌器官の位置（正面）

男子体内における内分泌器官の位置（側面）

日本人は，藻類をよく食べるので，甲状腺ホルモンが欠乏することは少ない。

❹ **ランゲルハンス島**　膵臓内部に散在している，直径0.1〜0.3ミリメートルの小さな細胞の集まったもので，α細胞とβ細胞がある。α細胞からはグルカゴン，β細胞からはインスリンが分泌される。

❺ **グリコーゲン**　たくさんのブドウ糖から成る多糖類の一種で，貯蔵形態として動物の肝臓や筋肉に存在する。たとえば，糖質食品を食べると，消化器でブドウ糖にまで分解され，吸収されて血液中に入り，肝臓へ運ばれ，グリコーゲンとなってたくわえられる。そして身体の各組織でブドウ糖がエネルギーとして消費されると，血液中のブドウ糖が減少し，それに応じて肝臓グリコーゲンが分解されて，ブドウ糖となって血液中に入り，補充されるのである。

◇ **副腎**　左右両側の腎臓の上部に1個ずつ，帽子をかぶせたようについている。皮質（外部）と髄質（内部）とに分かれ，それぞれちがう機能をもつ。

9 母子栄養

母性栄養	（1） **妊婦の栄養❶** 妊娠中の栄養状態は，母体の健康や胎児の発育だけでなく，授乳期の母親の健康にも影響するので，十分な注意が必要である❷。第6次改定の栄養所要量では，妊婦と授乳婦に分けて，エネルギーと各栄養素を付け加えている（p.70参照）。 （2） **授乳婦の栄養❸** 自分自身に栄養をつけるためと母乳の泌乳と授乳のためにエネルギー，たんぱく質，カルシウムの摂取量を増やし，母体回復のためにビタミンを，また産後貧血を防止するために鉄分の摂取量を増やす。ただし，妊娠中に増加した体重をもとにもどすために適度な運動をする。授乳期間が短い場合や授乳しなかったときは，妊娠後の肥満に注意する。
乳幼児の栄養	（1） **乳児の栄養** 母乳や牛乳は，幼児の主食品であり，少なくとも生後数カ月は，最も重要な栄養源である。 　① **母乳栄養** 母乳は温度も適当で栄養素も理想的なうえ，免疫物質が含まれているので，病原菌に対する抵抗力ができる。または母と子のスキンシップの面からも，乳児のために重要性が強調されている。 　② **人工栄養** 母乳が出ない場合，その他の事情で母乳が与えられない場合に育児用粉ミルクを用いる方法。肥満や病気になりやすい。 　③ **混合栄養** 授乳婦の病気，または母乳不足，母親の就業などで母乳が十分に与えられない場合，不足する分を人工栄養で補って乳児の発育を順調にするための方法である。人工栄養よりはすぐれている。 　④ **離　乳❹** いつまでも母乳や人工栄養にたよっていると，必要な栄養素が十分にとれなくなるので，生後5カ月前後から徐々に離乳食に移行していかなければならない。離乳完了は，約1年を目標とする。 （2） **幼児の栄養** 各栄養素をバランスよく十分に与える。しかし幼児の胃はあまり大きくない。したがって，必要な栄養素が1日3回の食事ではとれないので，栄養補給のために間食が重要となる。この場合，間食は食事の一環として考える。また単に栄養補給というだけではなく，子供にゆとりと休息を与え，心を楽しませ，気分転換をさせる。ただし，この時期は，偏食が起こりやすいので，調理方法，盛りつけなどに注意する。

◆ 解 説 9 ◆

❶ **妊婦の栄養** 自分のからだを養い，健康を保ったり，増進するほか，胎児のからだを成育させるに十分な栄養をとることが必要で，平常より多く食べなければならない。母親の健康を維持することはもちろん，健康児を生むのも，育てるのも，妊娠中と授乳期の栄養のよしあしによってその基礎がきまる。

❷ **妊産婦の栄養の注意点**
① 高エネルギー，高たんぱく質，高ビタミン食とする。特に，良質のたんぱく質，ビタミン類，カルシウム，鉄を十分にとること。
② 消化しやすいように調理する（胃腸の働きが低下し，便秘および消化不良を起こしやすいため）。
③ 刺激性食品の過食をさける（少量ならば，食欲増進によいが，一度に多量は好ましくない。アルコール飲料はさけた方がよい）。
④ 味つけは，薄味にする（腎臓に負担をかけないため，食塩の摂取を減らす。後半期は，よりいっそう注意が必要である）。

◇ **つわり（妊娠悪阻）** 妊娠初期2～3カ月頃に，吐気，食欲不振，し好の変化などの症状が起こることをいう。軽症のものは，多少の吐気と食欲がおちる程度であるが，重症になると，嘔吐が何回も起こり，食事がとれなくなってしまう。したがって，つわりのときの食事は，食べたいものを食べ，食欲の回復をはかる。つわりの期間は2週～2カ月くらいで，妊娠5カ月に入っても強いときは入院治療が必要な場合もある。

❸ **授乳婦の栄養** 自分自身の栄養の他に乳をつくるため非妊娠時より4～5割多く食べる。たんぱく質，カルシウム，鉄，ビタミンA，B_1，B_2，ナイアシン，C，D，カリウム，ビオチンを十分にとる。栄養の不足，疲労，睡眠不足，心配ごと，下痢，熱のある病気，不規則な生活をしていると，乳の出がわるくなるので，これらの点をよく注意して，食物をよくかみ，規則正しい生活を行ない，病気にかからないようにすることが大切である。

◇ **栄養成分比較**（100g当たり）

栄養素等 種別	エネルギー kcal	たんぱく質 g	脂質 g	炭水化物 g	カルシウム mg	鉄 mg	ビタミン A・レチノール当量 μg	B_1 mg	B_2 mg	C mg
人 乳	65	1.1	3.5	7.2	27	0.04	47	0.01	0.03	5
普通牛乳	67	3.3	3.8	4.8	110	0.02	39	0.04	0.15	1

（五訂 日本食品標準成分表）

❹ **離乳食の条件**
① 各栄養素が，バランスよく含まれていること。
② 食べやすく，消化しやすい状態であること。
③ 献立に変化をつけ，いろいろな食品を用いる。
④ 味つけは薄味にし，香辛料など刺激物を用いない。
⑤ 清潔に調理してあること。
⑥ 材料が入手しやすく，価格があまり高くないこと。

10　老人および労働者の栄養

老人の栄養	老人は，性格やし好がはっきりしている場合が多く，また身体的には，そしゃく力，消化吸収能力が低下する❶。したがって，老人の食物は本人のし好を大事にし，栄養のバランスがとれた消化・吸収しやすいものにする。具体的には， ① たんぱく質　良質のたんぱく質をとる。たとえば，動物性では，白身の魚や牛乳，植物性では，大豆類およびその製品。 ② 糖質　し好上およびそしゃく力の低下により，糖質の過剰摂取になりやすい。米飯の過食をさけ，砂糖もできるだけ少なくする。 ③ 脂質　動物性油脂（バター，ラードなど）は，動脈硬化の原因になるので，主としてリノール酸の多い植物性油脂でとるようにする。 ④ ビタミン　十分にとる。一般にビタミンB_1とCが欠乏しやすいので注意する。 ⑤ 無機質　特にカルシウム（牛乳・乳製品，小魚など），鉄（肝臓，貝類など）を十分にとる。しかし食塩はできるだけ減らす。
労働者の栄養❷	それぞれの状態に適した栄養の摂取は，疲労，作業能率の低下を防ぎ，さらに事故防止に役立つ。 （1）筋肉労働の従事者　エネルギーの消費が，かなり大きいので，十分に補給する。ただし，糖質の過食になりやすいので，他の栄養素も十分にとること。 （2）精神労働の従事者　エネルギーの消費は，それほどでもないが，脳や神経の働きをよくするために，良質のたんぱく質，ビタミン類（特に，B_1，B_6，C），無機質（リン，カルシウム）を多くとる。 （3）高温環境下労働の従事者　発汗量が多いため，食塩，カルシウム，ビタミンB_1，Cを多く必要とする。適度の水分補給は必要であるが，飲み過ぎると疲労を早める。 （4）騒音下労働の従事者　ビタミン類（特に，B_1，B_2，C），無機質（特にカルシウム）を十分に摂取する。 （5）振動や動揺作業の従事者　ビタミンB_1を十分にとる。また過食しやすいので，注意する。 （6）寒冷下労働の従事者　脂質，たんぱく質，ビタミンAの摂取に気をつける。

◆ 解 説 10 ◆

❶ 老人の身体の特徴
①　身体の予備力の低下により，無理がきかなくなり，ちょっとした疲労で機能障害を起こす。
②　適応力の低下により，外界の変化に順応しにくい。たとえば，気温が上昇すると，若年者の場合，すぐに毛細血管が広がって，発汗して熱を放出する。逆に気温が低くなると毛細血管は縮んで，熱の放散を防ぐ。しかし老年者は，迅速に適応できない。
③　抵抗力の低下により，病気にかかりやすくなり，また回復も遅い。

❷ 労働と栄養　労働による栄養の必要量は，労働の激しさの度合いによって変わる（p. 70参照）。
①　**エネルギー量**　労働が重くなるに従って，エネルギー量も増加させなければならない。エネルギー源となるのは，糖質，脂質，たんぱく質である。中でも，糖質は疲労回復を早めるといわれている。
②　**たんぱく質**　労働が重くなるに従って，増加したエネルギー量の10～15%をたんぱく質でとる。
③　**無機質**　筋肉労働などによって発汗が激しいときは，カルシウム，ナトリウム，カリウムの摂取量を増やして，疲労を早く回復させる。
④　**ビタミン**　エネルギー代謝と関係のあるビタミンB_1，ナイアシンは，エネルギー量の増加に伴って，その摂取量を増加させなければならない。
　　その他，過労によるストレスのたまっているときやスポーツのあとには，ビタミンCを補給し，無機質，ビタミンをバランスよくとり，身体のリズムを整える。

◇　**おとなの栄養**　おとなの場合，労働の種類，年齢および性別によって，必要とする栄養素の摂取量は異なる。一般的には，おとなはすでに身体が完成しているので，成長のために多くの栄養素を必要とするわけではない。しかし日々われわれの身体は損耗していくので，それを補充するために栄養素が必要である。そのうえで，健康な生活を営み，働いても疲れを知らぬ本当の健康体を保つためには，なによりも栄養のバランスのとれた食事を，毎日毎食とることが必要である。

◇　**青少年の栄養**　青少年は成長し，発育する。身体の成長発育には，遺伝，環境，民族的特質も影響するが，栄養のよしあしが大きく左右する。また体力増強のためには，スポーツも重要なので励行することが望ましい。

11 臨 床 栄 養

栄養療法（食餌療法）❶

食事によって病気を治療したり，病気の進行を緩和したり，回復を早めることを目的とした治療法であり，薬物療法や理学的療法とともに，治療効果を一段と高める。この食事を「病人食」といい，一般の病人食と，特に食事による治療が必要な病気に対する特殊の病人食に分けられる。

成人の食事

(1) **一般食（一般病人食）❷**　形態により次の3つに分けられ，病人の状態に応じて与えられる。

① **流動食**　刺激物，不消化物を含まない，水分補給を主目的とした流動体の食事。重湯，野菜スープ，果汁，牛乳，水あめなどがある。急性の胃腸病，高熱性疾患，開腹手術後，その他の重症患者を対象とする。

② **軟食（半流動食）**　主食は，おまじり（一分がゆ），三分・五分・七分・全がゆに区分する。副食もこれに応じて消化・吸収しやすいものを組み合わせる。軽症の胃腸病，熱性疾患，回復期の病人を対象とする。

③ **常食（普通食，固形食）**　病気の回復期や軽症で食欲のある病人に用いる。普通よりやわらかい米飯，パンなどを主食とする。副食は，健康者の食事とほとんど同じであるが，質，量，消化の点などに注意が必要である。

(2) **特別食**　医師の発行する食事箋に基づいて調整する治療食（糖尿病，胃腸・肝臓・腎臓病などの食事），調乳，離乳食および各種の検査食（潜血食，ヨード禁食など）をいう。治療食では，各疾患に対する食事は必ずしも統一されておらず，病院や医師によって指導方針が異なる。また同一の病気でもその症状によって当然食事内容は異なるべきものである。

しかし，基本的には次のようである。

① **糖尿病❸**　標準体重❹を維持できるように，1日のエネルギー量を求め，その範囲内で栄養のバランスのとれた食事をとる。

② **腎臓病❺**　原則として，エネルギーは不足しないようにし，低塩食にする。病状によって水分，たんぱく質を制限する。

③ **肝臓病❻**　たんぱく質が肝機能の回復に役立つので，良質のたんぱく質を十分にとる。アルコールは禁止し，脂質は制限する。

④ **貧　血❼**　すべての栄養素をバランスよく含み，特に造血に必要な成分である鉄，銅，ビタミン B_{12}・Cなどが多い食事をとる。

⑤ **心臓病❽**　香辛料，アルコールおよび炭酸飲料の摂取を禁止し，食塩を制限する。ビタミン類，無機質，良質のたんぱく質を十分にとる。

⑥ **高血圧症❾**　栄養のバランスのとれた低塩食にし，アルコール，香辛料などは控える。肥満の場合は標準体重の10%以内まで減量する。

◆ 解　説　11 ◆

❶　**栄養療法（食餌療法）の注意点**　① 病理をよく知り，食品の選択に注意する。② 病人のし好を考慮し，偏食，食欲不振に注意する。③ 消化のよい食品を選ぶこと。④ 新鮮な材料を用い，衛生的な調理を行なう。

❷　**一般食**　栄養補給によって患者の栄養状態を改善し，疾病に対する抵抗力を強めて治癒を促すことを目的としている。消化吸収のよいことが第一条件であり，病状に応じて種々の濃度のかゆ（病院では重湯と全がゆを種々の割合で配合して作る）を主食にする。なお，重湯は，米の体積の10倍の水を加えて炊き，米粒を漉し取った残りの流動状態のものをいい，全がゆは米の5〜6倍の水を加えて炊いたものをいう。

❸　**糖尿病**　膵臓のランゲルハンス島から分泌されるインスリンが不足したり，インスリンの働きが低下することによって，でんぷんや砂糖のような糖質の代謝が円滑に行なわれなくなり，高血糖となって尿に糖質が出てくる病気である。豆腐，牛乳，卵，海藻，糖質の少ない新鮮な野菜，果物などを多くとり，米飯，パン，うどんは，症状に応じて加減する。味つけは，砂糖，みりん，塩などを控えた薄味を心がけること。

❹　**標準体重**　性別，年齢別，身長別に標準とされる体重をいい，一般に次の式で求められる。

$$[(身長 m)^2 \times 22 = 標準体重(kg)]$$

　　1日の総エネルギーは，標準体重1kg当たり25〜35 kcalとして求める。

❺　**腎臓病**　腎臓の故障で血尿がでて，むくみができ，血圧が高くなり，尿にたんぱく質が出る病気である。腎炎とネフローゼ症候群では，たんぱく質制限は異なる。腎炎は，腎機能の低下によるたんぱく質代謝産物の蓄積を防ぐために，たんぱく質を制限しなければならない。制限が厳しいときは，良質のたんぱく質をとるようにしなければならない。ネフローゼ症候群では，尿に多量のたんぱく質が排出されるために低たんぱく血症を呈するので，高たんぱく質食とする。また，浮腫があるときは，食塩を厳しく制限し，水分も制限する。

❻　**肝臓病**　急性（慢性）肝炎，脂肪肝，肝硬変，黄疸がある。肝臓は，栄養素の代謝と解毒作用の機能を持つ重要な臓器であり，これらの疾患によって機能の低下が起こり，脂質やたんぱく質の代謝がうまく行なわれなくなる。牛乳，白身の魚，鶏肉，レバー，豆腐を多くとり，米，パン，いも類，緑黄色野菜，果物，きのこ類などをバランスよくとる。

❼　**貧　血**　出血，病気あるいは栄養障害のため，血液量が減ったり，赤血球を作る働きがわるくなったりしたときに起こる。造血に役立つ食品は，牛や鶏の肝臓（レバー），牡蠣などの貝類，小魚，のり，ほうれんそう，にんじんなどである。

❽　**心臓病**　血液を循環するポンプの働きがおとろえる病気で先天的，後天的なものがある。1回の食事の量を減らして数回にわけ，栄養価が高く，消化吸収のよいものをとる。

❾　**高血圧症**　動脈硬化や腎臓病，遺伝などにより，血圧が高くなって，いろいろな症状があらわれる慢性の病気である。暴飲暴食をつつしみ，肥満を予防する。食事は栄養のバランスを考えてとる。また便秘にならないように，野菜や藻類を十分にとる。

◇　**肥　満**　一般に標準体重より20％以上多い状態を肥満という。運動不足，過食，ストレス，遺伝などが原因である。肥満になると疲れやすく，心臓に障害を与え，高血圧や心筋梗塞，糖尿病その他の生活習慣病を誘発する。適度な運動をし，食事は標準体重を維持できるだけのエネルギー量とする。減量は，無理なく根気よく続ける事が大切である。

12 食品分類法

毎日の食事を，栄養のバランスがよいものにするための簡単な方法に，食品を栄養成分や種類ごとに分類した食品群を利用する方法がある。これには6つの基礎食品，3色食品群，4つの食品群などある。

(1) **6つの基礎食品**❶　旧厚生省が，栄養成分の似かよった食品を6つの群に分けたもの。各群からまんべんなく選んで献立を立てるようにすれば，各栄養素がかたより❷なくとれるというものである。

第1群　**魚，肉，卵，大豆および大豆製品**　良質のたんぱく質の給源である。ほかに脂質，リン，鉄，ビタミンB_1，B_2も多く含んでいる。またカルシウム，ビタミンAも期待できる。

第2群　**牛乳および乳製品，骨ごと食べられる小魚，海藻**　カルシウムの主な給源である。特に，日本人はカルシウムが不足しがちなので，毎日欠かさず食べるようにする。

第3群　**緑黄色野菜**　カロテン（プロビタミンA）の主な給源となる野菜類を指す。ビタミンC，B_2，鉄，カルシウムの給源でもあり，原則として100g中にカロテン600μg以上含むものをいう。ほうれんそう，にんじん，かぼちゃなどが含まれる。

第4群　**その他の野菜・果物**　ビタミンCの主な給源である。その他，ビタミンB_1，B_2，カルシウムも期待できる。だいこん，はくさい，キャベツ，りんご，いちごなどが含まれる。

第5群　**米，パン，めん，いも**　糖質性エネルギーの主な給源である。穀類の加工品および砂糖，菓子類も含まれる。

第6群　**油脂**　脂肪性エネルギーの主な給源である。バター，食用油などのほか，マヨネーズ，ドレッシングなどの多脂性食品も含まれている。

(2) **3色食品群**　岡田正美氏により提唱された分類法

赤色…血や肉になる（魚，肉，卵，乳・乳製品）。主にたんぱく質の給源

黄色…力や体温となる（穀類，脂肪，砂糖）。主に糖質，脂質の給源

緑色…体調を整える（野菜，果物，海藻）。主に無機質，ビタミンの給源

(3) **4つの食品群**　香川綾氏により提唱された分類法

1群…牛乳および乳製品，卵(良質たんぱく質,ビタミン,カルシウムの給源)

2群…魚介，肉，豆および豆製品（良質たんぱく質の給源）

3群…緑黄色野菜，淡色野菜，いも類，果物（ビタミン，無機質の給源）

4群…穀類，砂糖，油脂（エネルギーの給源）

◆ 解 説 12 ◆

❶ **6つの基礎食品**　食品群と栄養素の関係を表にすると次のようになる。

食品群＼栄養素	たんぱく質	脂質	炭水化物 糖質	炭水化物 繊維	ビタミン A	ビタミン B₁	ビタミン B₂	ビタミン C	ビタミン D	カルシウム	リン	鉄
1. 魚, 肉, 卵, 大豆	●	○				○	○				○	○
2. 牛乳・乳製品, 小魚, 海藻	○						○			●		
3. 緑黄色野菜			○		●	○	○	○		○		○
4. その他の野菜・果物			○					●				
5. 米, パン, めん, いも			●	○		○	○	○				
6. 油脂（多脂性食品を含む）		●			○				○			

（注）●印は特に多く含まれているもの，○印は期待できるもの

❷ **栄養のかたより**　栄養素が質および量において適正でない場合，いろいろな症状があらわれる。

① **低栄養**　食物を全くとらなかったり，量が十分でないと，肝臓や筋肉に蓄積されているグリコーゲン，脂質，たんぱく質が消費されて身体がやせる。それに伴い，脈拍，呼吸数の減少，貧血，浮腫を起こし，感染症に対する抵抗力も低下する。

　たんぱく質とエネルギーが同時に欠乏した症状を，たんぱく質・エネルギー栄養失調という。また，たんぱく質不足が主因である欠乏症をクワシオルコールといい，エネルギー不足が主因である欠乏症をマラスムスという。

　無機質，ビタミンの欠乏症は，それぞれ特有の症状を呈する。これらについては，栄養素の項目（p.79, 81）を参照のこと。

② **過剰栄養**　わが国では，作業の機械化や交通機関の発達などにより，消費エネルギーが低下（身体活動が低下）の傾向にある。これに対して，摂取エネルギーは過剰気味である。これらの余分な栄養分は，肥満や糖尿病，動脈硬化症，虚血性疾患，脳血管疾患などの生活習慣病の原因となっている。

Ⅴ. 食品学

1 食品と食物

食品学とは	人間は，生命維持，成長および活動するために，栄養素を体内に補給しなければならない。そして，この栄養素は食物として摂取する。したがって，より健康に過ごすために，適当な食品を適切な状態でとらなければならない。そのためには食品の性質を明らかにする必要がある❶。 　食品学は，以上のような目的のために食品の成分，栄養的価値，取扱い方などについての知識を与えるものである。
食品の分類❷	**（1） 植物性食品❸** 　① 糖質，無機質❹，ビタミン類❺に富む。一般にたんぱく質❻，脂質❼は乏しいが，豆類の中にはこれらを多く含むものもある。 　② 食物繊維を多く含み，これが便通を整えたり，血中コレステロール低下作用をもち，大腸がんや動脈硬化などを予防するといわれている。 **（2） 動物性食品** 　① たんぱく質（良質のものが多い）❽，脂質が多く，栄養上すぐれた食品である。糖質，繊維は少ない。 　② 無機質❾やビタミンA，B_1，B_2，D（豚肉，肝臓に含まれる）が多いが，ビタミンCを含む食品は少ない。 　③ 消化吸収率は一般によい。
食品の成分	栄養のバランスのよい食事をするためには，各食品に含まれる成分の種類と量について知る必要がある。食品に含まれる成分は次のとおりである。 食品 ─┬─ 固形物 ─┬─ 有機物 ─┬─ たんぱく質 　　　│　　　　　│　　　　　├─ 脂　　質 　　　│　　　　　│　　　　　├─ 炭水化物 ─┬─ 糖質 　　　│　　　　　│　　　　　│　　　　　　└─ 繊維 　　　│　　　　　│　　　　　├─ ビタミン 　　　│　　　　　│　　　　　└─ 特殊成分❿ 　　　│　　　　　└─ 無機質 ─┬─ カルシウム 　　　│　　　　　　　　　　　├─ リン 　　　│　　　　　　　　　　　├─ ナトリウム 　　　│　　　　　　　　　　　├─ カリウム 　　　│　　　　　　　　　　　├─ 鉄 　　　│　　　　　　　　　　　└─ その他 　　　└─ 水　分

◆ 解 説 1 ◆

❶ **食品と食物**　食品とは，栄養素を含み，しかも有害物を含まない天然のもの，または加工品をいい，米，いも，肉，卵，パンなどがこれに当たる。これに対して食物とは，食品を適当に組み合わせて調理し，すぐ飲食できる状態にしたものをいう。しかし，食品のままで食するものもあり，両者の間に厳密な区別はない。

❷ **食品の分類**　五訂日本食品標準成分表では，食品の分類は栄養成分の似たもの同士を1つの類に集め，次のように18種類に大別している。

① 穀類　　　　　　　　　　⑩ 魚介類
② いもおよびでんぷん類　　　⑪ 肉類
③ 砂糖および甘味類　　　　　⑫ 卵類
④ 豆類　　　　　　　　　　⑬ 乳類
⑤ 種実類　　　　　　　　　⑭ 油脂類
⑥ 野菜類　　　　　　　　　⑮ 菓子類
⑦ 果実類　　　　　　　　　⑯ し好飲料類
⑧ きのこ類　　　　　　　　⑰ 調味料および香辛料類
⑨ 藻類　　　　　　　　　　⑱ 調理加工食品類

❸ **植物性食品**
① エネルギー源としての食品……穀類，いも類，砂糖類，植物性油脂，種実類
② たんぱく質源としての食品……豆類
③ ビタミンおよび無機質源としての食品……野菜類，果実類，きのこ類，藻類

❹ **植物性食品の無機質**　栄養上大切なカルシウム，鉄，リン，カリウム，ヨウ素を含む。

❺ **植物性食品のビタミン類**　緑黄色野菜にA（カロテン）とC，穀類にB_1，いも類にB_1とC，果物や野菜にC，植物油にEなどが主に含まれる。

❻ **植物性食品のたんぱく質**　豆類以外の植物性食品のたんぱく質は，量的にも少なく，必須アミノ酸をあまり含まず，良質とはいえない。

❼ **植物性食品の油脂**　一般の植物性食品には少ないが，種実類，穀類の一部には多く含まれており，それは必須脂肪酸を含む良質の脂質である。

❽ **動物性食品のたんぱく質**　発育成長に重要な必須アミノ酸を多く含み，良質である。

❾ **動物性食品の無機質**　骨や歯の主成分となるカルシウム，リンに富み，ほかに鉄やナトリウムを含むが，ヨウ素は含まない。

❿ **食品の特殊成分**　色，味，香りなどの成分をいう。例えば野菜などの色素（クロロフィル，カロチノイドなど），呈味成分（グルタミン酸ナトリウムなど），まつたけの香り，茶やコーヒーなどのカフェイン，とうがらしやこしょうなどの辛味成分などである。これらの成分は栄養的価値はほとんどなく，量も微量であるが，味覚，食欲には大いに影響している。

2 食品の栄養価値

食品成分表❶

　食品の栄養価を十分に判断し，バランスのとれた食べものをととのえるためには，あらかじめその食品がどのような栄養素によってできているかを知る必要がある。これらの食品がどの栄養素をどのくらい含有するかを示したものを食品成分表といい，化学分析（一般にこのような分析を食品分析と呼ぶ）によって各食品に含まれる種々の成分を可食部100ｇ中の価として示している。わが国では日本食品標準成分表（文部科学省）が公表されている。

食品の栄養素❷

　それぞれの栄養素別に，その栄養素を多く含んでいる食品を示すと

① エネルギーの多い食品……油脂，穀類，砂糖，豆類，種実類
② たんぱく質の多い食品……大豆，肉，魚，卵，牛乳，チーズ
③ 脂質の多い食品……油脂，大豆，落花生，肉，卵黄，魚，バター
④ 糖質の多い食品……穀類，砂糖，豆類，いも類，菓子
⑤ 食物繊維❸の多い食品……野菜類，果実類，藻類，きのこ類
⑥ ビタミンAの多い食品……肝臓，バター，卵黄，緑黄色野菜＊
⑦ ビタミンB_1の多い食品……穀類，胚芽，豆類，ごま，豚肉，肝臓
⑧ ビタミンB_2の多い食品……肝臓，納豆，卵，チーズ，うなぎ，牛乳
⑨ ナイアシンの多い食品……魚介類，肝臓，肉類，落花生
⑩ ビタミンB_6の多い食品……背が青い魚，肝臓
⑪ ビタミンB_{12}の多い食品……肝臓，貝類，さば，いわし，チーズ
⑫ ビタミンCの多い食品……新鮮な果実（とくに柑橘類），緑茶，野菜，いも類
⑬ ビタミンDの多い食品……うなぎ，かつお（塩辛），肝臓，干ししいたけ
⑭ ビタミンEの多い食品……胚芽油，綿実油，うなぎ，玄米
⑮ カルシウムの多い食品……牛乳，粉乳，チーズ，小魚，藻類，ごま，豆類
⑯ リンの多い食品……肉類，卵類，乳類，魚介類
⑰ ナトリウムの多い食品……魚介類，肉類，乳類，藻類，食塩
⑱ 鉄の多い食品……肝臓，赤身肉，貝類，小魚
⑲ ヨウ素の多い食品……藻類

＊ 緑黄色野菜には，体内でビタミンAとして働くカロテンが含まれている。

◆ 解 説 2 ◆

❶ **食品成分表** その食品がいかなる栄養素によってできているかを知るときに必要であるが，成分表だけでは栄養価の全般を知ったとはいえない。同じ食品でも調理加工の方法，配合される食品，食べ方などにより栄養価は異なるものである（たとえば，緑黄色野菜は，そのまま食べるよりは油と一緒に調理すると，ビタミンAの効力が高まる)。

❷ **食品の栄養素** 栄養素にはたんぱく質，脂質，糖質，無機質，ビタミンがあるが，1種類の食品で，これらすべての栄養素を完全に含んでいるものはない。したがって日常の食生活では，いろいろな食品を組み合わせて食べることが必要である。

◎ **健康づくりのための食生活指針** 近年国民の食生活は豊かになり，栄養も十分に確保できるようになった。しかし，一方で栄養過剰による肥満，糖尿病などの生活習慣病が増加傾向にあるため，厚生省は国民がより健康的な食生活を営むための目安として，昭和60年に「健康づくりのための食生活指針」を発表した。

1. **多様な食品で栄養のバランスを** 1日30食品を目標に。主食，主菜，副菜そろえて
2. **日常生活活動に見合ったエネルギーを** 食べすぎに気をつけて，肥満を予防。よくからだを動かし，食事内容にゆとりを
3. **脂肪は量と質を考えて** 脂肪はとりすぎないように。動物性の脂肪より植物性の油を多めに
4. **食塩をとりすぎないように** 食塩は1日10グラム以下を目標に。調理の工夫で，むりなく減塩
5. **心のふれあう楽しい食生活を** 食卓を家族ふれあいの場に。家庭の味，手づくりのこころを大切に

　その後食生活や健康問題の変化に伴い，平成2年新たに対象特性別の指針（生活習慣病予防，成長期，女性，高齢者に分類）を発表し，前回発表のものと合わせて指導している。

◎ **酸性食品とアルカリ性食品** 食品は，それに含まれる無機質によって，酸性食品とアルカリ性食品とに分けることができる。

　酸性食品：無機質の中でもイオウ，塩素，リンが多く含まれる。主として肉，魚，卵黄，穀類，菓子などである。
　アルカリ性食品：無機質の中でもナトリウム，カリウム，カルシウム，マグネシウム，鉄が多く含まれる。主として野菜，果実，きのこ類，藻類，卵白，豆類などである。
　しかし，これらの食品の酸度，アルカリ度と体液の酸度，アルカリ度とは，直接関係はない。体内では，いろいろな緩衝作用などの働きによって，ほぼ pH 7.4 に保たれている。

❸ **食物繊維** 植物の細胞壁を構成する成分であるセルロース，ヘミセルロース，ペクチン，リグニン，また，藻類に含まれるアルギン酸，こんにゃくに含まれるグルコマンナン，えびやかにの殻に含まれるキチンのことである。従来，これらは人間の消化酵素で消化されないため，栄養的価値は認められなかった。しかし最近，これらは，腸を刺激して便通を整えるだけでなく，血中コレステロールや血糖値の上昇を抑制する作用，大腸がんの発生抑制作用，食物性有害物質の毒性を抑制する作用などの効果があることが明らかになった。

　ただし，重要な栄養素であるカルシウム，鉄，ビタミンなどの吸収を妨げるともいわれており，とりすぎないよう注意が必要である。

3 食品の加工と貯蔵法

食品の加工

食品の多くはそのままでは食べられないので，何らかの加工が必要である❶。食品を加工する目的をまとめてみると，① 食べやすく，かつ栄養成分が吸収されやすいようにする。② 栄養価値をさらに高める。③ 形態や性質を変化させて，利用効率を高める。④ 保存性を高める（食品の腐敗や変質を防止して，長期の貯蔵や運搬に耐えるようにする）などである。

食品の貯蔵法

加工の目的の1つである保存性を高めるための貯蔵法には，次のようなものがある。

(1) 低温貯蔵法 食品を低温で貯蔵すると，食品中の酵素作用が抑制され，また微生物の増殖も抑えられるので，品質が保持され，長期保存が可能になる。

この貯蔵方法には，従来からの冷蔵法（$-2 \sim 10$℃）および冷凍法（-15℃以下）に加えて，最近チルド（$-5 \sim 5$℃）の温度帯による貯蔵方法が注目されている。これには一般に，食品を凍らせない氷温貯蔵法❷と，食品を半凍結状態で保存するパーシャルフリージング法❸がある。

(2) 乾燥法 食品中の水分を少なくして微生物の繁殖を抑制する方法。天日乾燥と機械乾燥がある。乾めん，干し魚，干ししいたけ，粉ミルクなど。虫害や空気による酸化変質に注意しなければならない。

(3) 塩漬け，砂糖漬けおよび酢漬け法 食塩，砂糖，酢の濃度の濃い液体を使って食品を脱水し，微生物の繁殖を抑制する方法。肉類，魚介類，野菜類は塩漬け，酢漬けに，果実類は砂糖漬けにして貯蔵することが多い。

(4) くん製法 肉，魚，卵などを一度塩蔵したのち，木材（さくら，かしなど）を不完全燃焼させ，発生する煙によってくん煙乾燥する方法である。塩蔵による防腐効果，さらにくん煙による乾燥とくん煙中の物質による微生物の繁殖抑制の効果がある。ベーコン，ハム，さけ，にしんなど。

(5) びん詰および缶詰 食品をびん，缶に入れ，脱気，密閉したのち，加熱殺菌する。魚介類，肉類，野菜類，果実類など利用範囲が広い。

(6) ガス貯蔵 空気の組成を人工的に変化させ，食品の呼吸作用を抑制する方法である。具体的には酸素量を少なくし，炭酸ガスや窒素ガスなどの割合を増した中で貯蔵する。米や野菜，果実の貯蔵に用いられている。

(7) その他 薬品による方法❹，殺菌灯（紫外線照射）による方法，放射線照射による方法❺，空気遮断法，土中埋蔵法❻などがある。また新しい方法として脱酸素剤❼の利用がある。

◆ 解 説 3 ◆

❶ 加工食品の分類と原料

分類	原料	加 工 食 品
農産物	穀類	精白米，小麦粉，パン，押し麦，オートミール（えん麦を精白して，煎って，ひき割ったもの。かゆ状に煮て，牛乳，砂糖を加えて食べる）
	いも類	じゃがいもでんぷん，マッシュポテト，こんにゃく，麦芽あめ
	豆類	豆腐，ゆば（豆乳を加熱し，表面にできる被膜をすくいとり，乾燥させたもの），納豆（大豆に納豆菌を繁殖させたもの），あん，缶詰
	果実類	果汁，果実酒，ジャム，マーマレード，缶詰，びん詰
	野菜類	乾燥野菜（蒸したり，ゆでたりして，野菜の酵素作用を止めてから，乾燥させる。切干し大根，かんぴょうなど），漬けもの，缶詰
	その他	茶，コーヒー，ココア，砂糖
畜産物	乳類	クリーム，バター，練乳，粉乳，アイスクリーム，チーズ，ヨーグルト
	卵類	凍結卵（冷凍卵），ピータン（あひるの卵に，泥土，生石灰，塩などをこねたものを塗り，もみがらをまぶして数カ月熟成させたもの。卵白は黒褐色のゼリー状になる），マヨネーズ（卵黄と酢，サラダ油を乳化させたもの）
	肉類	ハム，ベーコン（豚肉を食塩，硝石，香辛料などで塩漬けにしたのち，くん煙を行なって，防腐性と風味を加えたもの），ソーセージ，コンビーフ（牛肉を塩漬けしてから蒸し煮し，ほぐして牛脂を加えて調味して，缶詰にしたもの）
水産物	魚介類	乾燥品（たら，にしん，いわし，かれい），くん製品（さけ，ます，にしん），塩蔵品（さけ，かずのこ），練製品（かまぼこ，ちくわ，さつま揚げ，魚肉ソーセージ）
	藻類	味つけのり，つくだ煮，寒天

❷ **氷温貯蔵法** 食品の凍る直前（氷結点）から0℃までの温度帯を利用し，食品を凍らせないで貯蔵する方法である。これには，生鮮食品貯蔵法と加工食品用の氷結点降下貯蔵法がある。

❸ **パーシャルフリージング法** 食品の氷結点から－5℃までの温度帯を利用し，食品を半凍結状態で貯蔵する方法である。長期保存が可能で，冷凍より生のおいしさを保持できる。

❹ **薬品貯蔵** 保存料や防ばい剤などの食品添加物を添加することによって，食品の品質劣化を防ぐ方法。また，穀類や豆類をそ害や虫害から防ぐために薬品が用いられる。

❺ **放射線照射** 日本では現在，じゃがいもの発芽防止に限り使用が許可されている。

❻ **土中埋蔵法** 食品をそのまま土の中に埋めて貯蔵する方法である。だいこん，にんじんなどの根菜類に用いる。

❼ **脱酸素剤** 包装容器内を無酸素状態にし，食品の品質劣化を防ぎ長期保存を可能にする。

4 食用微生物と発酵食品

食用微生物	食用微生物とは，酵母類，細菌類，カビ類の3つで，数千年前から食品の加工に利用されている。微生物は，食品を変敗させたり食中毒の原因になったり，人間に害を及ぼすことがあるが，微生物を利用して加工した食品も数多い。
酵母類	酵母（イースト）は単細胞の下等植物で，アルコール発酵作用，つまり糖質を分解して，アルコールと炭酸ガスを生じさせる働きをもつ。清酒酵母，ビール酵母，ワイン酵母，パン酵母など種類は多く，これらを利用して，清酒❶，ビール❷，ワイン❸，パンなどの食品を作る。
細菌類	細菌はきわめて小さいもので（酵母，カビよりも小さい），分裂しながら増殖する。食品の加工によく利用されているのは次のものである。 （1） **乳酸菌**　糖質を分解し乳酸を作る，乳酸発酵作用をもつ。この作用を利用して，チーズ❹，ヨーグルト，乳酸菌飲料を作ったり，漬けものに独特の酸味を与えたりする。 （2） **酢酸菌**　アルコールを酸化し酢酸を作る，酢酸発酵作用をもつ。この作用を利用して，食酢を作る。 （3） **酪酸菌**　糖質を分解し酪酸を作る，酪酸発酵作用をもつ。この作用を利用して，ぬかみそやチーズに風味を与える。 （4） **グルタミン酸菌**　糖質と無機窒素からグルタミン酸を作る，グルタミン酸発酵作用をもつ。この作用を利用して，うま味調味料を作る。 （5） **納豆菌**　蒸した大豆につけて納豆を作る。消化がよくなるとともに，ビタミンB_2などが作られるので，煮豆で食べるより栄養価も高くなる。
カビ類	カビは菌糸を出し，その先に胞子を作って繁殖する。一般によく利用されるものは次のものである。 （1） **こうじカビ**　でんぷんを糖化したり，たんぱく質をアミノ酸に分解する作用を利用して，清酒，しょうゆ❺，みそ❻などの醸造食品を作る。 （2） **青カビ**　青カビの中のあるものは，特有の香気を食品に与えるので，チーズの熟成（ロックフォール，ゴルゴンゾーラ）に利用される（ほかに，ペニシリンという抗生物質の生産菌としても重要である）。 （3） **毛カビ，くものすカビ**　でんぷんを糖化する力が強いものは，アルコール製造やテンペ（インドネシアの大豆発酵食品）に用いられる。

◆ 解 説 4 ◆

❶ 清酒の製造工程

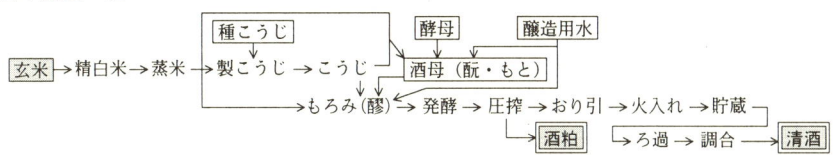

玄米 → 精白米 → 蒸米 → 製こうじ → こうじ → 酒母（酛・もと） → もろみ（醪） → 発酵 → 圧搾 → おり引 → 火入れ → 貯蔵 → ろ過 → 調合 → 清酒

種こうじ → 製こうじ
酵母 → 酒母
醸造用水 → 酒母
圧搾 → 酒粕

❷ ビールの製造工程

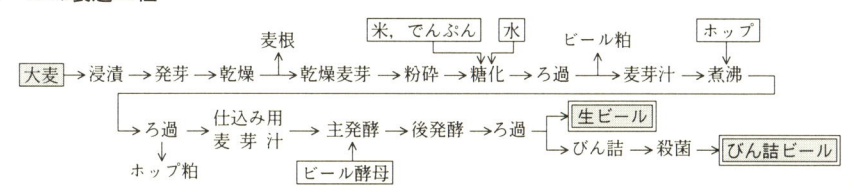

大麦 → 浸漬 → 発芽 → 乾燥 → 乾燥麦芽 → 粉砕 → 糖化 → ろ過 → 麦芽汁 → 煮沸 → ろ過 → 仕込み用麦芽汁 → 主発酵 → 後発酵 → ろ過 → 生ビール → びん詰 → 殺菌 → びん詰ビール

麦根（乾燥後）
米, でんぷん, 水 → 糖化
ビール粕（ろ過）
ホップ → 煮沸
ホップ粕（ろ過）
ビール酵母 → 主発酵

❸ ワインの製造工程

緑・黄色系ぶどう → 除梗・破砕 → 圧搾 → 果汁 → 補糖・亜硫酸添加 → 主発酵 → 後発酵 → おり引 → 貯蔵 → ろ過 → びん詰 → 白ワイン

果皮・種子（圧搾後除去）
酵母 → 酒母 → 主発酵

黒色系ぶどう → 除梗・破砕 → 果汁・果皮・種子 → 補糖・亜硫酸添加 → 主発酵 → 圧搾 → 後発酵 → おり引 → 貯蔵 → ろ過 → びん詰 → 赤ワイン

酵母 → 酒母 → 主発酵
果皮・種子（圧搾後除去）

❹ チーズの製造工程

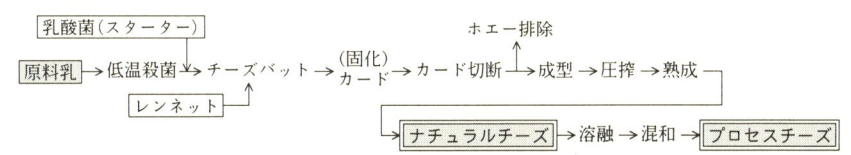

原料乳 → 低温殺菌 → チーズバット → （固化）カード → カード切断 → 成型 → 圧搾 → 熟成 → ナチュラルチーズ → 溶融 → 混和 → プロセスチーズ

乳酸菌（スターター） → チーズバット
レンネット → チーズバット
ホエー排除（カード切断時）

❺ しょうゆの製造工程

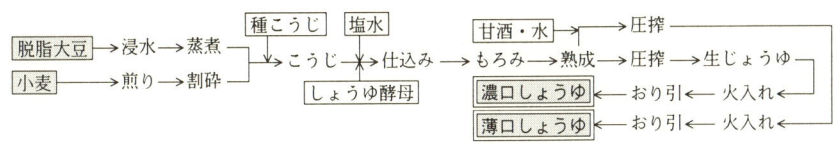

脱脂大豆 → 浸水 → 蒸煮 → こうじ → 仕込み → もろみ → 熟成 → 圧搾 → 生じょうゆ → 圧搾 → 濃口しょうゆ ← おり引 ← 火入れ
小麦 → 煎り → 割砕 → こうじ

種こうじ → こうじ
塩水 → 仕込み
しょうゆ酵母 → もろみ
甘酒・水 → 圧搾 → 薄口しょうゆ ← おり引 ← 火入れ

❻ みその製造工程

米 → 浸漬 → 蒸煮 → こうじ → 塩切こうじ → 仕込み → 発酵（熟成） → 切返し → 調整 → みそこし → 米みそ

種こうじ → こうじ
塩 → 塩切こうじ
大豆 → 浸漬 → 蒸煮 → 仕込み
種水 → 仕込み

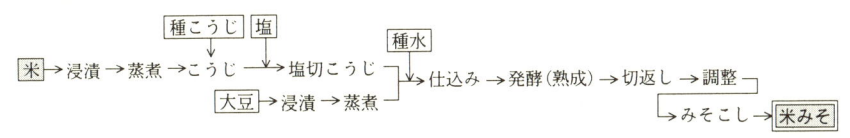

5 食品学各論 (A)

| 食品の分類 | 栄養的な立場から成分の似た食品ごとに分類して，各食品と栄養の関係を理解しやすく結びつけ，栄養的にバランスのとれた食事ができるような献立をたてやすくしている。食品成分表では，18種類に分けている。
穀類，いもおよびでんぷん類，砂糖および甘味類，菓子類は，糖質を主とするエネルギー源。油脂類，種実類は脂肪に富んだ効率のよいエネルギー源。豆類，魚介類，肉類，卵類，乳類はたんぱく質源。野菜，果実，きのこ，藻類は，ビタミンや無機質の供給源。その他，し好飲料類，調味料および香辛料類，調理加工食品類である。|

食　品　群

穀類 ❶	重要なエネルギー源。成分は糖質が主で50～70％，たんぱく質も6～14％含まれるが良質なものではない。しかし日本人の場合は，穀類を主食とするので，実際に重要なたんぱく質源となっている。穀類は，外皮，胚芽，胚乳からできている。外皮および胚芽には，たんぱく質，脂質，無機質，ビタミン B_1 が多いが，あまり消化がよくない。一般に精白するときに除かれてしまう。胚乳部は，主に糖質からなり，たんぱく質，脂質は少ない。リン，カリウムは比較的多く含まれている。
いも類 ❷	エネルギー源として多く用いられてきたが，現在の摂取量は1人1日60～70g程度である。主成分は糖質で，水分が多く，脂質は少ない。ビタミン B_1，Cを含み，カリウムなどもあるので野菜に近い食品といえる。
砂糖・甘味類 ❸	砂糖の他に水あめ，はちみつなどで，栄養的にはエネルギー源であるが，特に砂糖はその他の栄養素としての働きはほとんどない。また，砂糖に代わる甘味料が工業的に作られており，安価で，砂糖と異なる特性をもつことから広く加工食品などに利用されている。ただし，サッカリン，アスパルテームなどの人工甘味料は，甘味を呈するだけで栄養的価値はない。
菓子類	菓子の種類はきわめて多いが，原料は主に小麦粉または米粉が用いられ，これに多量の糖分（砂糖，はちみつ，水あめなど）を加えたものが多い。したがって成分は糖質が非常に多い。菓子の糖質は消化吸収が比較的よい。また洋菓子には，バター，牛乳，卵などが使われるので，たんぱく質，脂質も多い。一般に，ビタミン，無機質はほとんどなく，栄養的には期待できない。

◆ 解 説 5 ◆

❶ 穀 類
① **玄米**……脂質，たんぱく質，無機質，ビタミンB_1，ナイアシン，ビタミンEが多く栄養価は高いが繊維が多く消化吸収率が悪い。貯蔵性に富む。
② **白米**……歩留り約91％で（玄米を100とし，重量で9％減じたもの。91％の搗精），消化がよく，美味で，貯蔵性に富む。しかし，主成分はでんぷんで，たんぱく質6％内外，脂質はわずか0.9％程度で，ビタミンB_1，B_2は微量であり，無機質ではリンが多い。
③ **小麦**……小麦はそのたんぱく質中にグルテン（麩質）という，他の穀類にはない特殊な成分を含み，その量や質によって用途別に区別され，小麦粉としてパン，うどん，そうめん，マカロニ，菓子，その他しょうゆ，みそ，グルタミン酸ナトリウムの原料にも使用される。ビタミンE，グルタミン酸などを含んでいる。
④ **大麦**……搗いて精白し，押し麦，ひき割麦として米に混ぜて炊いたり，発芽させて麦芽を作り，ビールの原料としたり，しょうゆ，みそ，麦芽あめの原料ともなる。小麦とちがいグルテンがないので，パンの原料には適さない。繊維が多いので消化はわるいが，便通を整える効果があり，ビタミンB_1，B_2はかなり含まれている。
⑤ **えん麦**……ほかの穀類よりたんぱく質，脂質，リン，ビタミンB_1，B_2が多く，消化もよく栄養価も高い。精白して粗くひき，オートミールとして食用されている。
⑥ **ライ麦**……黒麦ともいう。黒パンを作る原料になるが，グルテンを含んでいないので，弾力性のない固いパンができる（ただし，このライ麦は寒冷地のやせた土地でも生育する）。
⑦ **とうもろこし**……脂質の含有量は多い。たんぱく質の栄養価が低く，必須アミノ酸であるトリプトファンが少ないので常食すると，栄養のかたよりからくるペラグラという皮膚病にかかる。
⑧ **そば**……そば切り，そばがき，乾そば切り，菓子などにする。他の穀類に比べて比較的たんぱく質，脂質，ビタミンB_1，B_2などが多く栄養価は高い。消化率もすぐれている。
⑨ **その他**……あわ，ひえ，きびなどがあるが，これらは一部製菓用として利用されるほかは，ほとんど飼料として利用されている。

❷ いも類
① **さつまいも**……でんぷんが主で，たんぱく質，脂質が少なくカロチン，ビタミンB_1，Cに富む。黄色種にはカロチンも含まれる。
② **じゃがいも**……さつまいもと成分は似ているが味が淡泊なので調理範囲が広い。特殊成分として発芽時の芽にはソラニンという毒素があるので取り除く。カリウムを多く含む。
③ **さといも**……じゃがいもと成分は似ているが，水分がやや多く，でんぷんは少ない。
④ **やまいも**……たんぱく質が他のいも類よりも多く，比較的良質である。他にビタミンB群，Cも含み，特殊成分としてアミラーゼを含むので消化を助ける。

❸ 砂糖および甘味類
① **砂糖**……ショ糖が主成分で，調味料として使われる。白く精製するほどカルシウムや鉄の含量は少なくなるので，その点からいえば黒砂糖の方が栄養価が高い。
② **はちみつ**……レンゲ，ミカン，クローバーなどのみつが良品とされる。
③ **新しい甘味料**……ブドウ糖の一部を果糖に変えた異性化糖，麦芽糖を還元して得られるマルチトール（糖アルコール），各種オリゴ糖（カップリングシュガー，パラチノースなど）がある。これらの中には，低カロリーあるいはむし歯になりにくい，体内でビフィズス菌を増殖させるなどの機能をもつものがあり注目をあびている。

6 食品学各論 (B)

油脂類 ❶	動物性と植物性のものがあり，常温で液状のものを油，固体のものを脂と書く。油脂は，少量で多くのエネルギーをとることができる。植物性のものには，必須脂肪酸（リノール酸，リノレン酸，アラキドン酸），ビタミンEが含まれている。動物性のものには，ビタミンAおよびDが含まれている。
種実類 ❷	脂質とたんぱく質を含むものと，糖質が主成分で脂質の少ないものとに分けられる。どちらもエネルギー源であり，カルシウム，リン，鉄なども多い。しかし実際の食生活では，摂取量は少ない。
豆類 ❸	たんぱく質と脂質が多く，糖質の少ないものと，糖質とたんぱく質が多く，脂質の少ないものとに分けられる。一般にカルシウム，リン，ビタミン B_1，B_2 が多い。
魚介類 ❹	魚介類は，日本人が食べている動物性たんぱく質のうちで最も多い。脂質は，にしん，いわしのように多いものもあるが，一般には少ない。丸のまま食べることのできる小魚類は，カルシウムのよい給源となっている。
肉類 ❺	良質のたんぱく質，脂質が多い。普通の肉には，ビタミン類は少ないが（しかし，豚肉はビタミン B_1 が多い），内臓（特に，肝臓）は，たんぱく質，脂質，無機質，ビタミンが豊富で，栄養価が高い。
卵類 ❻	一般に食用にする卵は鳥卵で，主に鶏卵が利用される。鶏卵は，卵黄，卵白，卵殻の3つの部分からなる。卵黄には，消化のよい脂質が全卵の99%含まれるが，コレステロールが多い。またビタミン A, B_1, B_2, D，鉄が多い。卵白には，たんぱく質，ビタミン B_2 が多い。卵は，乳類に次いで総合的に栄養素を含んだ食品であり，保存，運搬の面でも便利である。
乳類 ❼	乳類の中で，よく利用される牛乳は，消化がよく，ビタミンCを除いてほとんどの栄養素が含まれており，そのたんぱく質は良質である。また，乳製品のカルシウムは他の食品に比べて吸収率が高く，カルシウムの給源としてすぐれている。乳製品としては，練乳，粉乳，チーズおよびヨーグルトがある。

◆ 解 説 6 ◆

❶ 油脂類
① **植物性油脂**……常温で液状のものが多い。ごま油，綿実油，大豆油，なたね油，オリーブ油など，必須脂肪酸（特にリノール酸）を多く含む。
② **動物性油脂**……バター，ラード（豚脂），ヘット（牛脂），魚油など。魚油は，多価不飽和脂肪酸であるイコサペンタエン酸（EPA），ドコサヘキサエン酸（DHA）を多く含むので，例外的に植物油と同等に扱われる。

❷ 種実類
① **ごま**……日本では種子の色で，白ごま，黒ごま，黄ごま（金ごま），茶ごまに分ける。たんぱく質をはじめ脂肪，カルシウム，鉄，ビタミン B_1，B_2，E が多く，栄養価が高い。
② **くるみ**……脂質が 70％ と多いが，その大半は不飽和脂肪酸で良質のものである。
③ **くり**……主成分はでんぷん（糖質）で，ビタミン類も比較的多い。特にビタミンCが多い。

❸ 豆類
① **大豆**……豆類の中で，たんぱく質，脂質などが最も多く，でんぷんはほとんど含まないが，カルシウム，リン，カリウムなどの無機質も多く，ビタミン B_1，B_2 を含む。大豆たんぱく質は畑の肉ともいわれ，リジンを多く含む。そのままの形では消化が悪いので，みそ，しょうゆ，豆腐，納豆，ゆば，きな粉などに加工して食べた方が効果的である。
② **その他の豆類**……あずき：たんぱく質のほか糖質を含み，ビタミン B_1 を多量に含む。そらまめ，えんどう，いんげんまめ：糖質，たんぱく質は多いが，脂質は少ない。カルシウム，リンも多く，ビタミン B_1，B_2 がある。

❹ 魚介類
① **魚類**……盛漁期には養分が充実。俗に「旬」と称してこの時期には栄養価も高く安価。
② **貝類**……一般に消化が悪い。たんぱく質を多く含み，脂質は少ない。また貝類の特徴としてグリコーゲンを含み，造血に必要なビタミン B_{12} が多い。牡蠣はたんぱく質が多く，ビタミン B_1，B_2 などを多量に含有し，栄養価が高い。

❺ 肉類
① **牛肉**……良質のたんぱく質を含み，獣肉中最も多く消費される。
② **豚肉**……脂質に富み，たんぱく質は牛肉よりやや少ない。ビタミン B_1 が多く，消化がよい。
③ **鳥肉**……獣肉より筋肉繊維が細く，やわらかで脂質が少なく味が淡泊である。消化もよい。野鳥はその肉が家きんにくらべてち密で，脂質にとぼしいがたんぱく質に富んでいる。
④ **肉加工品**……ハム，ベーコン，ソーセージなどがある。

❻ 卵類
鳥卵…鶏卵の他，うずら卵，あひる卵がある。たんぱく質，脂質とも良質でリン，鉄も多い。

❼ 乳類
牛乳および乳製品
① **練乳，粉乳**……たんぱく質，カルシウム，ビタミン B_2 に富む。
② **チーズ**……牛乳たんぱく質を凝固発酵させたもので，たんぱく質，脂質，カルシウム，ビタミン A，B_2 に富む。
③ **ヨーグルト**……牛乳または脱脂乳を乳酸菌を用いて発酵させたもので，特に整腸作用がある。
その他の乳　人乳，やぎ乳がある。

7 食品学各論 (C)

野菜類 ❶	一般に水分が多く，たんぱく質，脂質の含有量が少ないので，エネルギー源としての価値は少ない。しかし，ビタミン，無機質（カリウム，カルシウム，鉄）に富む。色の濃い緑黄色野菜（有色野菜）と，その他の野菜（淡色野菜）とに分けられる。緑黄色野菜は，体内でビタミンAとなるカロチンを含んでいるので，ビタミンAの給源として大切である。またビタミンCも多く含んでいる。その他の野菜は，ビタミンC，無機質（カリウム，カルシウム）を多く含む。また，繊維の多いものは，腸を刺激して便通を整える。特有の香り，色，歯切れのよさは，食欲増進にも役立つ。
果実類 ❷	糖質（果糖，ブドウ糖，ショ糖），ビタミン類（特に，ビタミンC），無機質（カルシウム，カリウム，リンなど）を多く含み，これらの給源として重要である。ほかに果実特有の有機酸（クエン酸，リンゴ酸，酒石酸，コハク酸），糖質（ペクチン）を含む。貯蔵していると，酸味のあるクエン酸が減少し，糖質が増加するので，甘味を増す。
きのこ類 ❸	摂取量が少ないので，栄養価値は高くない。しかし，特有の香り，うま味，快い歯ざわりが好まれている。水分が多く，生のものでは90％以上である。ビタミンB_1，B_2が多少含まれるほか，紫外線の作用でビタミンDに変化する，エルゴステリン（プロビタミンD）が比較的多い。
藻類 ❹	主成分は，ガラクタン，マンナン，アルギン酸などの糖質である。しかし，消化吸収が悪く利用率は低い。無機質（ヨウ素，カルシウム，鉄など），ビタミン（A，B_2，エルゴステリン）も比較的多く含んでいる。
し好飲料類 ❺	し好を主とし，栄養素の摂取を目的とした食品ではない。しかし，香り，味，特殊成分などの働きで，気分を爽快にしたり，疲労を回復したり，食欲を増進させたりする。
調味料類 ❻	し好飲料類と同様に，栄養素の摂取を目的とした食品ではない。他の食品の味や香りを調え，食欲を増進させ，消化を促進する働きがある。調味料は味によって，甘味料，酸味料，塩味料，うま味物質などに分類できる。

◆ 解 説 7 ◆

❶ **野菜類** 栄養指導上，次のように分類される。
　① **緑黄色野菜（有色野菜）** カロチンを 100 g 中 600 μg 以上含む野菜をいう。カロチンは，体内でビタミンAとして効力を示すので，ビタミンAの補給源として重要である。またビタミンCも多い。にんじん，ほうれんそう，みつば，にら，こまつな，しゅんぎく，かぼちゃ，だいこんの葉，ブロッコリーなどが含まれる。この他トマト，ピーマン，さやいんげんなどは，カロチン量はあまり多くないが，可食部の色が濃く，他のビタミンや無機質を多く含むので，栄養指導上「緑黄色野菜」に分類する。
　② **その他の野菜（淡色野菜）** グリンピース，だいこん，なす，はくさい，レタス，キャベツ，きゅうり，もやしなどがある。ビタミンC，カリウム，カルシウムなどを含む。
　　だいこん……アミラーゼというでんぷんを分解する消化酵素やビタミンCが多い。
　　ごぼう……糖質，繊維が多い。ビタミン B_1，リンも多い。
　　たまねぎ……特有の刺激臭は，揮発性の硫化アリル類によるもので，そのうちのアリシンは，ビタミン B_1 を結合してその吸収をよくする。

❷ **果実類** 栄養的には野菜と似かよっているが，甘味（果糖，ブドウ糖，ショ糖）や酸味（リンゴ酸，クエン酸，酒石酸）をもつものが多く，食品としての特徴となっている。レモンやオレンジ，みかんなどのビタミンCを多く含む柑橘類，糖質を多く含むバナナ，りんご，なし，ぶどうなど。特有の香りは種々の香気成分が組み合わされて生じる。ペクチンの多い果実は，酸，糖とともに煮ると，ゼリー状にかたまる。この性質を利用して，ジャムやマーマレードが作られる。また，ペクチンは食物繊維として注目されている。

❸ **きのこ類** わが国はその気候風土の関係から生産が多く，まつたけ，しいたけ，しめじ，えのきたけ，マッシュルームなど食用に供されるだけでも50余種類ある。無機質に富むが摂取量が少ないので，重要な給源とはならない。しかし，きのこ類はセルロース，リグニンなどの食物繊維が豊富で，手軽に利用できる繊維源として価値が高い。近年，血中コレステロール低下の働きがあるとされている。

❹ **藻類** ヨウ素，カルシウムなどの無機質食品としての価値があり，カロチン，キサントフィルなどの色素を含む。食物繊維が多く，便通を整える効果がある。のりはビタミンAやたんぱく質を含んでいる。わかめ，こんぶ，ひじきなどはカルシウムが多い。

❺ **し好飲料類** 摂取により興奮，鎮静，快感などの薬理的効果をもつ飲料をいう。若干の栄養素を含むものもあり，最近では栄養素を添加したものもある。アルコール飲料（酒類）と非アルコール飲料（茶，ジュース，乳酸飲料など）に大別される。アルコール飲料は，適量を越えて持続的に飲用すると，アルコール中毒，肝臓障害などを招くおそれがある。

❻ **調味料および香辛料類** 調味料には，しょうゆ，ウスターソース，塩，酢などがある。うまみ成分では，こんぶのグルタミン酸，かつお節のイノシン酸，しいたけのグアニル酸などが代表的である。香辛料のうち，こしょう，とうがらし，しょうが，からしなどの辛味は，痛覚に属するもので，味覚，臭覚などと合わせて風味をよくし，食欲を増進させるはたらきがある。

8 食品学各論 (D)

調理加工食品類

近年，食品加工技術や電気製品（電子レンジなど）の発達，また様々な社会情勢の変化に伴い，冷凍食品，インスタント食品などの利用がますます増加している。これらの食品は便利ではあるが，使用材料，添加物，栄養面などをよく知ったうえで，表示などに注意して使用しなければならない。

（1）**特別用途食品❶** 栄養の改善をはかるため，健康に及ぼす影響が大きく，特に適正な使用が必要である病者，妊産婦，乳児，高齢者などに用いる食品であり，その表示は厚生労働大臣の許可制としている。

（2）**保健機能食品** ① **特定保健用食品❷** 身体の生理学的機能などに影響を与える，保健機能成分を含んだ食品。② **栄養機能食品❸** 栄養成分の補給，補完を目的とした食品。

（3）**冷凍食品** 食品に，加工，調理などの処理を行ない，包装し，−30℃〜−40℃の低温で急速に冷凍し，−15℃以下で保存した食品のことである。水産物，農産物，畜産物，調理済み食品，半調理食品，菓子類と多種に及んでいる。

（4）**インスタント食品** 保存性があり，調理方法が，"水や熱湯を注ぐだけ"とか，"ごく短時間の加熱だけ"などと簡単で，あまり時間や手間をかけないででき上がる食品のことである（びん詰，缶詰なども同様に便利な食品ではあるが，インスタント食品には含めない）。ラーメン，コーヒー，スープ類，ジュース類などがある。

◇ 最近では非常に多くの調理済み冷凍食品，インスタント食品が市場に出回っていて，これらのはっきりとした区別が困難になってきた。このため一括して，コンビニエンスフード（便利な食品）と呼ぶこともある。

（5）**真空調理食品** 食材を調味して真空パックにし，低温で時間をかけてスチームや湯せんで加熱調理した食品。必要なときに温め直して供する。素材の風味やうまみを逃さず，均一に調味でき，煮崩れしにくいという調理上の利点のほか，真空になっているので保存性がよく，衛生的に調理，保管ができるので，外食産業を中心に利用されている。

（6）**コピー食品** 本物は高価で生産も少ない食品を，別の食材料を使って本物そっくりに加工した食品である。例えば，すけそうだらのすり身から作った，かにの身に似せたかまぼこ，植物油と海藻多糖類（アルギン酸ナトリウムなど）から作った人造いくら，たらとさめの卵から作った加工からすみなどがある。

◆ 解 説 8 ◆

❶ **特別用途食品** 食品に本来含まれている栄養成分を増減して，乳児，幼児，妊産婦，病者といった健康上特別な状態にある人の，発育または健康の保持もしくは回復のために用いることを目的にした食品である。現在，対象食品には，病者用食品，妊産婦・授乳婦用粉乳，乳児用調整粉乳，高齢者用食品および特定保健用食品がある。表示マークをつけることが義務づけられており，区分欄には，乳児用にあっては「乳児用食品」，幼児用にあっては「幼児用食品」というように，その特別な用途が記載される。

❷ **特定保健用食品** 健康の維持増進や特定の保健の用途を目的としたものであり，お腹の調子を整える，コレステロールを調整する，血圧を調整する，虫歯になりにくいなどの健康強調表示がされている食品。通常の食品の形をしたもの以外に，錠剤やカプセルなどの形状のものもある。特定保健用食品として販売するには，その食品について，生理的機能や特定の保健機能を示す有効性，安全性などに，科学的根拠があるかの審査を受け，厚生労働大臣の許可を受けなければならない。また，表示マークをつけることが義務づけられている。

❸ **栄養機能食品** 食生活の乱れなどによって，通常の食生活の中で不足しがちな栄養成分を補う目的で摂取される食品。厚生労働大臣が定める基準に従い，特定の栄養成分を含むものとして，その機能の表示がされている。特定保健用食品とは違い，厚生労働大臣に対する許可の申請や届出を行なわなくても，製造，販売することができる。

◇ **許可マーク**

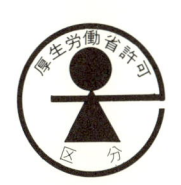

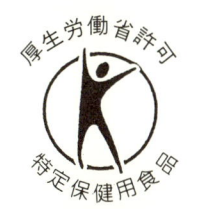

（特別用途食品）　　　　（特定保健用食品）

◇ **栄養表示基準制度** 販売する食品（特別用途食品を除く）に，栄養成分または熱量に関する表示をする場合は，厚生労働大臣が定める栄養表示基準に従い，必要な表示をしなければならない。これは厚生労働大臣による許可制度とは異なる。例えば，「この食品（商品）にはカルシウムがいっぱい含まれています」といった表示をしようと思うならば，業者自らが厚生労働大臣が定める栄養表示基準に従って，カルシウムの他にエネルギー，糖質，たんぱく質，脂質，塩分などの栄養成分も同様に表示すれば，許可なしに表示することができる。また，厚生労働大臣が定める特定の栄養成分に関して，その成分を強調した表示をする場合は，含有量が一定の基準を満たさなければならない。

VI. 食品衛生学

1 食品衛生の概念と食品保健行政

<table>
<tr><td rowspan="2">食品衛生の概念</td><td colspan="2">

（1） **食品衛生** 健康な生活を営むために，われわれが毎日食べている飲食物をできるだけ衛生的な状態に保ち，中毒や病気の発生を予防し，食生活をこころよく，安全に，清潔にすること。

（2） **食品衛生の行政**

(a) **食品衛生法**❶という法律に基づいて運営される。

(b) 都道府県・政令市・特別区の保健所におかれた国と地方の食品衛生監視員❷が第一線となって行なわれる。

</td></tr>
<tr></tr>
<tr><td>食品保健行政の働き</td><td colspan="2">

食品保健行政は，飲食物によって起こる病気や危害の未然防止，これらが発生したときの迅速かつ的確な対応，およびその教訓を再発防止に生かすことにより，国民の公衆衛生の維持増進をはかることを目的としている。

特に近年は，

(1) 新興・再興感染症などの健康危機の顕在化

(2) 新しい食品の開発と国際的な食品流通の活発化

(3) 食品衛生管理における個人・企業・政府の役割の再認識

といった動きがあり，以下の対策が必要とされている。

① 新たな健康危機の管理と食中毒対策❸

② 食品中の化学物質の安全対策❹の推進

③ 検査の高度化

④ 食物アレルギー対策

⑤ バイオテクノロジー応用食品対策

⑥ 栄養補助食品応用対策

⑦ 輸入食品対策

⑧ 農産物，水産物の衛生管理の強化

⑨ 食品製造・加工施設などの衛生管理の向上

⑩ 家庭での予防対策

⑪ 情報公開と消費者教育

⑫ 食品の安全性に関する調査研究の推進

</td></tr>
</table>

◆ 解 説 1 ◆

❶ **食品衛生法** 「この法律は，飲食に起因する衛生上の危害の発生を防止し，公衆衛生の向上および増進に寄与することを目的とする」(第1条)。「この法律で食品衛生とは食品，添加物，器具及び容器包装を対象とする飲食に関する衛生をいう」(第2条第6項)。なお，食品衛生で「食品」という言葉は「すべての飲食物」をいう。

❷ **食品衛生監視員の仕事と職権**
　① 消費者を代表して，食品に関する営業施設の監視，設備の改善や食品の衛生的取扱いについての指導，食中毒の調査などをする*。
　② 厚生労働大臣，都道府県知事または政令市長の命を受け，必要があると認めるときは，営業を行なう者その他の関係者から必要な報告を求め，営業している場所，事務所，倉庫などに**立入って（臨検）**，販売や営業に使用する食品，添加物，器具，容器包装などの物品，帳簿，書類，施設などを**検査**し，試験用に食品を**収去**することができる（食衛法第17条）。
　＊食品（原材料，添加物），容器包装，器具，調理施設の構造からこれらの衛生管理，ネズミやハエなどの駆除，環境衛生，調理にたずさわる人の健康状況，あるいはどんな条件のもとで働いているのか調べたり，そうした資料や検査に基づいて危害や中毒の事故を防止し，すべての国民が安心して快適な食生活ができるように活動している。

❸ **新たな健康危機の管理と食中毒対策**
　① 食中毒に関する情報の公開を進める。
　② 食中毒が発生した際の，原因究明の対策を強化する。
　③ 食中毒が発生した際，都道府県や市などはすぐに対応できるように体制を整備する。また，国はその支援強化を行なう。

❹ **食品中の化学物質の安全対策**
　① ダイオキシンなどの化学物質が食品中にどのくらい残留しているかの実態調査を行なう。
　② 内分泌かく乱物質（環境ホルモン）などの安全性に関する調査研究を推進する。

◇ **行政機構**

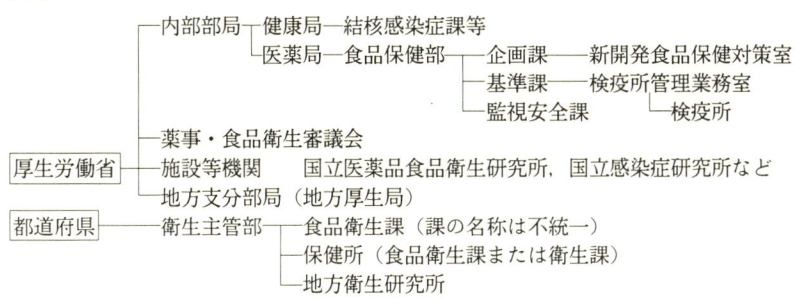

```
                    ┌─内部部局─┬─健康局──結核感染症課等
                    │          └─医薬局──食品保健部─┬─企画課────新開発食品保健対策室
                    │                                ├─基準課────検疫所管理業務室
                    │                                └─監視安全課──検疫所
厚生労働省─────────┼─薬事・食品衛生審議会
                    ├─施設等機関　　国立医薬品食品衛生研究所，国立感染症研究所など
                    └─地方支分部局（地方厚生局）

都道府県───────────衛生主管部─┬─食品衛生課（課の名称は不統一）
                              ├─保健所（食品衛生課または衛生課）
                              └─地方衛生研究所
```

2 食中毒

食中毒の概念	食中毒とは，食中毒を起こす菌が増殖した飲食物をとることによって，あるいは，有害・有毒な化学物質が飲食物，器具，容器包装を介して体内に入り，一定の潜伏期間の後，腹痛，下痢，発熱，嘔吐などの症状の出ることである。死に至ることもある。ほとんどの場合，食品のにおい，色，味などが外見上変化していないため，気づかずに摂取して起こる。
食中毒の時期	1年中同じように発生するものではなく，4，5月と暖かくなるにつれて増え，6月から9月が最も多く，11月から3月までの寒い時期は比較的少ない。つまり，春から梅雨，夏に向かって増え，寒くなるにつれて減っている。これは気温が高くなり，湿気が多くなるに従って細菌が発育しやすくなり，また媒介昆虫のハエ，ゴキブリなどがこの季節に多いためである（細菌性中毒や腐敗による中毒も増加する）。しかし，小型球形ウイルス（SRSV）❶による食中毒が11月から3月に集中発生していることが近年判明した。
原因・食品施設	原因食品では，魚介類およびその加工品，複合調理食品，野菜およびその加工品によるものが多い。施設の事件数では，家庭，飲食店，旅館，仕出し屋が多く，患者数では，仕出し屋，飲食店，旅館が多い。

食中毒の種類	(1) 細菌性食中毒	感染型……サルモネラ菌，腸炎ビブリオ，カンピロバクター，腸管出血性大腸菌，その他の病原性大腸菌 中間型……ウエルシュ菌，セレウス菌 毒素型……ブドウ球菌，ボツリヌス菌
	(2) 自然毒性食中毒	動物性自然毒……ふぐ，毒化した貝類，シガテラ 植物性自然毒……毒きのこ，青梅，じゃがいもの芽 カビ毒……黄変米，麦角，アフラトキシン
	(3) 化学物質性食中毒	食品添加物による中毒……添加物の不正使用 有害な容器・器具による中毒……有害金属 毒物混入による中毒……農薬，殺虫剤 食品公害……汚染食品
	(4) ウイルス性食中毒	小型球形ウイルス（SRSV）……貝類
	(5) その他	アレルギー様食中毒……ヒスタミン

◆ 解 説 2 ◆

❶ **小型球形ウイルス（SRSV）食中毒**　　潜伏期は 24～48（36～40）時間位。吐気，嘔吐，腹痛，下痢，38℃ 以下の発熱が起こる。3 日以内に回復し，予後は良好な疾患だが，発症当日にはげしい症状が出るのが特徴である。11 月～3 月にかけて多く発生している。原因となる食品には，生牡蠣の関与が強く指摘されているが，はっきりしたことはまだわかっていない。食品に付着した菌は十分な加熱を行なうことで死滅させることができるが，人をとおして感染する場合もあるので衛生上の注意が必要である。

◇　**飲食物による事故の実例**　　発生年度と事故実例を記す。

年	事　故　事　例
昭和 50 年	酒田駅で販売された幕の内弁当による食中毒が発生した。患者 130 名，死者 3 名。腸炎ビブリオ，ブドウ球菌，セレウス菌の混合感染が原因であった。
52	大阪市の見本市会場で幕の内弁当により食中毒が発生した。患者 1,915 名。調理師の手の傷（ブドウ球菌）が原因であった。
55	埼玉県久喜市の学校で給食のうどんの汁により食中毒が発生した。患者 3,610 名。ウエルシュ菌が増殖したことが原因であった。
57	札幌市のスーパーマーケットで飲料水により食中毒が発生した。患者 7,751 名。井戸水に汚水が混入し，カンピロバクターと病原性大腸菌に汚染された水を，飲料水および食品として使用したことが原因であった。
59	熊本県産土産品からしれんこんにより，食中毒が発生した。患者 31 名。死者 9 名。れんこん，からし中のボツリヌス菌 A 型が真空包装中で増殖したためであると推定された。
平成 2 年	広島市の洋菓子店でティラミスケーキにより食中毒が発生した。患者 697 名，うち 20 代の女性 230 名。製造時に未加熱の卵白を長時間放置し，サルモネラ菌が増殖したためであると推定された。
4	大阪府門真市の給食業者が調製した給食にはじまり，合計 9 件の食中毒が発生した。患者 3,606 名。京都府下の卵加工製造会社の卵焼きに，サルモネラ菌が増殖したことが原因であった。
8	岡山県邑久郡の学校で給食により食中毒が発生した。菌陽性者 112 名，有症者 468 名，うち死者 2 名。また，その後，大阪府堺市の小学校でも給食により，大規模な食中毒が発生した。推定患者 9,532 名，うち死者 3 名。いずれも，腸管出血性大腸菌 O-157 が原因だが，原因食品は特定されなかった。
9	兵庫県のスーパーマーケットで，殻付き生牡蠣の試食により食中毒が発生した。患者 45 名。小型球形ウイルス（SRSV）の増殖が原因であった。
10	東京都の飲食店で，イタリア産グリーンオリーブの塩漬け（びん詰）により食中毒が発生した。患者 16 名。ボツリヌス菌 B 型の増殖が原因であった。

◇　**食中毒発生のときの処置**　　① 医師の診察をすぐに受け，その指示に従う（患者を検診した医師は保健所へ届ける義務がある）。　② 中毒の原因になったとみられる食品の残り，あるいは中毒者の排泄物を保存する。　③ 検食（大量調理施設では，原材料および調理済み食品を少量ずつ密封容器に入れ，－20℃ 以下で 2 週間以上保存する）を提出する。　④ 保健所の食品衛生監視員の指導に協力する。　⑤ 二次感染，続発を防ぐように心がける。

3 細菌性食中毒 (A)

感染型食中毒

感染型食中毒とは，食品といっしょに食べた病原体が体内で増殖したり，あるいはすでに増殖している食品を食べ，その菌の作用により食中毒を起こす場合をいう。たとえば，サルモネラ菌，腸炎ビブリオ，狭義の病原性大腸菌（下痢原性大腸菌）などによるものである。

サルモネラ菌食中毒

感染型食中毒。サルモネラ菌が体内に入ってさらに増えた場合，または多数生菌が繁殖した食品を食べて中毒を起こす。

(1) **原因となる菌**　サルモネラ属の菌で，腸炎菌（サルモネラ・エンテリティディス），ネズミチフス菌（比較的熱に弱く60℃20分，70℃1分で死滅する）。

(2) **分布**　鶏，牛，馬，豚，犬，猫，ネズミ，あひる，カナリヤ。

(3) **感染経路**　保菌動物の肉や卵❶を加熱不十分な状態で摂取することによって起こるほか，ハエ，ゴキブリ，家畜から汚染されることもある。

(4) **症状**　だいたい10〜24時間前後で発病。長いので2〜3日。38〜40度の熱がでて寒気，頭痛，嘔吐，腹痛，下痢（時に粘液，血液がまざる）が起こる。ほかの食中毒に比べて経過は長く，重い。発病後3〜5日で良好に向かい，7〜14日ぐらいで治る。致命率1〜3％。

(5) **予防**　① 食品を衛生的に扱う。　② ネズミ，ハエ，ゴキブリの駆除。　③ 二次汚染に注意。　④ 十分な加熱。

腸炎ビブリオ食中毒

感染型食中毒で，細菌性食中毒の大半を占める。これまでの不明中毒のほとんどは，これによると考えられる。

(1) **原因となる菌**　腸炎ビブリオ❷（塩分が2〜3％のときによく発育するので，病原性好塩菌と呼ばれたこともあった）。

(2) **分布**　海水中（夏期）。

(3) **感染経路**　近海産魚介類（あじ，いか，たこなど）などをとおして，人体内に侵入し，中毒を起こす。

(4) **症状**　潜伏期は平均8〜20時間位で，10時間以内が多い。腹痛，悪心，嘔吐，下痢が頻発。重いときは虚脱状態になることもある。経過は短く，1〜3日位で速やかに回復する。

(5) **予防**　① 魚介類は水でよく洗う。　② 調理器具，容器の洗浄と消毒。　③ 十分な加熱処理。　④ 魚介類などは低温（5℃以下）で保存のこと。　⑤ 二次汚染❸に注意する。

◆ 解　説　3 ◆

❶ **サルモネラ菌に汚染されやすい食品**　食中毒を起こしやすい食品は，獣肉，卵，魚，牛乳，練製品，あん類，豆腐類である。サルモネラ菌は動物の腸管内に広く存在するため，特に，食肉類や卵に注意する。近年，特に腸炎菌（サルモネラ・エンテリティディス）による卵汚染が問題となり，殻つき鶏卵の取扱いに関する食品衛生法が改訂され，市販の鶏卵は，生食用と加熱加工用に区別された。生食用は，70℃で1分以上の加熱をしない生および半生で食べる場合に適するもので，飲食店や家庭では10℃以下での保存がのぞましく，品質保持期限（消費期限）を過ぎたものは，調理の際に加熱殺菌を必要とするとされている。また，サルモネラ菌で汚染されていても，色，形，においなど食品の外見にはあまり変化がないので，その点十分な注意がいる。

❷ **腸炎ビブリオ**　この菌は全く食塩を含まない食品では発育できないので，淡水で十分に洗浄することで，ある程度食中毒を予防できる。また低温にも弱いので，食品を保存しておく場合は冷蔵する。ほかに酸，熱にも弱く，酢の使用や加熱によっても予防できる。

❸ **二次汚染**　感染源である魚介類から直接の場合も多いが，その魚をさばいたまな板を使ってほかの食品を調理することによって，魚介類中の腸炎ビブリオが感染し，食中毒を起こすことも多い。まな板などの調理器具の洗浄と消毒を十分行ない，使用目的による使い分けをすることも必要である。

◇ **カンピロバクター食中毒**　原因となる菌はカンピロバクターで，家畜やペットの腸管内に存在し，特に鶏の保菌率が高い。潜伏期は2～4日，症状は下痢，腹痛，発熱などで，1～3日で回復に向かう。

◇ **腸管出血性大腸菌O-157食中毒**　腸管出血性大腸菌O-157は，人の腸管に感染し，腸管内で菌の増殖にともなってベロ毒素（VT）という強い毒素を産生し，下痢などの症状を起こさせる。この菌は熱に弱く，75℃で1分加熱すれば死滅する。低温や酸性の環境には強く，水の中でも長期間生存する。菌が繁殖した食品や飲料水を摂取することで感染し，人から人へと二次感染するため，3類感染症に指定されている。潜伏期は4～9日，症状は激しい腹痛をともなう水様性の下痢に始まり，それがひどくなって出血性の下痢になる場合が多い。溶血性尿毒症症候群，脳症などの重い合併症を引き起こすこともある。

◇ **その他の病原性大腸菌（下痢原性大腸菌）食中毒**　大腸菌は人や動物の腸管内に存在し，通常では病原性はないが，一部胃腸炎症状の病原性を有する菌もあり，① 腸管病原性大腸菌，② 腸管組織侵入性大腸菌，③ 腸管毒素原性大腸菌，④ 腸管凝集性大腸菌，⑤ 腸管出血性大腸菌の5つに分類される。いずれも食品や飲料水から口を経て感染する。

◇ **ウエルシュ菌食中毒**　ウエルシュ菌は，中間型（生体内毒素型）に分類され，人の腸管内に常在する嫌気性（酸素のない状態でしか発育しない）菌で，増殖時や芽胞形成時に毒素を産生し，下痢，腹痛などの症状を起こさせる。大部分は100℃で数分加熱すると死滅するが，耐熱性のものもあるので注意する。潜伏期は8～20時間で，12時間前後が多い。

◇ **細菌性食中毒の予防**
① 調理場，食品貯蔵所，食器，器具などを常に清潔に保つ。
② ネズミ，ハエ，ゴキブリなどの駆除を徹底的に行なう。
③ 皮膚，粘膜に化膿巣のある者は，調理にはたずさわらない。
④ 健康診断，検便を，定期的に受ける。
⑤ 下痢患者は早期に医師の診察を受け，検便をし，直接食品にふれない。
⑥ 調理して時間のたったものは，必ず十分に火をとおしてから食べる。またあやしいと思ったら，（味，においに関係なく）捨てる。
⑦ 調理した食品は冷蔵しておくこと。また熱いものと冷たいものとをいっしょにしない。
⑧ 材料は衛生的に選び，保存するときも清潔に行なう。

4 細菌性食中毒 (B)

食中毒素型	毒素型食中毒とは，食品中で菌が増殖する際に作られた毒素が，体内に入って発病の原因になる場合をいう。たとえば，ボツリヌス菌，ブドウ球菌などによるものである。
ボツリヌス菌食中毒	毒素型食中毒。腸詰菌中毒ともいう。食品につき，増殖しながら作り出した毒素により食中毒を起こす。致命率が高い。 （1）原因となる菌　　ボツリヌス菌❶。 （2）分　布　　土壌中および海，川，湖などの水中。 （3）感染経路❷　　土壌中のものは，野菜や果物について運ばれる。海水中のものは魚介類によって運ばれる。 （4）症　状　　潜伏期は約12時間（数時間～36時間）。頭痛，めまい，吐気，寒気，さらに進むと神経系がおかされ，言語，えん下，視力障害が起こる。しかし胃腸障害はそれほどひどくなく，熱の出ないのが特徴。軽症は数日で治るが，重いと呼吸麻痺，心臓麻痺で死亡。致命率20～60%。 （5）予　防　　① 保存食品の製造，貯蔵に十分注意。② 加熱すること。
ブドウ球菌食中毒	毒素型食中毒。ブドウ球菌が食品につき，増殖しながら毒素（エンテロトキシン❸）を出し，これが食中毒を起こさせる。 （1）原因となる菌　　ブドウ球菌❹。 （2）分　布　　この菌は広く分布しているが，特に化膿した部分に多く存在している。 （3）感染経路　　食品取扱い者による食品の汚染❺。 （4）症　状　　毒素型であるため潜伏期は短い。3時間前後（1～6時間）の潜伏期ののち，はげしい嘔吐，腹痛，下痢をするが，熱はあまりなく，吐くことが主症状（はげしいときは数十回も）。経過は短く，大体24時間以内に回復。死亡することはほとんどない。 （5）予　防　　① 手指のはれ物，傷のある者は調理に従事させないこと。② 衛生的な低温（5℃以下）保管（冷蔵庫，保管庫を使用）。③ 飲食物に細菌をつけぬこと，細菌を増殖させないこと。

◆ 解 説 4 ◆

❶ **ボツリヌス菌**　この菌は増殖にともなって毒素を作る。毒素はA～Gの7型に分類され，人で中毒を起こすものはA，B，E，Fの4つの型で，日本では大部分がE型である。また，嫌気性（酸素のない状態でしか発育しない）菌で，空気のない状態で保存されている食品に菌が繁殖する危険が多い。たとえばハム，ソーセージ，びん詰，缶詰などである。菌の芽胞は熱に強いが，それから出た毒素は熱に弱く，80℃で30分ぐらい加熱すると無毒となる（したがって食前に十分に火をとおして食べれば中毒は防げる）。見かけ上は何の変化もないので注意が大切である。

❷ **感染経路**　ヨーロッパではハム，ソーセージ，その他獣鳥肉の加工品が主な原因食品とされ，ロシアでは魚肉加工食品でも食中毒が起こっている。アメリカでは野菜や果物のびん・缶詰類が主要な原因食品とされている。近年，アメリカにおけるボツリヌス菌の発生はそのほとんどが家庭内でつくるびん・缶詰（ホームキャン）によるもので，特にいんげんまめ，とうもろこし，ほうれんそうなどに多い。このようにアメリカ，ロシアなどに多く，わが国では昭和26年以来各地でいずしなどの郷土食によって発生したが，最近ではほとんどなくなった。しかし，昭和59年熊本県産からしれんこんで9名もの死者が出るなど，本菌の菌体外毒素は強いので，注意が必要である。

❸ **エンテロトキシン**　これはブドウ球菌が作る食中毒原因物質に与えられる名称であったが，大腸菌，コレラ菌，ウエルシュ菌などによる下痢症の原因物質（菌体外毒素）が発見され，いずれもエンテロトキシン（腸管毒）と呼ばれるようになった。

❹ **ブドウ球菌**　人間や動物の化膿した部分（化膿巣）に特に多く存在する。この菌は増殖していく過程において，菌体外毒素を作る。この毒素は熱に強く（たとえブドウ球菌が殺菌されても，この毒素＜エンテロトキシン＞は無毒とならず，中毒を起こす可能性がある），また低温にも強く，酸やアルカリに対しても強いので注意が必要である。

❺ **ブドウ球菌に汚染されやすい食品**　細菌増殖に必要な栄養素を含んだ食品は，すべて危険である。たとえば，穀類とその加工品，魚肉練製品（ちくわ，かまぼこ，さつま揚げなど），折詰弁当類，菓子類，乳製品（生クリーム，アイスクリームなど）など，広範囲にわたっている。しかも，サルモネラ菌の場合と同じように，毒素で汚染されていても，外見上，味，におい，色などに変化がないことがほとんどであるから，注意が必要である。

◇ **その他の食中毒**（アレルギー様食中毒）　さば，まぐろ，いわし，あじ，かつおなどの背が青い魚，その干物や加工品，ときに豚肉などが原因食品とされる。普通の人が食べても何も起こらないが，ある特定の体質の人が食べると，食後30～60分で皮膚にかゆみを伴う発疹，頭痛，吐気，発熱などのいわゆるじんましんの症状が現れる。これは特異体質のせいであるといわれ，行政上食中毒という中には入れていない。日本ではほぼ毎年発生している。魚や肉が腐敗し始めるとその初期に，たんぱく質が分解して遊離するヒスチジンが，増殖した細菌の酵素によってヒスタミン（有毒アミン）に変化し，これによって発症する。ヒスタミン中毒とも呼ばれる。

5 自然毒性食中毒

定義	食中毒の原因物質が，動植物体内で自然に作られたものである場合を，自然毒性食中毒という。
動物性自然毒	**(1) ふ ぐ❶** 有毒成分はテトロドトキシンで，ふぐの種類や季節，大きさによって毒力は異なるが，特に卵巣（まこ）と肝臓に多く，他の内臓や，種類によっては皮，身にも含まれている。この毒は，水に溶けず，熱にも強い。中毒症状は，摂取後，30分〜3時間ぐらいで発病し，唇や舌のしびれ感から嘔吐，頭痛，手指痛，四肢運動麻痺，感覚などの麻痺の後，呼吸麻痺があらわれる。非常に致命率が高い。 **(2) その他の魚類** 熱帯や亜熱帯海域のサンゴ礁のまわりに住む毒魚によって起こる中毒をシガテラという。わが国では，どくかます（おにかます），ばらふえだいの若魚などによる中毒例がみられる。 　その他，ばらむつ，あぶらそこむつなどは，ワックス（脂質の一種）を多く含むため，多食すると下痢などの症状を起こす。また，いしなぎの肝臓を食べるとビタミンA過剰症（頭痛，皮膚剥離など）になる。 **(3) 貝　類** いがい，ほたて貝などの二枚貝による麻痺性貝毒，下痢性貝毒がある。これらは，有毒プランクトンを捕食することによって毒化する。
植物性自然毒	**(1) きのこ** わが国にはしいたけ，まつたけ，しめじなど食用になるきのこが多いが，有毒なきのこも多い❷。 **(2) じゃがいも** 発芽部や緑色の外皮部分にソラニン❸という毒成分が含まれる。 **(3) 青酸含有植物** 青梅，一部の五色豆（ビルマ豆），輸入される雑豆などに青酸（シアン）化合物が含まれる。青梅の毒素は成熟するに従って減少する。 **(4) その他の有毒植物** はしりどころ(根),ちょうせんあさがお(種子),どくぜり（全草）などを誤って食べ，中毒を起こすことがある。
カビ毒	ある種のカビが食品に付着して，そのカビの生産する毒により中毒を起こすことがある。この毒をマイコトキシンという。米に青カビが生えた黄変米，小麦やライ麦などのイネ科植物に寄生する麦角をはじめ，すでに100種類以上のマイコトキシンが発見されている。中でも最もよく知られているアフラトキシン❹は，発がん物質として特に注意が必要である。

◆ 解 説 5 ◆

❶ ふ　ぐ

ふぐの毒力

ふぐの種類＼部位	卵巣（まこ）	精巣（しらこ）	肝臓（きも）	腸	皮	身
こもんふぐ	●	◎	●	◎	◎	○
まふぐ	●	×	●	◎	◎	×
くさふぐ	●	○	●	●	◎	×
とらふぐ	◎	×	◎	○	×	×
しまふぐ	◎	×	◎	○	○	×
ごまふぐ	◎	×	○	×	○	×
さばふぐ	×	×	×	×	×	×

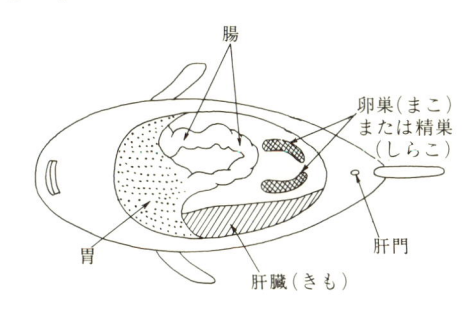

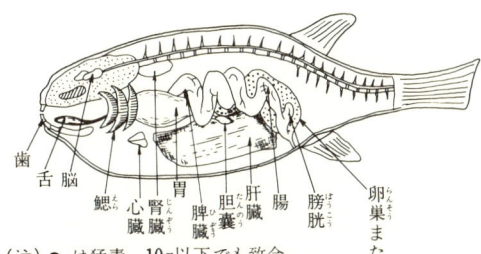

（注）● は猛毒，10g以下でも致命。
　　　◎ は強毒，10gまでは致命的でない。
　　　○ は弱毒，100gまでは致命的でない。
　　　× 1000g以下までは致命的でない。

*　**予防法**……ふぐ料理は，都道府県の許可を受けたふぐ販売営業者によるもの以外は食べないこと。

❷ **毒きのこ**　たまごてんぐたけ，つきよたけなど嘔吐，腹痛，下痢などの症状を示すもの，べにてんぐたけ，いっぽんしめじなどのように神経系統を冒すものなど様々ある。これら毒きのこには，色鮮やかなものから一見しいたけと見分けがつかないものや，良い香りのするものなどがあり，素人が見分けるには大変難しい。昔から言い伝えられている見分け方にはまちがっているものもあり，中毒を起こすことがあるので注意する。
　予防法は，はっきり無毒と分かっているもの以外は食べないことである。

❸ **ソラニン**　これによる中毒症状は，腹痛，胃腸障害，めまい，眠気，軽い意識障害などである。一般に発熱はしない。家庭でめったにこの中毒は起こらないが，じゃがいもを多量に取り扱う飲食店や集団給食施設などでは，芽を取り除くことがおろそかになり中毒を起こすことがある。発芽したものは，芽のところを十分にえぐり取り，皮を厚くむき，十分水洗いしてから加熱する。

❹ **アフラトキシン**　ピーナッツ，とうもろこし，ピスタチオ，ナツメグなどから検出されている毒素である。動物実験では多量に摂取すると急性肝障害が起こり，慢性的には肝がんを発症する。アフラトキシンの中でもアフラトキシン B_1 は最も強い発がん物質である。

6　化学物質性食中毒

定義	人体に有毒な物質や有害な金属が，誤用，過失または溶出によって食品中に混入し，これを摂取したために起こる食中毒をいう。この食中毒では，一度に多量の毒物の入った場合の急性中毒はもとより，少量を長期間連続して摂取した場合の慢性中毒の危険が大きい。
化学物質性食中毒の分類	（1）**添加物の不正使用による中毒**　最近では加工食品をはじめ果実類などの天然の食品にも食品添加物が加えられている。添加物には甘味料，着色料，保存料（防腐剤），漂白剤，着香料など多種類ある。厚生労働省の指定以外の添加物の使用，また添加する食品を誤ったり，添加基準量以上に用いたりすることによって中毒を起こす。 （2）**有害な容器，器具による中毒**　飲食店で使う容器，器具，包装などから有害な物質が食品に混入して中毒を起こす。 　① **銅**　銅や銅の合金の食器，器具はさびると有害な緑青が生じるので，スズや銀メッキをするか，衛生的に安全な処理をするように定められている（食品衛生法）。 　② **鉛**　器具，容器の修理に使うハンダの原料として，また陶器，ほうろうのうわ薬にも含まれていて，酢や果汁などの酸によって溶け出し，慢性の中毒を起こす危険性がある。 　③ **その他**　亜鉛びきの容器は酸に溶け出し，尿素樹脂製の容器からはホルマリンが溶け出す。 （3）**過失による毒物混入**　過失や偶然によって，農薬，殺虫剤，メチルアルコール，医薬品，化粧品，有害金属などが食品中に混入して中毒を起こす。 　① **メチルアルコール（メタノール）**　薬用のメチルアルコールが飲料用のエチルアルコールと誤って飲まれる。失明したり死亡する。 　② **農薬，殺虫剤，殺そ剤**　取扱いの不注意から食品についたり，誤って混入した場合，中毒を起こす。いずれも強い毒性があり，残留性の高いものが多く，注意しなければならない。 （4）**食品公害❶**　工場排水や廃棄物などによって，自然環境が汚染され，そこに住む動植物が毒化し，それを食べることによって，健康障害を起こす。また農薬や放射能，抗生物質などで汚染された食品による人体への影響も報告されている。

◆ 解 説 6 ◆

❶ 食品公害

① **農薬** 　農薬の使用は，米，野菜や果実などの農作物の栽培における経済上，あるいは安定した供給のために欠かせないものとなっている。しかし農薬の中には食品中に残留し，人体に有害な影響を与えるものもある。特に長期間同じ食品をとり続けると体内に蓄積して，がんの原因になったり，さらには母乳中に混入して，乳児にまで有害な影響を与える。
　　また，輸入農作物は輸送中鮮度を保つために，収穫後に農薬が使用される（ポストハーベスト）こともあり，この場合，残留農薬が濃くなって人体に対する危険性は増す。
　　現在，わが国では農薬安全使用基準により，農薬の使用が規制されており，中でもＤＤＴ，ＢＨＣ，パラチオンは使用禁止になっている。しかし，まだその使用が認められている国もあり，輸入食品には残留していることもある。

② **放射性物質** 　核実験や原子力発電所事故などにより大気中に放射性物質が放出され，農作物や家畜などを介して人体内に入る。また，放射線を長期間にわたってあびると，がん，白血病などが発生することが報告されている。現在，食品の品質を保つために放射線を照射することがあり，わが国ではじゃがいもの発芽防止にコバルト60の使用が認められている。輸入食品については，残留放射能の許容量が暫定的に定められている。

③ **抗生物質** 　牛，豚，鶏など家畜や家きん，養殖魚の感染症予防のために，あらかじめ餌に抗生物質を加えることがある。微量の抗生物質でも長期間にわたってとり続けると，人体に悪影響をおよぼす。食品衛生法では，最終食品に抗生物質や抗菌性物質が含まれていてはならないと規定している。

◇ **化学物質性食中毒の事故の実例**
① 製造過程における有害物質混入によるもの
・ヒ素ミルク事件………調整粉乳に安定剤としてヒ素を含む不純な薬品が使用された。
・カネミ油症事件………米ぬか油に脱臭工程の加温装置に使用されていた有機塩素剤が混入した。
② 工場から排出された環境汚染物質によるもの
・水俣病………工場排水に含まれていたメチル水銀により魚介類が汚染された。
・チェルノブイリ原発事故………原子力発電所の事故により放射性物質が大気中に放出された。

◇ **化学物質性食中毒の予防**
① 食品添加物は，基準に合格したものを使い，使用量をまちがえないように注意する。
② 農薬，工業薬品，医薬品などは食品と同じ場所におかない。
③ 毒物，劇物はわかりやすい目印をつけて，まちがえて使用しないようにする。
④ 疑わしい食品は，使わないこと，食べないこと。
⑤ 食品を購入するときは，見かけの美しさだけでなく，表示等に注意し，より安全なものを選ぶようにする。
⑥ 銅製の調理器具は，スズや銀でメッキするか，常によく手入れして，光らせておく。
⑦ かんすい，タール色素の製剤は自己認証制度が行なわれており，その証紙を確認すること。特にタール色素は合格証紙で封のされているものを使用すること。

7 食品添加物

定義	食品添加物とは,「食品の製造の過程においてまたは食品の加工もしくは保存の目的で,食品の添加,混和,浸潤その他の方法によって使用するものをいう」(食品衛生法 第2条第2項)。
食品添加物❶の分類と指定	食品添加物は,人が長期にわたって摂取し続けても安全で,下記の使用目的に適合するものでなければならない。大きく2種類に分類される。 (1) **化学的に合成された添加物** 厚生労働大臣によって指定されたもののみ食品への使用が認められている。 (2) **動植物から抽出した添加物** 従来,これは人類の長い歴史の中で体験的に選ばれて使われてきており,安全性や性質はほぼ信頼できるものとされてきた。しかし現在は,天然添加物であっても人の健康をそこなうおそれがあるものは,使用,製造などもしてはならないと規定されている。 　食品添加物の指定にあたっては「食品添加物の指定および使用基準改正に関する指針」に基づいて,数多くの動物実験などを行い,有効性や安全性が確認されたもののみ使用が認められる。また,これまでに指定された食品添加物についても,最新の科学技術水準により再評価を実施している。
使用目的と基準	(1) 使用目的 　① 食品の製造加工に必要なもの………乳化剤,凝固剤,膨張剤 　② 食品の栄養価を高くするもの………栄養強化剤(ビタミン,ミネラル) 　③ 食品の腐敗や劣化を防ぐもの………保存料,酸化防止剤,防ばい剤 　④ 食品の風味,外観をよくするもの…着色料,発色剤,漂白剤,甘味料 　⑤ 食品の品質改良などに必要なもの…増粘剤,安定剤,ゲル化剤,糊料 　⑥ その他 (2) 使用基準　① 対象食品の種類の制限,② 使用量の制限,③ 使用目的の制限,④ 食品中の残留量の制限,⑤ 使用している旨の表示が定められている。これに従わない方法で使用することは,禁止されている。
表示義務	加工食品,輸入食品の増加,あるいは国民の健康(安全性)への関心の高まりなどにより,より安全な加工食品を選べるよう,その内容について理解しやすい表示が必要となった。食品に添加した食品添加物は,天然,合成に関わらず,原則としてすべて表示しなければならないと定められている。

◆ 解　説　7 ◆

❶ 食品添加物

種　類	使　用　目　的	主な食品添加物の例
甘味料	食品に甘味をつける。	D－ソルビット，アスパルテーム，サッカリン，甘草抽出物*
着色料	食品に好ましい色をつける。	食用タール系色素，β－カロチン
保存料	微生物やカビなどの増殖によって起きる食品の腐敗，変敗を防ぐ。	ソルビン酸，プロピオン酸，パラオキシ安息香酸イソブチル
増粘剤	食品に粘性を与える。	メチルセルロース，アルギン酸*
酸化防止剤	油脂などの酸化を防ぐ。	エリソルビン酸，ビタミンE*
発色剤	肉類の赤色を鮮明にする。	硝酸（亜硝酸）ナトリウム
漂白剤	食品の色を白くする。	亜硫酸ナトリウム，過酸化水素
防ばい剤	柑橘類のカビを防ぐ。	オルトフェニルフェノール

注)食品添加物を使用した場合は，一般名または慣用名である物質名を表示するほか，必要性の高いものには用途名も書かなければならない。
*は化学的に合成された添加物以外の添加物を示す。

◇ **食品添加物の使用上の注意点**
　　食品添加物によって起こる事故を防ぐためには，下記の注意を守ることが必要である。
① 食品添加物について正しい知識をもつこと。
② 信用のできるものを使うこと。
③ 使用基準や使用制限のあるものは，それを正確に守る。使用量の基準のないものでも必要最小量とすること。
④ 使用目的に合ったものを正しく用いる。
⑤ 着色料は，天然，合成のどちらも生鮮食品には使用してはならない。これは，食品の鮮度の判断を誤らせるからである。
⑥ 使用した食品添加物は，正しく食品に表示する。

8 食品の見分け方 (A)

食品の見分け方	食中毒，感染症，寄生虫病などにかからぬように予防するためには，食品やその原料食品を購入するときなどに，衛生的に見分けてその良否を判断することが大切。主要な食品の簡単な見分け方を知っていると大いに役立つ。
農産食品とその加工品	（1）米❶　米には様々な品種があり，その品質も異なる。一般に良質の米の見分け方は，よく乾燥していて，粒がそろっていること。光沢があり透明感のあるもの。楕円形でふっくらしていて，たてすじが浅いものがよい。また，ぬかのにおいや，湿気のにおいがするのはよくない。 （2）小麦粉　きめのごく細かいもの，色が白く，ふすまのまじらぬものがよい。粉がかたまっていたり，虫のためつづられたものはよくない。よく乾いていて，臭みのないこと。湿気の多い場所での保存はカビ発生の原因となる。 （3）野菜，果実類　新鮮で，傷がなく，形がそろっているもの。枯葉のないもの。色のよいもの。乾燥していないもの。野菜・果実類はたんぱく質や脂質が少ないので，腐敗などによる中毒はまれであるが，毒草などが混ざっていて食中毒を起こすことがある。
水産食品とその加工品	（1）魚類❷　新鮮な魚は体色が鮮明で，肉がかたく弾力性があり，いやなにおいがない。眼はつやがあり，えらは赤く，うろこはかたくくっついているものがよい。新しいものは水に沈み，古いものは浮く。 （2）貝類　必ず生きているものを使用すること。殻同士をたたき合わせると，澄んだよい音がするものがよい。 （3）練製品　ちくわ，かまぼこ，はんぺんなど。魚肉に塩を加えてすりつぶし，でんぷんその他のものをまぜて作ったもので，製造法や保存がわるいと中毒を起こしやすい。 　練製品は古くなると表面に「ねと」という粘質物ができる。指先で軽くこするとはがれ，とれるようになるのは腐りかけている。半分に切ってみて，切り口の内と外とで，色の具合，弾力がちがうものは火どおしの悪いもので，こういうものは中から腐ってきて危険である。空気をとおさないフィルムで包装した練製品は，二次汚染が防げるので日持ちがするが，過信は禁物である。

◆ 解 説 8 ◆

❶ **米の品質劣化** 米は精白すると付着しているぬかが時間が経つにつれて酸化するので，品質が悪くなる。保存するときは，酸化を防ぐために密閉容器に入れ，暗い所におき，できるだけ短期間のうちに使い切る。また新しい米と古い米をいっしょに保存しないようにする。

❷ **魚類の鮮度の見分け方**

区分	うろこ	眼	えら	肉
新鮮なもの	つやがあって，かたくからだにくっついており，ねばり気がない。	眼に張りがあり，すきとおっている。	鮮紅色で，においがなく，かたくとじている。	からだはぴんとしまってまがらない。肉はかたくて，弾力があり，骨にぴったりくっついている。
古いもの	光沢がなくややはがれやすくねばり気がある。	眼がおちこみ，眼玉が乾いてにごっている。	やや開いているか，すぐ開ける。色は灰色，黄色，灰赤色などでいやなにおいがあり，汁が多い。	からだはたやすくまがり，とくに尾がまがる。腹がふくれ，あい色を呈する。指で押すと指のあとが残り，肉はやわらかく骨からはがれやすい。
腐敗したもの	ひどくゆるみ，きたない緑色のねばり気を出し，いやなにおいがする。	眼玉がこわれるか，とれている。	ひどいにおいが鼻をつく。	からだはゆるみ，やわらかく，灰色でくさったにおいがする。切身を指でかきまぜるとポロポロにこわれ，すっぱい味がする。

◇ **食品の変質** 主に食品のたんぱく質が微生物の作用を受けて分解され，悪臭，不快味を伴う有害な物質になっていくことを腐敗という。炭水化物（糖質）が微生物によって分解して，有機酸やアルコールを産生する現象を発酵という。脂質が分解し劣化することを変敗という。しかし，一般の食品にはたんぱく質，炭水化物，脂質が組み合わされているのでこれらの区別は難しい。

9 食品の見分け方 (B)

畜産食品とその加工品

(1) **肉 類** 食肉類は検査に合格した健康な獣畜から供給するように定められている。ほかの食品に比べて安全性に信用のおけるものだが，その後の取扱いや保管の良否によって不良品となる。食肉の種類によって外観上の特徴が異なるが，一般的な留意点を次に挙げる。

① 各食肉特有の鮮かな色を呈する（牛肉：鮮紅色　豚肉：淡紅色）もの，透明感，湿り気のある外観を示すものが新しい。古くなるほど，色が暗くにごり，表面が乾燥してくる。

② 肉質は弾力性に富み，よくひきしまっている。これが古くなると，弾力がなくなって指で押すと指の形が残ってしまう。

③ 新しい肉類はよい肉の香りがするが，アンモニア臭のあるものは不良品である。

この他，筋肉中に血の混じった放血不充分のもの，病死した獣畜の肉，寄生虫をもつ肉類などの不良品に注意する。

(2) **卵 類**❶　（鶏卵を中心に挙げていく。）

① 卵を手で包み込み，光に透かしてみたときバラ色に明るくみえる卵が新しく，暗くみえる卵は古い。卵のカラがザラついているほど新しいというが，卵の保存状態によって異なってくる。

② 卵を割ったとき，卵黄が盛り上がり，卵白がまとまっている卵が新しく，卵黄の盛り上がりが低く，卵白が液状で大きく広がるほど古い。卵白のにごりがひどく，変色しているものは危険。

(3) **牛 乳**❷　乳白色である牛乳の色が，黄色味を強くおびたり，かわった色がついたものは不良品。火にかけて徐々に加熱したときにかたまるものは，発酵して酸度が高くなっていてよくない。舌で味わってみて，酸味，苦味の残るもの，悪臭のあるものは腐敗の疑いがある。

(4) **バター**　濃淡の色調やはん点，緑色や黒色のカビの発生をみたり，均質でなめらかな組織に水滴や乳液のあらわれたバターはよくない。苦味，酸味，油臭みの強いもの，溶かすと少しにごってみえるバターは古い。

◆ 解 説 9 ◆

❶ **卵の鮮度の主な判定法** (1) **透視試験法** 卵に光を当てて透視し，中の明るさだけでなく，気室の大きさ，血液斑点，その他異常な斑点の有無を検査する方法である。
(2) **比重測定法** 卵は古くなると重さが減少する。その減少量は比重と相関関係にあるので，比重の小さいものは，品質が劣ることになる。この性質を利用し，一定の濃度で一定の温度の食塩水に卵をつけて，鮮度を判断する方法である。例えば，11％（比重1.08）の食塩水に沈む卵は新鮮で，浮くものはやや古い。
(3) **卵黄係数** 卵黄の盛り上がりの高さを卵黄の直径で割った値で判定する方法である。例えば，新鮮卵は 0.36～0.44 である。

◇ **鶏卵の表示義務** 殻つき卵は生食用と加熱加工用に分けて，それぞれ必要な情報提供を行わなければならない。生食用の卵は，生食用であるということ，また品質保持期限（賞味期限）内に使用し，期限を過ぎたものは加熱調理が必要であるということを記載する。加熱加工用の卵は，加熱加工用であるということ，飲食の際には加熱調理が必要があることを記載する。

❷ **牛 乳** 牛乳はしぼったり，保存や運搬の途中で細菌に汚染される機会がよくある。牛乳は非常に栄養価が高く，乳幼児や病人が飲むことが多いので，品質の規格や殺菌方法などがきびしく決められている。

◇ **牛乳の殺菌法**
　　低温長時間 (LTLT) 殺菌： 62～ 65℃　　30 分
　　高温短時間 (HTST) 殺菌： 72～ 85℃　　15 秒以上
　　超高温短時間 (UHT) 殺菌：120～130℃　　2 秒
　　超高温短時間 (UHT) 滅菌：130～150℃　　0.5～ 5 秒

飲料乳の種類と成分

成分規格＼種類	牛　乳	特別牛乳	加工乳
比　重　(15℃)	1.028～1.034	1.028～1.034	−
酸 度％ ジャージー種 （乳酸）　　その他	0.20 以下 0.18 以下	0.19 以下 0.17 以上	0.18 以下
無脂乳固形分　(％)	8.0 以上	8.5 以上	8.0 以上
乳脂肪分　(％)	3.0 以上	3.3 以上	−
細菌数（1ml 当り）	5万 以下	3万 以下	5万 以下
大腸菌群	陰　性	陰　性	陰　性

10 食品の見分け方 (C)

缶詰

　缶詰の良否の見分け方は，一般には期限表示の確認，外観検査，打缶検査などでよい缶詰を選んでいる。専門的には，内容の化学検査，細菌検査なども行なわれている。

（1）外観検査
　① 缶形の異常を調べる。変形の程度，特に巻締部の変形はすき間ができやすく，不良缶詰となる。きず，さびのあるものも不良品。
　② 缶のふた底面の膨張している品は，腐敗のためガスの発生した不良品が多く製造時の脱気不充分や肉詰過多のものもある。ふた底面は凹んでいるのがよい。

（2）打缶検査　缶のふたをたたき，音の高低，清汚，振動の感触などから内容物の良否を調べる。ガスの発生，肉詰の程度などがわかるが熟練を要する。ふつう，冴えた音のする缶詰がよい。

（3）官能検査　開缶後に行なう。内容物の色，におい，味などについて一般の食品と同様に調べる。

調味料その他

（1）みそ　みそは独特の色，味，香りをもっている。10倍にうすめて熱すると味や香りのよしあしがよくわかる。豆やこうじを指先でつぶしてみて，すぐつぶれるものはよく発酵した良品。よいみそは水によく溶け，煮たとき長くにごっているが，不良品は上の方が早く澄んでくる。みそそのものによる中毒はまれである。

（2）しょうゆ　中毒はまれ。2，3滴を舌の上にたらして風味を調べたとき，塩味だけが強いもの，苦味やいやな味のあるもの，風味の悪いものは不良品。良品は黒褐色で試験管に入れて透かしてみると紅色をおび，澄んだつやがある。下級品は黄褐色か，黒青色。煮るとにごりが出るものは発酵がわるいものである。

（3）食用油　口に含んで少しでも苦味，酸味があったり異臭を感じるものは好ましくない。

（4）飲料　① アルコール性飲料❶　② 清涼飲料水❷

（5）合成着色料の検査❸

◆ 解 説 10 ◆

❶ **アルコール性飲料** ビールはにごったり変敗することがある。よいビールはコップに注ぐと透き通っているか，わずかににごっている程度で，細かい泡が続いてできる。また適当な苦味を伴った爽快感があり酸味のないもの。

❷ **清涼飲料水** ビンを透かしてみて，よどみやにごりのあるもの，綿のようなものがあるものは不良品（ただし，果実やパルプを含むものにはあてはまらない）。

❸ **合成着色料の検査** ワイン，ジャム，ケチャップ，その他の飲料や調味料に合成着色料が使ってあるかどうかを見分ける方法は，これらの食品を水に溶かして酢などを加えて，3～6 mm に切った白毛糸を浸し，数分間煮る。取り出した毛糸を洗ってみて色がついていれば，合成着色料（タール系色素）が使ってある。

◇ **食品の日付表示** 食品の日付表示は，これまで製造年月日表示が原則とされていた。しかし，近年の食品製造・加工技術や流通技術の進歩により，これまでの経験的知識だけでは，品質劣化についての判断が難しくなってきた。一方，表示すべき「製造」時を特定することが難しくなってきていることも指摘されてきた。例えば，弁当のように複数の食品を組み合わせて別の食品として販売する事例が増加し，このように表示された製造年月日に品質劣化の起点としての目安を求めることに無理がある場合が多くなってきた。そこで，平成7年から製造年月日に代わる期限表示を設けた。

① **期限表示の種類** 期限表示は，腐敗，変敗やそれらに伴う変化など衛生上の危害の発生を防止する観点から，食品の製造後，飲食に供しても衛生上の問題を生じない期間や品質が保たれる期間が終わる時期を示す。この期間を過ぎた場合，品質が急速に劣化しやすい食品と数日で腐ったりせず比較的緩慢な食品とでは，衛生上の危害が発生する可能性に差があるため，これらを明らかにする目的で，2種類の期限表示が定められている。

・**消費期限**……定められた方法により保存した場合において，品質が急速に劣化しやすい食品（製造または加工の日を含めておおむね5日以内の期間で品質が劣化するもの）にあっては，腐敗や変敗その他の食品などの劣化に伴う衛生上の危害が発生するおそれがないと認められる期限を示す年月日を記載する。

・**品質保持期限（賞味期限）**……上記に規定するもの以外の食品にあっては，定められた方法により保存した場合において，食品のすべての品質保持が十分に可能であると認められる期限を示す年月日を記載する。なお，缶詰などのように，この期限までの期間が3か月を越える場合は，年月のみの表示でもさしつかえない。

② **期限を設定する者** 期限の設定は，その食品の品質保持に関する情報を把握している者が設定すべきであるから，製造または加工を行う営業者が設定する。なお，輸入品の期限設定については，基本的には輸入業者が行なう。

③ **保存方法の記載** 期限表示は，定められた方法により保存することを前提とするので，期限表示にあわせて保存の方法を，「10℃以下で保存すること」，「直射日光を避け，常温で保存すること」などその製品の特性に従って，具体的に記載する。

11 食品衛生対策 （A）

調理場の衛生管理	調理場の内外の設備や器具，食品の取扱いが衛生的で，仕事をする人が健康であることは，食中毒や感染症，寄生虫病の発生を未然に防ぎ，楽しい健康な食生活を営むために必要なことである。食品が衛生的に選ばれ，栄養価の高い食事が作られても，調理場内外で衛生的に取扱われなければ，とりかえしのつかない大事故を起こすことにもなるので，調理場の内外は常に衛生的な配慮が十分なされなければならない。
調理場外の環境衛生	（1）**倉庫，冷蔵庫**　食品倉庫は乾物と生物を区別し，調理場に近い北側に面した湿気の少ないところがよい。床，壁，天井の凹凸をなくして掃除がしやすいようにし，窓は小さくして防虫網をはる。冷暗を保つ構造にし，換気窓を作る。調理場外の冷蔵庫も火気や熱気から遠ざけ，排水，臭気に注意し，常に10℃度以下に保つ。 （2）**下　水**　水はけをよくし，金具などで排水口にふたをし，ネズミの侵入を防ぐ。 （3）**ごみ，厨芥**　ごみ容器には必ずふたをする。時々薬品消毒をする。汚物処理業者と連絡してなるべく早く取り去ってもらうようにする。 （4）**便所❶，手洗い所❷，休けい所❸，更衣室❹**
調理場の構造	（1）**場所・大きさ❺その他**　乾燥した土地，西日が入らず，採光，換気の十分なところ，調理室と処理室（下ごしらえ室）に区分。 （2）**床❻，壁❼，天井❽，通風❾，採光❿など** （3）**防そ・防虫設備⓫，排水溝⓬，手洗い設備⓭**
食品取扱設備	（1）**食品取扱器具の大きさと数**　なべ，かま，食器類，器具類を客数，食数などに適した数量だけそろえる（とくに客用の食器は必要量より25％多く用意のこと）。 （2）**設備の配置⓮** （3）**調理器具・食器の衛生⓯** （4）**食器類の収納設備⓰**

◆ 解 説 11 ◆

❶ **便 所** 衛生的な構造でハエなどの発生を防ぐ。調理場や井戸から5メートル以上離れていること（汲取式の場合）。手洗い，消毒用の薬剤をおく。土足便所をやめる。薬品消毒をする。

❷ **手洗い所** 数多く設けること。石けん，手洗いブラシ，消毒液を用意する。

❸ **休けい所** 調理場での喫煙・雑談その他をさけるため，調理にたずさわる者の休むところを設けること。つねに清潔にしておくこと。

❹ **更衣室** 調理場の近くに男女別に作る。宿泊のときは寝具，用度品などは常に清潔にすること。

❺ **場所・大きさ** 調理室の大きさは客数に応じて，洗い場・消毒・調理台などの設備をするのに十分の広さがあること。住居の部屋からは完全に区別され，洗たく場，便所などとも離れていることが大切。外部からもち込む材料はそのまま調理室に入れないように処理場で水洗い，下ごしらえをするようにし，調理室では切ったり，煮焼きしたりする場所を区分する。出入口はできるだけ少なくし，材料を運び込む口と料理したものを出す口を区分するようにする。出入口はハエの入らぬように暗路や二重とびらにし，その1枚は網戸にする。

❻ **床** 床面はコンクリート，完全排水（汚水のたまらないようにする）。

❼ **壁** 床から1メートルまでの高さは，セメントや板張りにして，掃除のしやすいようにする。壁はごみやほこりがたまらないようになめらかに作る。色は明るい色にする。

❽ **天井** ほこり，ごみ，ネズミの糞などがおちてこないようにする。掃除のしやすいようにして，明るい色にする。

❾ **通風** 蒸気，煙，熱気などがこもらないように，換気ファン，換気筒，換気窓を作り，火を使うところの上部には天がいなどをつける。

❿ **採光・照明** 自然光線を十分とり入れるような構造にする。やむを得ないときや夜間には調理室の全般的な標準照度を100～200ルクスに保ち，また調理作業面は平均的に300ルクス程度，盛りつけカウンターは500ルクス程度の明るさを確保するようにする。（100ルクスは，60ワットの電球から1m離れた面の明るさである。）

⓫ **防そ・防虫設備** 出入口，窓その他のところに金網をはり，排水口にはネズミ止めのスノコをはり，下水溝にはふたをする。またネズミ，ハエなどの入らない食品保存庫（ハエ帳戸棚）を備える。

⓬ **排水溝** 調理場の中や周囲にはU字型の溝をつけ，適当なこうばいをつけて絶えず水がよく流れて排水しやすくする。

⓭ **手洗い設備** 適当な数の流水式手洗い専用設備を適当な場所におく。石けん，手洗いブラシ，消毒薬などを備える。器具や容器を洗うための洗い場も設ける必要がある（この洗い場は2槽以上のものとし，下洗い，仕上げ洗いと区別すること。水，熱湯の両方が自由に使えるようにすること）。

⓮ **設備の配置** 食品庫，冷蔵庫，下ごしらえ場，流し場，調理台，かまど，配膳台，食品保存庫という順序に流れ作業（コの字型・L字型）のできるようにして，食品の移動を最小限度にとどめ衛生上の安全をはかる。

⓯ **調理器具・食器の衛生** 食品に直接ふれる部分は，とくに洗浄しやすい状態にする。さびがでず，常に清潔に保つことができる調理器具を選び，食器類も煮沸消毒のできるものを使う。ひびわれたり，かけたり，こわれたり，さびたりしているものはすてること。

⓰ **食器類の収納設備** 調理用器具や食器類は汚れやすいので，よく洗って消毒し，それぞれ専用の戸棚を設けてしまっておく必要がある。食器棚は水切りのできるような装置を考え，食品や器具が外からわかるように，ガラスのはいった引き戸や開き戸にするのがよい。

12 食品衛生対策 (B)

汚物処理および給水

(1) **給水設備** 調理に使用する水は水道水がよい。井戸水を使うときは水質検査を受け,飲用適となった水を使う❶。

(2) **汚物処理の設備と便所** ごみ,もえがらなどの廃棄物はビニール袋,ポリ容器など密封できるものやコンクリートのふたのあるごみ箱にすて,1日1回は処分する。

便所❷は水洗便所がのぞましい。

食品の取扱い方法

食品を病害の原因となる細菌などから守るためには,食品の取扱い方が問題となる。"清潔に","短時間に","温度に"の三原則に注意する。

(1) **清潔** 調理場内外の環境(施設,設備から器具❸にまで及ぶ)の清潔,食品の衛生的な取扱い方など。

(2) **時間** 食品を扱うときは,すべて短時間で処理する。

(3) **温度** 食品の加工貯蔵❹をする場合は,各食品に適当な温度(細菌の発育のできない低温または高温)で行なう。

食品取扱者の衛生管理

(1) **健康診断その他** 腸チフス,赤痢その他の感染症の保菌者や寄生虫をもつ者は調理に従事してはならない(定期的に月1回は健康診断や検便を受けること)。手指にできものや化膿性の傷のある者は調理の仕事をしてはいけない(化膿菌が口から入って中毒を起こすため)。定期や臨時の予防接種を必ず受けること。

(2) **清潔な服装** 調理加工,配膳,つめ合わせその他の食品を取扱う仕事に従事する者は,すべて清潔で,洗たくのきく仕事着を着ていること。帽子・三角巾・マスクをつける❺。

(3) **清潔な習慣** 爪を短く切る。手指の水洗消毒❻。はし,スプーン,その他食品を取扱う器具で,髪,鼻,口,耳などにふれてはいけない。仕事中に,たん・つばをはいたり,煙草を吸わない。

調理中に話をしたり,手をむやみに頭や衣服や顔などにふれてはいけない。手をきれいにするというようなことは1つの習慣であるから,食品の取扱いに従事する調理師たる者は,毎日の仕事の第一歩として清潔な生活をする習慣をつけるようにすることが必要である。

◆ 解 説 12 ◆

❶ **井戸水の水質検査**　1年1回以上の水質検査が必要。井戸の付近5メートル以内に不潔な場所，下水そのほかのもののないこと。井戸にふたがしてあり，ごみなどが入らない装置がしてあること。水質検査を受けていても，塩素剤（次亜塩素酸ナトリウム）で定期的に消毒することが必要である。

❷ **便 所**　感染症のもとになるところであるから，手，ハエ，ネズミ，井戸などをとおして，便所から調理場に細菌をもち込むことのないように特に厳重な注意が大切である。

❸ **調理器具類の消毒**　器具類を洗うときには食べ残しをすて，洗剤で汚れを洗いおとし，きれいに水でよく洗ったのち，薬品，熱湯，蒸気などのいずれかで消毒してから，ほこり，ごみのかからないように戸棚にしまっておく。食器，器具の洗浄には3槽になった洗い槽を使うことが好ましい。

消毒する際，煮沸の場合は75℃の湯に15分以上，熱湯ならば30秒ぐらい，蒸気の場合は100℃で15分以上入れておく。大量に入れると温度が下がるから，温度計を用いて，一定の温度以上に保たなくてはならない。消毒剤を使うのもよい。消毒したものはすぐに清潔な戸棚にしまって自然に乾かすようにすること。

❹ **食品の加工貯蔵の温度**　寄生虫や細菌は温度が高いほど短時間で死滅し殺虫，殺菌の効果がある。たとえば，赤痢菌は60℃の湯では30分で死に，100℃で即死する（しかしその食品の大きさや種類，調理加工の種類などによって，その温度と時間とをよく考えることが必要）。でき上がった食品は，必ず10℃以下の冷蔵庫で貯蔵する。温度の低いほどながく貯蔵することができる。肉や魚は高温で調理して，冷蔵はできるだけ低温にするほうが安全である。

❺ 仕事着や帽子などをつけたまま，調理場から出たり，便所に行ったりしてはならない。こういうことをすると，せっかく清潔な服装をしていても，感染症の病原体などを調理室にもち込むような結果となって危険である。また清潔な調理場で，清潔な服装をした調理師が，衛生的に食品の調理を行なっていても，調理関係者以外の者が自由に調理場に出入りしていたのでは，いろいろな感染症や中毒の原因がもち込まれてしまう危険があるので，関係者以外には絶対に調理場への出入りをさせないようにする。

❻ **手指の清潔**　手指を清潔にするということは食品を取扱う人にとって常識でありながら，なかなか実行の難しいものである。一見，清潔そうな手をしていても，いろいろなものに触れる関係から，知らないうちにかなり汚れていると考えてよい。食品を取扱う前や用便後には必ず手洗いを励行するように徹底する。

◇ **手洗い設備**　温水と冷水の出るもの，水道のカランが蛇口の下についている型のものが，カランが絶えず流水によって洗浄されているからよい。調理場の主要地点に手洗い専用の設備を用意する。ここに，石けん，消毒液（逆性石けん），爪ブラシ（爪を洗うのに使う）をそろえておいて，すぐに使用できるようにする。

◇ **手洗いの方法**　ちょっと手を水につけた程度では効果がない。効果的な手洗いの方法を次に挙げる。まず，石けんを使って手の汚れをとり，十分流水で洗い流す。油汚れのひどい場合には特に念入りに洗う。この時，石けんの泡などが残っていると次の逆性石けんの消毒効果がなくなるから注意する。消毒液にしばらく浸してから，乾いた清潔なタオルでよくふく。

13　消　毒

消毒とその方法	(1)　消　毒　　病原微生物を死滅させて人間に感染しないようにすること。これと似た言葉で滅菌というのがあるが，これは非病原性のものをも含めてあらゆる微生物を死滅させることをいうのであって，消毒が必ずしも滅菌であるとはかぎらない。 (2)　消毒の方法 　①　物理的方法❶　　火焰滅菌法，乾熱滅菌法，高圧蒸気滅菌法，流通蒸気滅菌法，煮沸殺菌法，紫外線による方法など。 　②　化学的方法❷　　薬品を用いて消毒殺菌する（ショウコウ，ホルマリン，さらし粉，次亜塩素酸ナトリウム，石炭酸，クレゾール石けん液，アルコール，過マンガン酸カリウム，逆性石けんなど）。
逆性石けん	(1)　特　徴　　陽性石けんともいう。ふつうの石けんとはちがって，洗浄力はほとんどないが，殺菌力が非常に強い。またこれは刺激性がなく，人間に対する毒性も通常の使用には危険を伴わない程度で，においがないなどの特性もあって消毒薬として使用されている。 (2)　使用方法　　10％の溶液で市販されているが，食器類の消毒にはこれを300～500倍にうすめて使用。手の消毒には手のひらを少し水でうるおし，溶液を2～3滴たらして洗うか，100～200倍液に浸すとよい。なお逆性石けんはふつうの石けんや中性洗剤と混ぜると効果がないので注意する。
中性洗剤	(1)　特　徴　　ソープレスソープまたは合成洗剤ともいわれる。中性洗剤は石けん❸より洗浄力が強く，食品や器具についている汚れ，油脂などを除く力が強く，水にもよく溶け，硬水でも効力がある。食器・調理器具類を洗うのにこれを用いると，よく汚れがおちるほかに，細菌なども洗いおとす力がある。また，野菜や果実類を洗うのにもよく，付着している回虫卵や農薬を洗いおとすこともできる。 (2)　使用方法　　普通0.1％以下の溶液にして用い，これに2～3分間つけてから十分に流水で洗い落す。市販の中性洗剤で，食品関係に使用するものは，水によく溶けて中性，無臭で，蛍光染料を含まないものがよい。最近では野菜，果物，食器洗浄専用のものが市販されているから，これを用いる。

◆ 解 説 13 ◆

消毒法とその対象

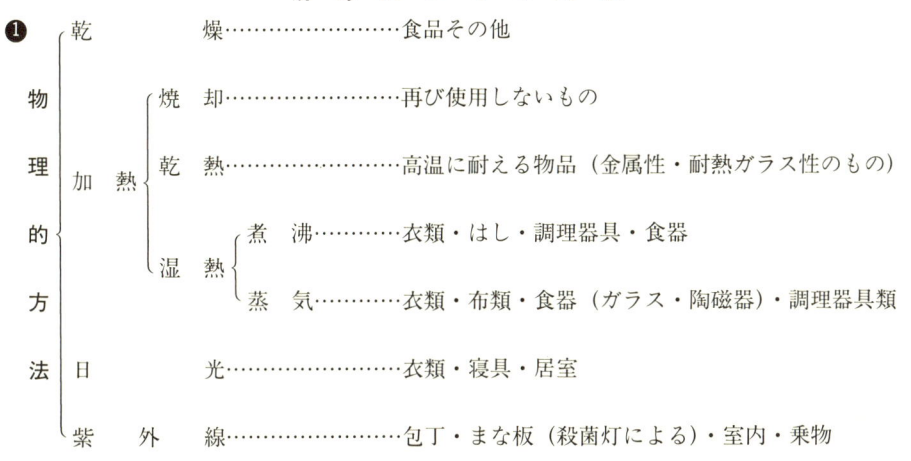

❶ 物理的方法
- 乾　　　　燥………………食品その他
- 加熱
  - 焼　　却………………再び使用しないもの
  - 乾　　熱………………高温に耐える物品（金属性・耐熱ガラス性のもの）
  - 湿熱
    - 煮　　沸…………衣類・はし・調理器具・食器
    - 蒸　　気…………衣類・布類・食器（ガラス・陶磁器）・調理器具類
- 日　　　　光………………衣類・寝具・居室
- 紫　外　　線………………包丁・まな板（殺菌灯による）・室内・乗物

❷ 化学的方法（消毒剤）
- 塩　素　　剤………………食器，器具，まな板，ふきん，水
  （次亜塩素酸ナトリウム，さらし粉）
- アルコール…………………器具，日用品，手指，皮膚
  （濃度75～80％のエチルアルコール）
- 逆性石けん…………………手指，器具，容器，冷蔵庫
  （塩化ベンザルコニウム）
- クレゾール石けん液………室内，革類，ゴム類，塗物類

❸ 石けん　脂肪酸系洗浄剤であり，普通0.5％以下の溶液にして用いる。洗浄力は中性洗剤よりも劣る。また硬水で使用すると洗浄力がおちる（硬水中の無機質と結合してしまうため）。

VII. 調理理論

1 調理と調理操作の分類

調理と調理理論

調理❶とは，食品❷を食物として，食べられるように作り変える操作（衛生上安全なものにし，消化吸収をよくし，見た目に美しく，食欲をそそるようにする）のことである。したがって，調理された食品（つまり食物）は栄養的，衛生的にも，また好の点でも，すべてに満足するものになることが，理想である。

調理理論は，調理を科学的に研究し，昔からのこつや技術の理由を明らかにして，合理的に調理技術を習得するとともに，進歩をはかることが，目的である。

調理操作の分類

調理というものは，「献立作成」から「配膳」まで広範囲の仕事であるが，その中心となるのは，洗ったり，切ったり，焼いたり，煮たりする1つ1つの処理（調理操作）である。

調理操作は，次の3つに分けることができる。

操作	特徴	例
非加熱調理操作❸	食品を加熱せずに，大きさ，形および成分を変化させる操作。	洗う，浸す，切る，削る，すりおろす，細分する，攪拌する，混ぜる，絞る，圧する，こす，練る，砕く，すりつぶす，巻く，たたくなど。
加熱調理操作❹	食品を加熱することによって，外観および成分を変化させる操作。	湿熱：煮る，蒸す，ゆでる，炊くなど。 乾熱：焼く，炒める，揚げるなど。
化学的調理操作❺	酵素，微生物，化学物質などの作用を利用して，食品の成分を変化させる操作。	分解，軟化，発酵，凝固など。

＊化学的調理操作は，調理より加工として行なわれることが多い。

◆ 解 説 1 ◆

❶ 調理の目的
① 食品に付いている有害物（大腸菌などの有害細菌，寄生虫およびその卵，汚物など）を除き，安全なものにする。
② 食品の組織をやわらかくして，消化吸収をよくする。
③ 食品のもつ自然の色，香りおよび味を尊重し，不味不快なものを取り去り，風味をよくして，色や形を整える。
④ 食物の量，質および配合を考えて，栄養的に完全なものにする。
⑤ し好を満足させて，食欲の増進をはかる。
⑥ 一般にいらないものとしてすてられている不可食部（皮，葉，茎，根，頭，骨，内臓など廃棄物）を，食べられるようにする。

❷ 食 品　われわれは食用とするために，農業によって各種の農産物を，牧畜業によって各種の畜産物を，水産業によって各種の水産物を収穫・生産している。この生産された食用とすることができるものを食料といい，さらにそれらの不要部を除き，計画的に貯蔵したり，乾燥，加熱，調味などの処理をほどこしたりする。これが調理の素材となる「食品」である（例：米，いも，肉，卵，牛乳，パンなど）。

食品中には，たんぱく質，脂質，糖質，無機質，ビタミンなどの5つの栄養素を含んでいるが，単独で完全に含むものは少なく，食品を組み合わせて効果的な栄養にする。

❸ 非加熱調理操作　ほとんどの調理のはじめに行なうべき操作で，調理の目的，材料などに応じて使い分ける。

❹ 加熱調理操作　「湿熱」と「乾熱」のほか，「誘電・誘導加熱」がある。
① 湿熱……一般に水を仲立ちとして，熱源より熱を伝える方法。
② 乾熱……水ではなく，空気または油を仲立ちとして，熱源より熱を伝える方法。
③ 誘電・誘導加熱……電子レンジ，電磁調理器による，火を使わずに熱を伝える方法。

❺ 化学的調理操作　分解，軟化（甘酒，塩辛，こうじ，納豆など），発酵（漬けもの，パン，酒など），凝固（豆腐，こんにゃくなど）など，食品に化学的変化を起こし，貯蔵性をよくしたり，消化吸収をよくしたり，風味をよくするために行なう。

◇ **加工操作と調理操作**　加工の操作は，調理操作と似ている。しかし，小麦の製粉や，大豆からの油脂の抽出などでわかるように，加工によって作られた加工食品は，「食品」であって，これを「食物」にするためには，やはり調理が必要である。すなわち，ある「食品」から次の段階の「食品」を作るのが加工であって，「食品」から「食物」を作り上げるのが調理である。

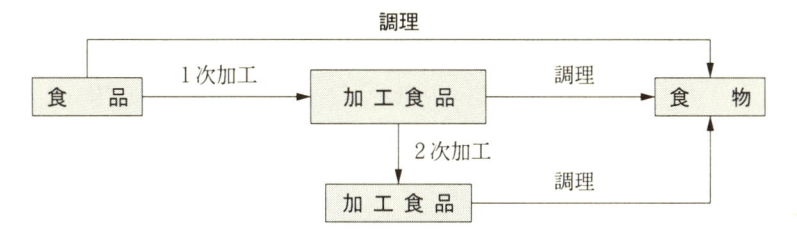

```
                          調理
          ┌─────────────────────────────────┐
          │                                 ↓
    ┌─────┐  1次加工  ┌──────────┐  調理  ┌──────┐
    │食 品│─────────→│加 工 食 品│──────→│食 物│
    └─────┘          └──────────┘        └──────┘
                          │    ↑
                      2次加工  │
                          ↓    │  調理
                       ┌──────────┐
                       │加 工 食 品│────────────┘
                       └──────────┘
```

2 非加熱調理操作 （A）

洗う（洗浄）	洗うという操作は，下処理として基本的なものである。 （1）目　的 　① 食品についている虫，細菌類，農薬などを除き，食品を安全なものにする。 　② 食品の不味成分（臭みのある部分，味の妨げとなる部分）を除く。 （2）方　法　　水による洗い方が基本であるが，食品をより安全に，よりおいしくするために，氷水，食塩水，酢水などを用いることがある❶。 　また，魚の洗い❷や酢洗い❸なども"洗う"操作の1つといえる。
つける（浸漬）	つけるという操作は，下準備として行なうものと，味つけのために行なうものに分けることができる。 （1）目　的 　① 食品を膨潤，軟化させる。　② 不味成分を除く（あく抜き，塩抜き）。 　③ 歯ごたえ，舌ざわりをよくする。　④ 褐変を防ぐ。　⑤ 味をつける。 　⑥ 保存する。　⑦ 薬品により食品を軟化あるいは硬化させる。 （2）方　法　　水，あるいは食塩，酢，重そう，みょうばん，灰などを加えた水を食品や目的に応じて使い分ける❹。 　味つけおよび保存のために行なうものとしては，酢漬け（ピクルス），みそ漬け，シロップ漬けなどがある。
冷やす・凍らせる（冷却・凍結）	食品の温度を下げる操作で，食品を凍結させる操作も含む。 （1）目　的 　① 保存性を高める（微生物の繁殖を抑える，酵素作用による変化を遅らせる）。 　② 液状のものを固まらせる（ゼラチン，寒天❺，アイスクリーム）。 　③ 食べる最適温度を保つ（ワイン，サラダ，果物）。 （2）方　法 　① 水を用いる……食品を流水やため水に接触させる。 　② 氷を用いる……食品を直接氷あるいは氷水に接触させる。 　③ 空気を用いる……室温中に放置，または冷蔵庫や冷凍庫❻に入れて，冷気に接触させる。
	◇ 調理操作に用いる器具に関しては，p.150を参照のこと。

◆ 解 説 2 ◆

❶ **食品とその洗い方**
- 米……ぬかを除くだけにして，軽く洗い，長時間くり返し洗わない。
- 野菜類，果物類，いも類……土，虫やその卵，農薬などを取り除くため，特に葉の裏，根株，葉柄の下部を流水でよく洗う。切ってからはできるだけ洗わない。
- 魚介類……生魚の場合は，内臓から腐敗するので早いうちに内臓を取り除き，腹腔内を十分水洗いしてふきんで水分をふきとる。切り身にしてからの水洗いはさける。
- 肉類……基本的には洗わない。

❷ **魚の洗い**　生きのいい魚を薄くそぎ造りにして，水や氷水中で振り，身が幾分ちぢみ，歯ごたえがよくなったところを食べる。刺身の一種である。

❸ **酢洗い**　材料を酢の中で洗うことで，下味をつけるためや魚の身をしめるために行なう。

❹ **食品とそのつけ方**
- サラダやさしみのつまのように生食する野菜……冷水や氷水につけて張りをよくする。
- 切り干し大根や干ししいたけなどの乾燥品……水洗いをしてごみや汚れを除き，水につけてもどす。干ししいたけ，きくらげなどは，ぬるま湯を用いることがある。
- 煮ものにする場合のなすやくりなど……煮くずれを防いだり，色を鮮やかにするために，みょうばん水につける。
- れんこんやごぼうなど……白く仕上げるために酢水につける（p.149 参照）。
- りんごなどの果物……褐変を防ぐために，短時間食塩水につける。
- 白米など……糊化させるために，水につけて吸水させる。
- にしんなどの干し魚類……あく抜きとやわらかくするために米のとぎ汁につける。数日間つける場合は，とぎ汁を毎日かえる。
- あさりやしじみなどの貝類……あさり，はまぐりは，ひたる程度の食塩水（2～3％）につけ，冷暗所におき，砂をはかせる。しじみは，水につける。

◇ **食品の浸透と脱水**　生鮮食品を水につけると張りが出るが，食塩水につけると反対にしんなりする。これは，食品の細胞膜を境にして細胞の内と外とで液体の濃度が等しくなろうとするために水のような小さな分子が細胞膜を通過するからである。つまり食品を水につけると，細胞内の方が濃度が高いので，これをうすめようとして水が内部に入り，反対に塩水につけると外部の濃度が高いので，これをうすめようと内部から水が出てくる。

❺ **ゼラチンと寒天の融解温度と凝固温度**

濃　　度	凝固温度	融解温度
寒　天　0.5％(無糖)	28.0℃	68.0℃
〃　　　2.0％(　〃　)	35.0℃	84.0℃
ゼラチン　2.0％(無糖)	3.2℃	20.0℃
〃　　　4.0％(　〃　)	10.5℃	25.0℃
〃　　　6.0％(　〃　)	14.5℃	27.0℃

注1　融解温度とはもとのゼラチンや寒天が溶ける温度のことである。
注2　寒天は果汁を加えて長く加熱すると果汁の酸により凝固しにくくなる。
注3　ゼラチンはたんぱく質なので，たんぱく質分解酵素を含むもの（生のパイナップルなど）を加えると凝固しなくなる。

❻ **冷凍食品のもどし方（解凍法）**　自然解凍法と急速解凍法がある。いずれも食品細胞内の氷の結晶を生と同じ状態にもどすための注意を払う。

3 非加熱調理操作　(B)

切る・けずる❶（切砕）	刃物を使って食品の形態を変化させる操作である。 (1) 目　的 　① 形や大きさを整え，食べやすく，外観の美しいものにする。 　② 不可食部（消化の悪いもの，味をそこなうもの，臭みのあるもの）を除く。 　③ 火のとおり，調味料の浸透および成分の抽出を促進させる。 (2) 方　法　　機械化された大量調理においても切砕の操作になくてはならないものは包丁（p.151参照）である。包丁は，食品や切り方❷で使い分ける。
混ぜる・和える❸（混合）	食品の状態を均一にする操作である。 (1) 目　的 　① 2種類以上の異なる食品を均一にする。 　② 食品の状態を変化させる。 　③ 食品の変化を均一に起こさせる。 　④ 放熱，放湿を促進する。 (2) 方　法　　調理目的により，十分に攪拌する場合と最小限度にとどめる場合とがある。
する・つぶす❹（磨砕）	食品の原形をなくし，粉状，パルプ状，ペースト状にする操作である。 (1) 目　的 　① そのままの状態では食べにくいものを，食べやすくする。 　② 1種類または2種類以上の食品を均質にする。 　③ 食品組織を破壊する。 　④ 食品をもとの状態とはちがった外観，舌ざわり，味のものにする。 (2) 方　法　　原形がなくなるまで行なう。
押す・しぼる❺・こす・（圧搾）	(1) 目　的 　① 分離する。② 組織を破壊する。③ 成型する。④ 味の浸透を促進する。 (2) 方　法 　① 本来の圧搾……力を加えて，液体と固体を分離する。 　② ろ過……力を加えないで，液体と固体を分離する。 　③ 成型……力を加えるが，分離はしない。

◆ 解 説 3 ◆

❶ 切砕の例
- 姿づくり，飾り切り……目を楽しませるために，美しく切る。
- 魚の下処理……内臓を取り除き，味，におい，外観のよいものにする。
- 皮むき……りんごやバナナの皮など，消化されにくいあるいはされないものを除く。
- かつお節……かつおをけずり，表面積を広げて，香り，うま味が出やすいようにする。
- かくし包丁……食品を大きいままで加熱する場合，加熱時間の短縮と味の浸透の促進のために，目立たない場所に切り目を入れ表面積を広げる。たとえば，魚の場合は背びれの付け根，ふろふきだいこんなどの場合は裏側に十文字の切り目を入れる。

❷ 切り方　押し切り（野菜，果物など），引き切り（魚，肉など），たたき切り（魚の頭，骨など）がある。

❸ 混合の例
- 和えもの，サラダ……食品に調味料をまんべんなくゆきわたらせる。
- コロッケ，肉だんご……いろいろな材料を均一にする。
- すし飯……米飯に合わせ酢をまんべんなくゆきわたらせ，同時に冷ます。
- ドレッシング，マヨネーズ……溶け合わないものを強制的に混合し乳化液にする。
- 卵白，クリーム……泡立てて空気を含ませ，液体の状態から固体に近い状態にする。

その他，加熱調理の際，火のとおり，味の浸透が均一に起こるようにするため，また，砂糖，食塩，ゼラチンなどを早く溶かすために行なう。

◇　**ドレッシングとマヨネーズ**　両方とも酢と油が主材料である。酢と油は溶け合わないので，ドレッシングとマヨネーズは，油の微細な粒子が酢などの水分中に分散している乳化液の状態（水中油滴型，oil in water，o/wと書く）になっている。ドレッシングは放っておくと分離するが，マヨネーズは，材料の卵黄に含まれる脂質のレシチンが，乳化状態を安定させているので，分離しない。

❹ 磨砕の例
- 小麦粉……小麦のままで食べるより粉状にすると利用範囲が広がる。
- ごま……することによって，香り，消化をよくする。
- ソーセージ，かまぼこ……魚や肉を他のものと一緒にすりつぶすことにより，味つけ，成型を自由にし，魚や肉の利用効率を高める。
- わさび，だいこん……すりおろして組織を破壊すると，酵素反応が起こりやすくなり，そのために香り，辛味が生じる。
- コーヒー豆……組織を破壊することによって，香り，うま味が出やすくなる。

❺ 圧搾の例
- こしあん……豆の皮とあんを分ける。
- うらごし……組織を破壊したり，繊維を除くことにより，舌ざわりをなめらかにする。
- コーヒー，紅茶……ろ過によって成分を抽出する。
- 押しずし，にぎりずし……型を使ったり，手によって形を整える。
- 漬けもののおもし……漬けもの中の水分を早く出し，味の浸透を早くする。

4 加熱調理操作 （A）

焼く・炒める	食品を熱源❶から直接に，または熱した金属板などの熱で間接に加熱する調理方法である。加熱温度は，200℃以上と比較的高温である。 （1）特　徴 　① 高温なので，すぐに食品の表面が凝固あるいは糊化するので，うま味成分の損失が少ない。また原則として水を用いないので，水溶性の成分の損失も少ない。 　② 食品の表面の水分が減少し，焦げ目がついて独特の風味を呈する（焦げ目をつけない場合もある）。 （2）焼き方の種類 　① **直接加熱（直火焼き）**　食品に直接熱源から加熱する方法である。串焼き❷，網焼き❸などがある。 　② **間接加熱**　食品と熱源の間に鉄板やフライパンなどがあり，これらを通じて加熱する方法である。鉄板焼き❹，蒸し焼き❺，炒め焼き（ソテー）❻，包み焼き❼，いり焼き❽などがある。また，焼く器具❾，調理方法❿，調味料⓫，焼き上がった形⓬などの面からみた種類もある。
揚げる	食品を液体油脂中で加熱する調理方法で，加熱温度は，150～190℃である。 （1）特　徴 　① 加熱時間が短いので，栄養素の損失が少ない。 　② 食品の水分は蒸発し，代わりに油を吸収するので，食品に油脂の香味が加わる。 （2）**揚げ油の種類**　日本料理には，大豆油，ゴマ油，綿実油などの植物性油脂が使われる。西洋料理，中国料理では，このほかに，牛脂（ヘット），豚油（ラード）などの動物性油脂も使われる。 （3）**揚げものの種類**　衣をつけないもの（素揚げ）⓭，小麦粉，かたくり粉などをつけるもの（唐揚げ）⓮，衣⓯をつけるもの（衣揚げ）⓰がある。 （4）**揚げ油の適温**　一般に160～180℃といわれているが，材料や調理方法によってかなりの温度差がある。高温，低温，いずれの場合でも，揚げている間は油を一定の温度に保つことが大切である。材料の種類，大きさなどを考えて，油に材料を入れていく順序に注意する。一度に多量を揚げないこと，火力の調節に気を配るなどして常に適温の油で材料を揚げるようにする。

◆ 解 説 4 ◆

① **調理に使用する熱源**　ガス（天然，都市，プロパン），まき，木炭（練炭，炭団，消し炭），石炭，石油（灯油），アルコールなどがある。そのほか，火を出さないものに，電気，マイクロ波（電子レンジに利用），電磁誘導（電磁調理器に利用）などがある。
② **串焼き**　串に材料をさして焼くことである。串にさすことによって，焼く操作がしやすく，材料も形よく仕上がる。
③ **網焼き**　材料を網にのせて焼くことである。
④ **鉄板焼き**　油をひいた鉄板で，肉，魚介，野菜など好みの材料を焼くことである。たれや薬味をつけて食べる。オイル焼き，お好み焼きなどがある。
⑤ **蒸し焼き**　オーブンを使う。四方から熱が伝わる構造になっているので，熱がまんべんなくあたり，きれいに焼きあがる。
⑥ **炒め焼き**　炒めること。少量の油（脂）を熱し，材料を混ぜながら焼く。
⑦ **包み焼き**　材料をアルミ箔や硫酸紙などで包み，フライパン，網などの上にのせて，間接的に火を通す方法である。
⑧ **いり焼き**　煎ることである。普通は油は使わず，フライパン，焙烙などに入れて，焦げつかないように絶えずかき混ぜ，材料の水分を除く。
⑨ **焼く器具による種類**　奉書焼き，杉板焼き，塩釜焼き，焙烙焼き，石焼き，竹焼き，貝焼きなど。
⑩ **調理方法による種類**　つけ焼き，てり焼きなど。
⑪ **調味料，つけ汁の違いによる種類**　素焼き（白焼き），塩焼き，黄金焼き（ろう焼き），みそ焼き（田楽），うに焼き，柚庵（幽庵）焼き，南部焼きなど。
⑫ **焼き上がった形による種類**　鬼殻焼き，かぶと焼き，すずめ焼きなど。
⑬ **素揚げ**　衣をつけず，材料を直接油に入れて揚げること。中国料理の場合は，清炸（チンヂァ）といって下味をつけたものをそのまま揚げることをいう。
⑭ **唐揚げ**　材料の水分を押え，ぱりっと仕上げるために，粉（かたくり粉，小麦粉，くず粉，上新粉など）をまぶして揚げる。
⑮ **衣の役割**　食品は揚げると水分が蒸発し，乾燥してしまう。これを防ぐのが衣である。つまり，衣は食品と油との間に水分の多い壁を作り，食品の水分が蒸発するのを防ぎ，食品のもち味を保つ。
⑯ **衣揚げ**　衣をつけて揚げること。衣にはいろいろなものがあり，その違いによって揚げものの名前が異なる。衣には次のようなものがある。
・天ぷらの衣……卵を水で溶いた中に，小麦粉を加えたもの。
・道明寺揚げの衣……小麦粉，溶き卵の順につけ，次に道明寺粉をつける。
・フライの衣……小麦粉，溶き卵，パン粉の順につける。
・フリッターの衣……小麦粉と卵黄を混ぜたものに，泡立てた卵白をさっくりと合わせる。ほかに，牛乳，ワイン，ビールなどを加えることもある。
・軟炸（ルアンヂァ）の衣……かたくり粉，小麦粉などを，水か卵白または全卵などで溶いたもの。
・高麗（ガオリ）の衣……泡立てた卵白に，かたくり粉，小麦粉などを混ぜたもの。

5　加熱調理操作　(B)

煮る・炊く・ゆでる	液体の対流を利用して，食品を加熱する操作で，「ゆでる」という操作も広い意味の煮る操作の1つと言える。 （1）特　徴 　①　水を使うので，温度管理が簡単である（水が沸騰する温度の100℃付近以上には，むやみに上昇しない）。 　②　食品と液体との交流が，他の加熱方法に比べてさかんなので，味つけがしやすい。 　③　栄養成分，特に水溶性ビタミン（ビタミンC，B_1，B_2など）の損失量が大きい。 （2）「煮る」の分類 　①　食品自体に中心をおくもの（ゆでもの❶，煮もの❷） 　②　食品よりも汁（食品から出るうま味成分，栄養成分）に中心をおくもの（だし汁❸） 　③　上記①，②を合わせたもの（汁もの）
蒸す	沸騰した水から発生する水蒸気で食品を加熱する操作である。 （1）特　徴 　①　水が沸騰していれば，一定の温度（100℃付近）が保てる。 　②　食品の色，形，香り，栄養的価値などをあまりそこなわずに長時間加熱できる。 　③　味つけができない。 （2）方　法❹　蒸し器の内部が100℃になるまでは強火で，蒸気が出てきたら料理に合わせて調節する。水を入れ過ぎると，沸騰したときに食品がぬれてしまうので，水は蒸し器の中敷きの下1～2cmまでにする。
マイクロ波加熱	乾熱，湿熱のどちらも含まれないマイクロ波による加熱である。 （1）原　理　マイクロ波を当てると，そのエネルギーが食品中で熱に変わり，非常に早く発熱する。これを利用したものが電子レンジである。 （2）特　徴 　①　短時間で加熱できる。　②　栄養の損失や色，香りの変化が少ない（長時間加熱すると乾燥し，中から焦げる）。　③　食品の内部までむらなく加熱できる。　④　容器のまま調理できる（ただし，金属容器は電波を反射するので向かない）。　⑤　表面に焦げ目がつかない。　⑥　温度調節ができない。

◆ 解説 5 ◆

❶ **ゆでもののゆで汁**　食品を色よく、よりおいしくするため、あるいは、香り、味をつけるために、次のようなものを、ゆで汁の中に入れることがある。
- 食塩……青菜をゆでるとき、食塩を加えて色よく仕上げる。
- 米ぬか……たけのこのように、えぐ味の強いものは、米ぬかを加えると味がよくなり、多少やわらかくなる。
- 重そう、木灰……わらび、ぜんまいなど繊維のかたいものは、重そう、木灰を加えてアルカリ性にすると、繊維がやわらかくなり、またクロロフィルの緑もあざやかになる。
- 焼きみょうばん……やつがしら、くりなどをゆでるとき、焼きみょうばんを入れると、細胞膜のペクチン質が不溶化し、煮くずれが防げる。
- 香辛料、芳香野菜……獣鳥肉類、魚類の臭みを除くためと、うま味を増加するために、加える。主に西洋料理で用いられる。

❷ **煮ものの煮汁**　煮汁が多すぎるとうま味が汁に溶け出すし、余分な調味料を使うことにもなるので、なるべく少なくする。しかし、汁が少ないと味がまんべんなくつかない。そこで、「落としぶた」「紙ぶた」を利用し、材料の上に直接ふたをのせることで、調味料と熱が全体にゆきわたるようにする。そうすると材料も安定し、煮くずれも防げる。

◇ **味つけの順序**　俗にいう「サ（砂糖）、シ（塩）、ス（酢）、セ（しょうゆ）、ソ（みそ）」の順に行う。これは、塩を先に使うと材料をかたくしてしまい、砂糖を受けつけにくくなるためである。酢は揮発しやすく、みそやしょうゆは香りを失うので後から加える。

❸ **だし汁**
① **日本料理の場合**
- 一番だし……こんぶとかつお節でとる最高の香りとうま味をもつもの。吸いものや上等の蒸しもののかけ汁などに使う。
- 二番だし……一番だしをとったあとの材料を使ってとる。みそ汁、煮ものなどに。
- その他……魚のあらのだしは潮汁などに、鶏がらのだしは水炊き、おでん、煮もの、スープや具だくさんの汁ものなどに使う。他に、かつお節、こんぶ、煮干しなどでとったものがある。

② **西洋料理の場合**
　牛、仔牛、鶏、魚の肉や骨と、さらにうま味と香りを補うために、野菜や香辛料を入れて、長時間煮込んで作る。ソースや煮込みの土台になるフォンと、ポタージュの土台になるブイヨンとに、大きく分けられる。

③ **中国料理の場合**
- 葷湯（フンタン）（動物性スープ）……豚や鶏を材料にしたもの。
- 素湯（スゥタン）（植物性スープ）……大豆もやしやきのこ類などを材料にしたもの。

❹ **蒸す方法**
- 卵豆腐、茶碗蒸し、カスタードプリン……100℃で加熱すると「す」がたってしまうので、蒸し器のふたをずらしたり火加減に注意して、蒸し器内の温度を80〜90℃に保つ。
- もち米……でん粉の糊化（α化）に多量の水が必要なので、途中に何回もふり水をしなければならない。

6 調 理 と 味

味覚	味は，呈味物質（味を呈する物質）が，水や唾液に溶けて，舌の味蕾を刺激し，それが味覚神経を通じて大脳に達して感じる。 　味には，塩味，甘味，酸味，苦味，うま味の5つ❶があり，これらの味を感じる舌の部分は，それぞれ異なっているという説が一般に知られている❷。 　ほかに，渋味，辛味，えぐ味❸のように皮膚感覚（触覚，圧覚，痛覚）による味もある。また味覚には，嗅覚，視覚も影響する。
呈味物質	**（1） 塩味（かん味）**　代表的なものに食塩（塩化ナトリウム）があり，その塩味は塩素イオン（Cl^-）によるといわれている。しかし他の塩化物である塩化マグネシウム，塩化カルシウムは，苦味を呈する。 **（2） 甘　味**　一般に糖質の示す味である。ショ糖の甘味が最も安定しており，利用率も高い。ほかに，果糖，ブドウ糖，麦芽糖などがあり，果物，はちみつ，水あめなどに含まれる。 **（3） 酸　味**　調理に関係の深いものは，酢酸である。ほかに，クエン酸，乳酸，リンゴ酸などの有機酸があるが，これらは爽快な酸味を呈する。 **（4） 苦　味**　ある程度の量は他の味をひきたてる。代表的なものとして，カフェインがある。 **（5） うま味**　イノシン酸（かつお節，煮干しなど），グルタミン酸（こんぶ），グアニル酸（干ししいたけ），コハク酸（貝類）などがある。 **（6） 辛　味**　味ではあるが，痛覚で感じる。適度の辛味は，食欲を増進させる。こしょう，からし，わさび，とうがらし，しょうがなどの食品で感じられる。また辛味の中にもマイルドな芳香性を伴ったものがある。 **（7） 渋　味**　タンニン物質特有のもので，触覚で感じる。この味は一般に好まれないが，茶，ワインなどの呈味成分としては重要である。
味の混合効果	2種以上の呈味物質を混合したときに起こる現象を「味の混合効果」といい，次の3つに分けることができる。 　① **対比効果**❹　異なる呈味物質を混合したとき，一方あるいは両方の味を強く感じる。 　② **抑制効果**❺　異なる呈味物質を混合したとき，一方あるいは両方の味が抑えられておだやかに感じる。 　③ **相乗効果**❻　同じ味の呈味物質を混合したとき，互いに強め合って，両者の合計より強い味に感じる。

◆ 解 説 6 ◆

❶ **5つの味** それぞれの呈味物質は次の示す食品に多く含まれる。

味	呈味物質	食品	味	呈味物質	食品
塩味	塩化ナトリウム	食塩	苦味	カフェイン 胆汁酸 フムロン ナリンギン ククルビタシン	コーヒー，茶 レバー ホップ（ビール） なつみかん きゅうり，うり類
甘味	ショ糖 果糖 ブドウ糖 麦芽糖 乳糖 糖アルコール	砂糖 果物，はちみつ ほとんどの食品 水あめ，甘酒 牛乳，その他の乳汁 褐藻類，菓子類	うま味	イノシン酸 グルタミン酸 グアニル酸 コハク酸 テアニン酸	かつお節，煮干し こんぶ 干ししいたけ 貝類 緑茶
酸味	酢酸 クエン酸 乳酸 リンゴ酸	食酢 果物（特に柑橘類） 乳酸菌飲料，漬けもの 果物			

❷ **味を感じる舌の部分** 味覚神経の舌面分布は，それぞれの味によって異なっているという伝統的な理論と，それぞれ口内の至るところにあり，口全体に散らばっているという比較的新しい理論がある。味覚に関しては，解明されていない点も多い。

・味覚神経の舌面分布の一説

塩味は周辺部で，甘味は先端部で，酸味は両側で，苦味は付け根で感じる（舌の中央はあまり味を感じない）。

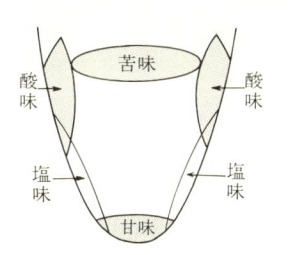

苦味……舌の奥
酸味……舌の両側
塩味……舌の周辺部
甘味……舌の先端

❸ **えぐ味** 苦味と渋味が混ざり合ったような不快な味をいう。野菜（たけのこなど）のゆで汁の味である。

❹ **対比効果の例** ぜんざいやしるこを作るとき，少量の塩を入れると甘味を強く感じる。すいかに塩をふって食べても同じ様に甘味を強く感じる。また，だし汁に塩を加えるとうま味をひきたてる。

❺ **抑制効果の例** コーヒーの苦味や柑橘類の酸味は，砂糖を加えると弱くなる。酢のものや梅干しの酸味は，塩によって抑えられる。

❻ **相乗効果の例** だし汁をとるときに，こんぶとかつお節を用いると，それぞれに含まれるグルタミン酸とイノシン酸により，うま味が強まる。

7 調理と食品の色と香り

食品の色素とその特徴

天然の食品の色❶は，次の5つに代表される。調理をする際には，それぞれの特徴を知り，各食品のもつ色を生かすように工夫する。

（1）**クロロフィル**（葉緑素）　緑色野菜に含まれる緑色の色素である。
　① 酸性では黄褐色，アルカリ性ではあざやかな緑色になる❷。
　② 食塩により色が安定する❸。

（2）**アントシアン**　野菜，果物に含まれる赤，青，紫およびその中間色の色素である。
　① 酸性では鮮紅色，アルカリ性では青紫色になる❹。
　② 鉄やアルミニウムなどと反応して色があざやかになる❺。

（3）**フラボノイド**　野菜，果物，豆，穀類に含まれる無色から黄色の色素である。
　① 酸性では無色に，アルカリ性では黄色になる❻。

（4）**カロチノイド**　柑橘類や緑黄色野菜に含まれる黄，橙，赤色の色素で，一部（β-カロチンなど）は体内でビタミンAと同じ作用をする。
　① 加熱に対して比較的安定している。

（5）**ミオグロビン**　肉や魚に含まれる赤色の色素である。
　① 加熱すると褐変する。
　② 硝酸塩を加えて加熱すると鮮紅色を保つ❼。

調理による褐変

（1）**酵素による褐変**　りんごやいもなどの皮をむいて放置しておくと，ポリフェノール系物質が酸化酵素の作用で酸化され，褐色になる。褐変を防ぐには，「空気と接触させない」，「酵素作用を抑える」ようにする❽。

（2）**酵素によらない褐変**　食品を加熱すると，たんぱく質（アミノ酸）や糖質（ブドウ糖など）がいっしょになりアミノ・カルボニル反応という現象が起こり褐変する。ステーキ，ケーキなどの焼き色がそうである。

香気成分とその特徴

食品の香り（におい）は，1種類だけではなく，数多くの香気成分（微量の揮発性の物質）によって呈する。調理では，香りを生かす場合❾と除く場合❿がある。

　① 揮発性なので，時間がたつにつれて食品独特の香りは失われる。
　② 加熱すると一時的に揮発して香りが強まる。
　③ ゆり動かして，より空気にふれさせると香りが高まる。
　④ 2種以上の香りを混ぜると，強い香りが他を弱める。

◆ 解 説 7 ◆

❶ **食品中の色素** 食品の色は，1つではなくいくつかの色素が集まってその色を呈している。下記は特に多く含まれている色素を挙げた。
  ① **クロロフィル**……緑色の野菜
  ② **アントシアン**……あかじそ，あかかぶ，くろまめ，なす，いちご，ざくろ
  ③ **フラボノイド**……みかんや夏みかんなどの皮，たまねぎ，そば，茶，アスパラガス
  ④ **カロチノイド**……にんじん，トマト，柿，さつまいも，パパイヤ，とうがらし，卵黄，さけ，ます，かにやえびの殻
  ⑤ **ミオグロビン**……獣鳥鯨肉類，魚

❷ **例** 緑色の野菜をゆでる時に，重そうを加えてアルカリ性にするとあざやかな緑色になる。しかし，重そうは繊維をやわらかくする働きもあるので，えんどうやわらびに用いるのはよいが，青菜にはふさわしくない。

❸ **例** 青菜をゆでる時に，食塩を入れる。またきゅうりは食塩をまぶして板ずりをする。

❹ **例** あかかぶは酢漬けにより，あかじそは梅干しや梅酢漬けによってきれいな赤色になる。

❺ **例** くろまめを煮るときは，鉄鍋を用いたり，さびた鉄釘を入れると黒く仕上がる。またなすの漬けものをするときに，ぬかみそ中にみょうばん（硝酸アルミニウムを含む）やさびた鉄釘を入れると色よくできるし，煮ものにするときは，あらかじめみょうばん水につけておく。

❻ **例** れんこんやごぼうは白く仕上げるために，皮をむいたら酢水につけたり，酢を用いた料理にすることが多い（酢れんこん，酢ごぼうなど）。
  蒸しパンや中華めんが黄色いのは，小麦粉のフラボノイド系色素が，膨化剤（重そう）やかん水のためにアルカリ性に傾くためである。

❼ **例** ハムやソーセージを作るときに，硝酸塩を入れる。

❽ **褐変を防ぐには** 次のような方法がある。
  ① 空気との接触を避けるためには，使用直前に切り，すぐ水につける。
  ② 酸素作用を抑えるためには，食塩水につける。還元剤（ビタミンC）を加える。またごく短時間加熱する。

❾ **香りを生かす場合** よい香りをいかに逃がさないか，いかによく出すかという工夫である。
  ① 調理の最後に加える……しょうゆなどを最後にほんの少量加える。
  ② 香りを逃がさないようにする……まつたけなどの香り高いものを焼くときはホイルなどに包むとよい。
  ③ 空気に触れさせて香りを出す……ワインの香りを楽しむときグラスをゆり動かす。
  ④ 食品の細胞をつぶし，香りを出す……木の芽をたたく。ごまをする。

❿ **においを除く場合** 特に魚や肉類などの臭みを除くことは，積極的に行なわれる。
  ① みそや牛乳の，臭みをとる性質を利用する……さばのみそ煮，あるいはムニエルや揚げものなどにするときあらかじめ牛乳につけるなど。
  ② 薬味や香辛料などの強い香りを利用する……さばやいわしのしょうが煮，西洋料理・中国料理における香辛料・香味野菜の使用。

8 調理と器具

調理操作をより簡単にし，おいしく，食べやすく，見た目もきれいな食物を作るために，それぞれの操作に対して，目的に合った器具がある。

(1) 物理的（非加熱）調理操作の器具

調理操作	調理器具
計量	はかり，計量カップ，計量スプーン，温度計，タイマーなど
洗浄・浸漬	洗いおけ，水切りかご，ざる，たわし・ブラシ・スポンジ類，バット，ボールなど
切砕・成形	包丁❶，まな板，皮むき，野菜抜き型，料理ばさみ，パイ切り，チーズ切り，卵切りなど
混合・攪拌	玉じゃくし（レードル），しゃもじ，へら，泡立器，ハンドミキサーなど
粉砕・磨砕	おろしがね，チーズおろし，肉ひき機，すり鉢，すりこ木，こしょうひき，ミキサー，ジューサー，ポテトマッシャーなど
圧搾・ろ過	めん棒，のし板，肉たたき，押し枠，ライス型，しぼり出し，こし器（シノワ），うらごし，粉ふるいなど
冷却	冷蔵庫，冷凍庫など

(2) 加熱調理操作の器具

① 食品を支えたり，入れるかのせるかして熱を伝える器具……焼き網，金串，鉄板，鍋❷，焙烙，釜，せいろ，やかんなど。

② 熱源となる器具および熱源と①を兼ねる器具……レンジ，こんろ，アルコールランプ，電磁調理器，電子レンジ，オーブン，自動炊飯器，ホットプレート，トースターほか電化器具など。

(3) 大量調理器具　　合成調理機……刃をとりかえることにより，せん切り，輪切り，おろすなど各種の操作ができる。

フードカッター……野菜・肉類のみじん切り器

ミキサー……粉砕・攪拌・練合せ混合機械

スライサー……肉・野菜のうす切り機械

ピーラー……根菜類の皮むき器

ライス・ボイラー……蒸気炊飯器

フライヤー……揚げもの器

蒸気消毒器……食器などの消毒器

主な調理器具

◆ 解 説 8 ◆

❶ 包 丁　切る道具としてどんなに機械化された大規模な調理でも欠かせないものである。
　① 種類　**日本料理**……出刃包丁，さしみ包丁（やなぎ刃），薄刃包丁（関東と関西で形が異なる），菜切り包丁など。
　　　　　　西洋料理……ペティナイフ，牛刀など。
　　　　　　中国料理……菜刀(ツァイダオ)（幅広く厚みのある包丁）など。
　　片刃の包丁は，力が一方にかかり，さしみのようにかたまりをその一端から切るのに都合がよい。両刃は，力が両側にかかるので，野菜など組織のかたいものを切るのによい。
　② 切り方　引き切り（やわらかいもの），押し切り（かたいもの），たたき切り（さらにかたい骨など）がある。同じ包丁でも材料と切り方の組み合わせがわるいとうまく切れない。
　③ 持ち方
　　卓刀法……人差し指を出して刃をささえ，刃先で切る。
　　支柱法……柄の付け根を握り，刃の中ほどで切る。
　　全握法……柄の全体を握り，振りおろす。

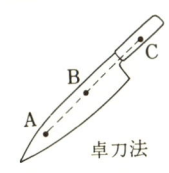

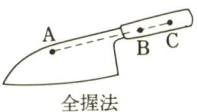

　　　　卓刀法　　　　　　　支柱法　　　　　　　全握法

　　　　　　　　　A：食品に当たる部分
　　　　　　　　　B：人差し指の先端または親指の付け根の部分
　　　　　　　　　C：小指の部分

❷ 鍋　加熱調理の基本的器具である。
　① 材質　それぞれの特徴と取扱い方は，次のとおりである。
　　鉄……油がよくなじむので，炒めもの・揚げもの用のフライパン，中華鍋，すき焼き鍋などによい。水と空気中の酸素によってさびるので，使用後は水で十分に洗い，水気を完全にとっておく。
　　銅……熱の伝導率がよく，鍋として理想的である。しかし手入れがわるいと，人体に有害なさび（緑青）を生じるので，気をつける。
　　ステンレス……熱の伝導率がわるい。重いがさびないので，手入れが楽である。
　　アルミニウム，アルマイト……熱の伝導率が非常に早く，軽い。酸，アルカリ，塩気に弱いので，内容物を長く入れておけない。アルマイトは，アルミニウムの表面に酸化アルミニウムの被膜を作ったもので，アルミニウムより，酸，アルカリ，塩気に強い。
　　耐熱ガラス……熱の急激な変化に弱い。粗いみがき粉は，傷をつけるので使わない。調理後そのまま食卓に出せる。
　　ほうろう鍋……冷めにくいが衝撃に弱いので，取扱いに注意を要する。
　　土鍋……熱伝導率は悪いが，そのため余熱が大きく，冷めにくい。取扱いに注意する。
　② 形　両手鍋と片手鍋，平底と丸底，深鍋と浅鍋，厚手と薄手があり，それぞれに直径の異なるものがある。

9 調理による食品成分の変化

食品の成分は大きく6つに分けることができ，それぞれ調理により変化する。この変化は，食品の栄養価値やし好的価値に影響を与える。

(1) **水　分**　食品の水分にはうま味成分が溶けているので，水洗，乾燥あるいは加熱のしすぎは，食品のもち味を失ってしまう。

(2) **たんぱく質**　主に次のようなたんぱく質が含まれている。
　① **アルブミンとグロブリン**（肉，魚および卵などに含まれる）
　　　a　アルブミンは水に，グロブリンは塩類の溶液に溶ける。例：かまぼこや肉だんごを作るときに塩を入れる。
　　　b　加熱により凝固する❶　例：ゆで卵，茶碗蒸し。
　② **グルテン**（小麦粉に含まれる。麩質ともいう）
　　　小麦粉に水を加えてこねていると，次第に弾力が強くなるのは，これができるため。グルテンの含有量の違いにより小麦粉を使い分ける❷。
　③ **コラーゲン**（動物の皮，骨などに含まれる）
　　　水中で長時間加熱を続けると，次第に溶けてゼラチンとなり，温度が下がると固まる。例：肉や魚の煮こごり。

(3) **脂　質**　ほとんどが油脂に含まれている。油脂は空気中に放置したり，長時間加熱すると，酸化❸され，不快臭，刺激性の味，ねばりが出る。これを「油脂の酸敗（劣化）」❹という。
　脂は加熱すると溶ける。たとえばラードの融点（溶ける温度）は28～40℃，バターは28～36℃，ヘットは40～50℃である。

(4) **糖　質**　調理による変化の著しいものは，でんぷんと繊維である。
　① **でんぷん**　穀類の主成分である。吸水させて加熱するとねばりが出て，消化されやすくおいしくなる。この現象を「糊化（α化）」といい，でんぷん食品の加熱調理の目的である。しかしαでんぷんは水分を含んだまま放置しておくと，元のでんぷんに似た構造になり，透明度やねばりを失って味も悪くなる（老化またはβ化）❺。
　② **繊　維**　食品の組織をしっかりと保ち，シャキッとした歯触わりを与えている。水を吸ってやわらかくなり，長く加熱すると組織がくずれる。
　　アルカリ性でやわらかくなる。例：わらびやぜんまいをゆでるときに，重そう（アルカリ性）を加える。

(5) **無機質**　加熱調理により破壊されることはほとんどない。

(6) **ビタミン**　調理による損失❻は大きい。原因には次の場合がある。
　① 水に溶けて，ゆで汁や煮汁に失われる。
　② 熱，光，酸，アルカリ，空気中の酸素，酵素作用などにより破壊され，ビタミンとしての効力を失う。

食品成分の変化

◆ 解 説 9 ◆

❶ **卵の熱凝固と調味料**　熱凝固は調味料によって影響を受ける。
　① **食塩**……熱凝固を早め，凝固物をかたくする。またカルシウムやマグネシウムも同様の作用をする。
　② **酢**……食塩よりも強く凝固を進める。
　③ **砂糖**……熱凝固を遅らせ，凝固物をやわらかくする。

❷ **小麦粉の種類と用途**

種　類	グルテン量	用　途　例
薄力粉	9％以下	菓子，天ぷらの衣
中力粉	9～11％	めん類
強力粉	11％以上	パン，マカロニ

❸ **油脂の酸化による変化**　油脂は空気中の酸素に触れると，分解して不快臭と刺激性の味をもつようになる。またその分解物が互いに結合し，ねばりが出て，加熱すると持続性の泡立ちが起こる。

❹ **油脂の酸敗（劣化）を防ぐには**　① 空気（酸素）にできるだけ接触させない。② 長時間の加熱を避ける。③ 直射日光に当てない。④ 不純物を混入しないこと（揚げかすはきれいに除く）。以上のことに注意して，油を保存するときは，調理が終わったら熱いうちにこして，容器の口元まで入れ，密栓して冷暗所に置く。

❺ **老化（β化）を防ぐには**　糊化が終わったら急速に乾燥し，水分を減らす（たとえば，せんべい，ビスケット，即席めんなど）。また急速冷凍し，水分の働きを弱めてもよい。

❻ **調理によるビタミンの損失**
　① **ビタミンA**……熱，アルカリに対して安定である。脂溶性ビタミンであるので，水を使った調理による損失は少ないが，酸化されやすいので，長時間加熱すると損失は大きくなる。
　② **ビタミンD**……熱，アルカリに対して安定であり，酸化されにくい性質を持つために調理による損失はほとんどない。
　③ **ビタミンB_1**……アルカリに弱い。したがって，豆を煮るとき，やわらかくするために重そうを加えると，損失は大きくなる。水溶性なので，水を使う操作（洗う，煮る，ゆでる）の際の損失も大きい。熱に対しては比較的安定である。ビタミンB_1 酸化酵素であるアノイリナーゼによって分解される。アノイリナーゼは，貝類，淡水魚，シダ類に含まれているが，加熱して食べる場合は，心配しなくてよい。
　④ **ビタミンB_2**……アルカリ，光（特に紫外線）に弱い。水溶性なので，煮汁，ゆで汁への溶出が大きい。
　⑤ **ナイアシン**……極めて安定なビタミンで，調理による変化はほとんどみられない。
　⑥ **ビタミンC**……酸素により酸化されやすく，加熱，アルカリ，酸化酵素（アスコルビナーゼ）により酸化は促進される。ただしビタミンCは，酸化されたものを長時間放置すると分解されて効力を失っていくが，調理後短時間で食べる場合は効力に変わりはないので，損失を心配しなくてもよい。水溶性なので，煮汁，ゆで汁への溶出が大きい。しかし，できるだけ空気に触れさせない丸ごと調理や油調理では，比較的損失が少ない。

10 食品別調理方法 (A)

食品の種類は多いが，ここでは食品群(p.102～107参照)ごとに述べる。

(1) 穀類 主成分がでんぷんなので調理目的はその糊化(α化)である。

① 米 ほとんどが炊飯によって食用とされる。炊飯は，「洗う❶・つける❷」「加熱❸」「蒸らす」の3つの操作によって行なわれる。

② 小麦粉 主成分はでんぷんとグルテン(たんぱく質の一つ)なので，どちらに重点をおくかによって，粉の種類❹や調理操作❺が異なる。

(2) いも類 これも成分のほとんどがでんぷんなので，調理目的はその糊化である。

① じゃがいも 味が淡泊なので，いろいろな料理❻に用いられる。

② さつまいも 甘味❼が強いのでその甘味を生かした料理に使われる。

③ やまいも 加熱調理をしなくても，「する」(麦とろ，とろろ汁)，「切る」(短冊切りにして，酢じょうゆで和える)などの操作をして生で食べられる❽。

(3) 種実類 くりのように主成分がでんぷんのものは，その糊化のために加熱する。また，ごまのように皮のかたいものは，消化をよくするためと風味を増すために，「する」「切る」「煎る」などの操作をする。

(4) 豆類 成分上の違いから3つに分けられ調理上の取扱いも異なる。

① たんぱく質と脂質が主成分のもの(大豆)……煮たり❾，煎ったりする以外は，加工品として食べることが多い。

② でんぷんとたんぱく質が主成分のもの(あずき，いんげんまめなど)……煮ることが多い。煮たのち，あんにすることもある。

③ ビタミン類の多いもの(えだまめ，グリンピースなど)……野菜と同じ様に取扱う。

(5) 野菜類 栄養上の特徴から生で食べるものもあるので，特に洗浄に注意する。また，加熱調理する場合は，栄養素の損失を少なく，見た目や歯ざわりをよくするための工夫❿が必要である。

(6) 果実類 果実の特徴(色，香り，口当たり，甘味，酸味など)を生かすには，生で食べるのがよく，また，ほかの食品とは別に単独で食べる方がよい。ペクチンの多い果実は，砂糖を加えて煮ると，ペクチンが砂糖と酸によりゼリー状態になる(ジャム，ゼリー)。

(7) きのこおよび藻類 両者とも，香り，口当たりを失わないように調理する。特有のうま味成分をとる(こんぶだし，干ししいたけのもどし汁)。

（植物性食品の調理方法）

◆ 解 説 10 ◆

❶ **洗 う** たっぷりの水を入れ，手早くかき回し，水をすてる。この操作を3～4回くり返す。

❷ **つける** 米のでんぷんを完全に糊化させるためには，水が必要なので，あらかじめ加えておく。これが「水加減」である。水の量は，米の容量の1.1～1.2倍である。吸水に要する時間は，夏期（水温26℃）が0.5時間，冬期（水温5～6℃）が0.5～1.0時間である。

❸ **加熱（炊く）** 炊き方には，一般的な水炊きと湯炊きの2つの方法がある。湯炊きは大量の米を一度に炊くときやすし飯に最適である。どちらの方法でも，終始ふたをとらないこと，十分に蒸らすこと（でんぷんを完全に糊化させるため）が，必要である。

◇ **もち米の炊飯** もち米は，うるち米に比べねばりが強く，水の対流が十分にできないので，蒸す。この際，水が不足するので，何度もふり水を行なう。

❹ **粉の種類** p.153参照。

❺ **調理操作** グルテンの特性を生かす場合（パン，めん類）は，十分に攪拌するが，ねばりを嫌う場合（天ぷらの衣，菓子類など）は，冷やしたり，あまり攪拌しないようにする。

❻ **じゃがいもの料理** ゆでる（粉ふきいも），煮る（ポタージュ，しょうゆ煮），炒める（リヨネーズポテト），焼く（ベークドポテト，グラタン），揚げる（フライドポテト）など。

❼ **さつまいもの甘味** ゆっくり加熱するとアミラーゼ（でんぷん分解酵素）が働き，甘味が増す。したがって，電子レンジで短時間加熱したものは，甘味が少ない。

❽ **やまいもの生食** やまいもには，アミラーゼが多く含まれているので，生で食べた方がでんぷんの消化がかえってよい。

❾ **豆の煮方**
① **豆の吸水** 豆類の中で，乾物として貯蔵されているものは，吸水させてから加熱する場合が多い。豆は，米と異なり種皮があるので吸水に時間がかかる（15～16時間以上）。豆によって吸水状態は異なる。たとえば，大豆は種皮が先に吸水してしわがより，ついで内部に入る。あずきは，胚座という黒いすじの部分から先に水が入り，やがて種皮が割れる（これを「胴割れ（胴切れ）」という）。
② **煮豆のしわを防ぐには** 豆を煮ている途中に冷水（びっくり水）を加える。これは，表皮と内部の温度差を少なくして均一に加熱するためである。また，調味料を一度に加えると急激な脱水のためしわがよりやすい。したがって，数回に分けるか，添加後一晩放置してゆっくりと浸透させてから加熱する。

❿ **野菜の調理上の工夫**
① **変色防止**……・切ったら水や酢水につける。
・ゆでるときは，ゆで水に食塩を加える。
・長時間加熱しない。
② **歯ざわり**……・歯切れよくするには，冷水や氷水につける。
・しんなりさせるには，塩をふったり，あるいは塩水につける（たとえば板ずり，塩もみ，塩漬けなど）。
③ **煮くずれの防止**……・ペクチン（細胞膜の成分）が溶けて，組織がくずれやわらかくなるので，みょうばんを加えて，ペクチンを不溶性にする。

11 食品別調理方法 (B)

動物性食品その他の調理方法

(1) **獣鳥肉類** 牛，豚，羊，鶏がよく用いられる。肉は部位によって性質が異なるので，それぞれを生かす調理方法を行なう。たとえば，肉質のかたい部位は，煮込み料理やだし（ストック）用に，やわらかく美味なものは，焼いて肉自体のもち味を生かす。獣鳥肉類は，新鮮なものほどよいというのではなく，と殺直後から起こる死後硬直❶がとけ，やわらかくなりはじめた頃が，味はよい。調理上の一般的注意点は，

① **焼く場合** はじめに強火で加熱し，表面のたんぱく質を凝固させ，うま味を含んだ肉汁が流れ出るのを防ぐ。

② **煮る場合** だしをとる場合を除いては，肉汁が出るのを防ぐために，はじめに焼いて肉の表面のたんぱく質を凝固させる。

(2) **魚介類** 種類が多く，同じものでも季節によって肉質や味わいは，微妙に異なる。獣鳥肉類より鮮度が低下しやすいので注意する。鮮度のよいものは，生食ができる。調理上の一般的注意点は，

① **焼く場合** 直火焼きの場合の火加減は，「強火の遠火」で，焼く前に塩をすると形くずれが防げる。

② **煮る場合** 煮汁は少なくし，煮立ってから材料を入れる。少ない煮汁で味をむらなくつけるためには，「落としぶた」を用いる。

(3) **鶏卵** いろいろな調理法が可能で，他の食品の味とも合いやすく，色も美しいので，多くの料理に用いられる。調理上重要な鶏卵の性質には，卵白の起泡性❷と卵黄の乳化性❸がある。調理上の一般的注意点は，

① **ゆでる場合** 沸騰水中で15分以上ゆでると，卵白のイオウ分と卵黄の鉄分が結びついて卵黄の周りが青黒くなるので必要以上に加熱しない。

② **蒸す場合** 茶碗蒸し，カスタードプディングを作る場合は，「す」をたてないようにするため，加熱温度を80℃前後に保つよう火加減する。

(4) **牛 乳** 飲むことが多いが，その他，牛乳特有の性質❹を利用して，副材料として用いる。

(5) **油 脂** 油脂だけを食べることはない。油脂の性質❺を利用して，副材料として用いる。

(6) **調味料** 食品に味をつけたり，食品のもち味をひき立たせるために用いる。砂糖，みりん，食酢，果実酢，食塩，みそ，しょうゆ，うま味調味料などがある。それぞれの調味料を単独で用いるよりも，2～3種を合わせた「合わせ調味料❻」を用いることが多い。また味つけ以外の役割❼もある。

◆ 解 説 11 ◆

❶ **死後硬直**　獣鳥肉類は，と殺後，時間がたつに伴い肉がかたくなる。これを「死後硬直」という。硬直期をすぎると，肉は次第にやわらかくなり，風味を増してくる。これを「肉の熟成」という。熟成期間は，肉の種類によって異なり，牛肉は 7～13 日，豚肉は 4～5 日，鶏肉は 1～2 日である。

❷ **卵白の起泡性**　たんぱく質が，激しい攪拌により変性を起こし，卵白の中に空気を含んで固まる。スポンジケーキはこれを利用したものである。

❸ **卵黄の乳化性**　卵黄中のレシチン（脂質の 1 つ）には，水分と油を結びつける作用（乳化作用）がある。マヨネーズは，これを利用したものである。

◇ **卵の凝固温度**　卵白は，58℃ ぐらいから固まりはじめ，60℃ を越えると半熟になるが，70℃ 以上にならないと完全には固まらない。しかし，卵黄は，65～70℃ で 20～30 分加熱していると固まる。この性質を利用して「温泉卵」ができる。

❹ **牛乳の性質と利用例**　① 料理を白くする（ブランマンジェ，ホワイトソースなど）。② なめらかさと風味を与える（スープ，ソースなど）。③ たんぱく質の凝固を強める（カスタードプリンなど）。④ よい焼き色をつける（ホットケーキなど）。⑤ 魚の生臭みを吸着する（ムニエルなど）。

❺ **油脂の性質と利用例**　① 加熱すると 100℃ 以上になり，高温で調理できる（揚げもの，炒めもの）。② 油と水は混ざらないので，食品の付着を防ぐ（焼きものなどをするときに，鍋や天板に油を塗る）。③ 食品に油脂の味をつけ加える（揚げもの，炒めもの）。④ エマルジョン（乳濁液）になる（バター，マヨネーズ）。⑤ 製菓用油脂（バター，マーガリン，ショートニングなど）には，ショートニング性（もろく砕けやすくする性質）とクリーミング性（空気を抱き込む性質）がある。

❻ **合わせ調味料の例**　日本料理には，合わせ酢，調味しょうゆ，調味みそがある。西洋料理には，各種ソース類がある。中国料理では，調味料を単独で用いることは少なく，非常に多くの合わせ調味料を使う。

❼ **調味料の役割**（味つけ以外）
(1) **食　塩**……① 微生物の繁殖を抑え，腐敗を防ぐ（各種塩蔵品）。② 野菜・果物の褐変を防ぐ（p.148 参照）。③ 野菜の緑色を安定させる（青菜のゆでもの）。④ 食品の水分を除く（漬けもの）。⑤ ぬめりを除く（魚，さといも）。⑥ たんぱく質の熱凝固を早め，凝固物をかたくする（肉，魚，卵の調理）。⑦ 小麦粉のグルテン形成を促す（パン，めん類）。⑧ 魚肉に弾力を与える（練製品）。⑨ 氷の温度を下げる（寒剤）。⑩ イーストの発酵の抑制。
(2) **食　酢**……① 微生物の繁殖を抑え，腐敗を防ぐ（酢漬け，すし）。② フラボノイドを無色にする（れんこん，ごぼう，p.148 参照）。③ アントシアンを赤色にする（あかじそ，p.148 参照）。④ ぬめりを除く（さといも）。⑤ 生臭みを除く（魚介類の酢のもの）。⑥ たんぱく質を凝固させる（魚の酢じめ）。⑦ 小魚の骨をやわらかくする（小魚の酢煮）。
(3) **砂　糖**……① 微生物の繁殖を抑え，腐敗を防ぐ（砂糖漬け）。② イーストの発酵を助ける（パン，まんじゅう）。③ 褐色の色と風味を与える（カラメル）。④ 水分を保持し，乾燥を防ぐ（和菓子，洋菓子）。⑤ ねばりと光沢を与える（あめ煮，抜絲〈バースー〉）。⑥ 卵白の泡の安定性をよくし，きめ細かくする（ケーキ，カステラ，メレンゲ）。⑦ ペクチンのゼリー化を促す（ジャム，ゼリー）。⑧ でんぷんの老化を防ぐ（あん，ようかん）。⑨ たんぱく質の凝固を遅らせ，やわらかく凝固させる（卵焼き）。⑩ 特有の結晶を作る（ボンボン，フォンダン）。

12 献　　立

献立とは	献立とは，栄養と経済上から食品の合理的な選択や調理方法を定め，栄養上過不足がなく，おいしくむだのない料理を作るように示した食事の計画である。そして，献立を書いたものを献立表❶という。 　献立をたてることは，調理の進行を円滑にし，予定どおり，予算どおりに調理を遂行するために意義がある。
献立作成の方法	献立をたてるときは，次の順序で行なう。 ①　食べる人の状態を把握する（年齢，性別，労作別によるそれぞれの栄養所要量，人数およびその構成など）。 ②　作る側の状態を把握する（費用，調理者の人数，技術，調理設備，調理時間など）。 ③　食品を選ぶ（価格，入手と保存の難易，取扱いの難易，品質および鮮度，食べる人のし好など）。 ④　調理方法を決める（①，②，③のことを考えた調理方法を用いる）。
献立作成の注意	献立をたてるときは，次の点に注意して行なう。 ①　栄養所要量を満たすこと❷。 ②　食品や調理方法に変化をもたせ，期待感を与えること。 ③　材料，時間，技術，設備などの諸条件から，実施が可能であること。 ④　できるだけ食べる人のし好に合わせる❸。 ⑤　決まった費用内であること。 　その他，供応や行事の献立❹は，その食事の意図をよく盛り込んだものにする。
集団給食における献立	集団給食とは，特定多人数に対して継続的に食事を調理して供給することである。これは，食事の大量生産ということで，次のような問題がある。 ①　栄養素の損失量が多い（特にビタミン類）❺。 ②　衛生上，献立にとり入れる食品あるいは調理方法が限定される。 ③　栄養所要量の個人差を考慮しにくい❻。 ④　さまざまな人のし好に合うようにしなければならない。 ⑤　費用，設備，技術などの点から，調理方法が限定される❼。 　以上などの問題点を少しでも解決するように献立をたてる。

◆ 解 説 12 ◆

❶ **献立表**　記入事項は次のようである。調理名，食品名，分量，調理法，価格，各栄養素量（エネルギー，たんぱく質，脂質，糖質，カルシウム，鉄，ビタミンＡ，B_1，B_2，Ｃなど。病人の場合は，食塩や水などの量を書くことがある）など。

〔献立表例〕　　　　　　　　　　　　　　　　　　　　　　　　年　　月　　日

区　分	献立名	食品名	使用量	純使用量	1人当たり			備　考
					摂取量	エネルギー	たんぱく質	
								材料費　計
								予定人員
								実施人員

❷ **栄養所要量を満たす**　栄養成分は互いに密接に作用するものなので，できるだけ毎回の食事にいろいろな栄養素が組み合わさるようにする。つまり，1人1日当たりの必要な栄養量を，朝，昼，夕の3食に分け，各食事がその栄養量を満たすように考える。このとき，たんぱく質，ビタミン類，無機質を優先的に組み入れ，不足のないようにする。

❸ **し好の尊重**　し好に合った食事は，食欲を増し消化を促す効果がある。しかし，あまりし好ばかりにとらわれて偏食しないように，常に食品の配合を考えて変化をもたせること。

❹ **供応や行事の献立**　日常の食事よりは，し好を重視して考えてもよい。行事食では，正月料理，クリスマス料理のようにその行事にちなむ特定の食品や献立がある。供応食では，客を正式にもてなすための献立の型がいくつかある。たとえば，日本料理では本膳料理，懐石料理，会席料理など，西洋料理ではフルコース，中国料理では卓料理などがある。

❺ **栄養素の損失量**　調理時間の制限が厳しいので，材料を早くから仕込まねばならないし，量が多いので，加熱時間も長くなる。したがって，栄養素の損失量は，普通の食事より多い。

❻ **集団給食における栄養所要量**　集団を構成している人の栄養所要量の平均値で，献立をたてるので，その献立の中に，個人個人が自由に選択できる余地を残し，できるだけ1人1人の所要量を満たすようにする。

❼ **食品および調理方法の限定**　腐敗しやすい食品（生魚，豆腐，ソーセージ，練製品など），調理方法（サラダ，さしみなど）は，食中毒など，食事が原因の事故が発生しやすいので，出されることは少ない。また，手の込んだ調理はしにくい。

◇ **集団給食献立作成上の注意**
① 献立をたてる時の必要な栄養量は，残食をゼロと考え，食べる人の栄養所要量に，調理損失を加えたものにする（特に，ビタミン類には注意する）。
② 食べる人の年齢，性別，労働量などを考慮する。
③ 給食設備，調理従業員の人数や能力を考えた調理方法を選ぶ。
④ 食中毒や感染症を防ぐために，危険性のある食品，調理方法はさける。
⑤ 限られた予算の中で，効果的に材料費を使う。たとえば，季節の「旬」のもの（新鮮，安価，栄養豊富，廃棄率が少ない）を利用する。

13　切り方の基本　(A)（西洋料理）

≪基本切り≫

シャトー（château）
野菜を面取りしながら長さ5〜6cmのフットボール形にしたもの。シャトーというのはフランス語で「城」の意味。
主にじゃがいも

ココット（cocotte）
シャトーのやや小形のもの。
じゃがいも，にんじん，かぶ

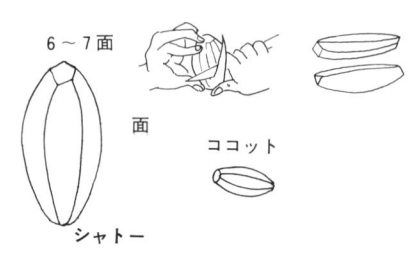

ポン・ヌフ（pont-neuf）
拍子木状に切ったもの。「ポン・ヌフ」はフランスのセーヌ河にかかっている有名な橋の名前。1cm角で，長さ6〜7cmくらいが普通。
じゃがいも

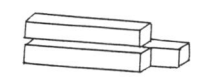

アリュメット（allumette）
マッチの軸状に切った細切り。「アリュメット」はフランス語で「マッチ」の意味。
じゃがいも

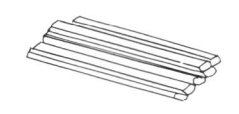

デ（dé）
一辺が同じ長さのさいの目切り。「デ」はフランス語で「さいころ」の意味。
にんじん，じゃがいも，かぶ

マセドワーヌ（macédoine）
3〜5mm角のさいの目切り。

ブリュノワーズ（brunoise）
1〜2mm角のさいの目切り。

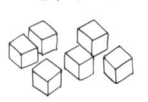

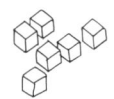

アッシェ（hacher）
みじん切りにする。
たまねぎ，にんじん，パセリ，にんにく

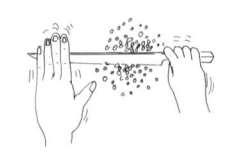

Ⅶ. 調理理論

ジュリエンヌ（julienne）
　糸切り，せん切り。
　にんじん，セロリ，ポロねぎ，レタス

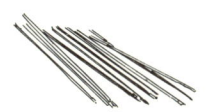

エマンセ（émincé）
　うす切り。

ロンデル（rondelle）
　うすい輪切り。
　にんじん，きゅうり

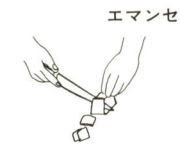

ペイザンヌ（paysanne）
　一辺1～2cmの色紙形に切ったもの。
　ペイザンヌはフランス語で「お百姓さん」の意味。
　じゃがいも，にんじん，かぶ

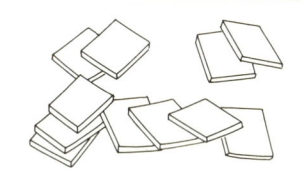

リュバン（ruban）
　桂むきに相当するむき方。リボンのようにうすく
　長くむいたもの。
　にんじん，じゃがいも，きゅうり

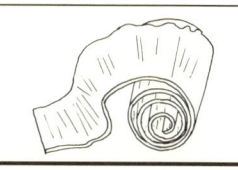

≪飾り切り≫

ゴーフレット（gaufrette）
　マンドリーヌのゴーフレット用の波歯を使い，図のように切る。

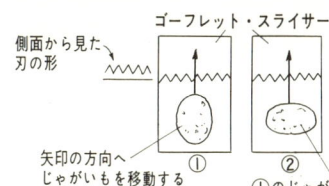

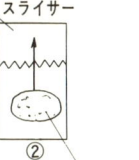

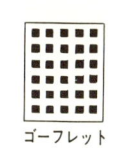

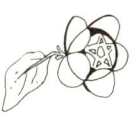

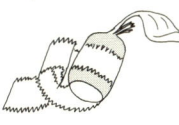

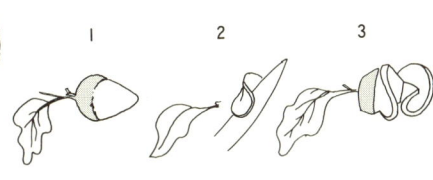

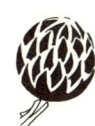

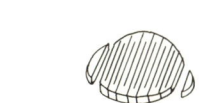

ラディッシュの飾り切り
　うすく輪切りにしたものを図のように切る。
　先をとがらせその斜面にそって一回り半うすくむき，むいた部分を少しひねる。

14 切り方の基本 (B)(日本料理)

≪基本切り≫

輪切り 切り口が円形のものを小口から一定の厚さに切る。	**短冊切り** 切り口が長方形のものを小口からうす切りにする。
半月切り 切り口が円形のものを縦半分に切り,小口から一定の厚さに切る。	**色紙切り** 切り口が正方形のものを小口からうす切りにする。
銀杏切り 切り口が円形のものを縦四つ割りにし,小口から一定の厚さに切る。	**拍子木切り** 1cm角,3～4cm長さの棒状に切る。
くし形切り 球形の材料を,縦の放射状に4～6等分に切る。	**千六本** マッチの軸ほどの太さ(2～3mm角)に切る。
斜め切り 細いものを一定の厚さで斜めに切る。	**桂むき** 材料を筒形にしたものを帯状にむいていく。包丁は上下に動かし,ごくうすく,とぎれないようにむく。これを繊維にそって細切りにしたものを縦けん,直角に切ったものを横けんという。
乱切り 材料を回しながら斜めに切る。	

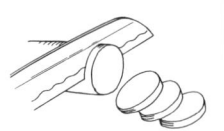

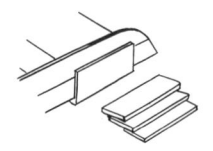

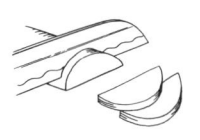

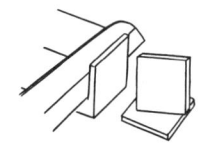

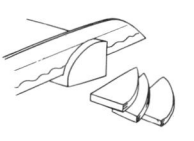

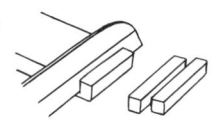

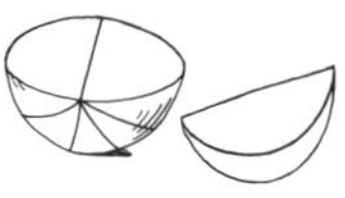

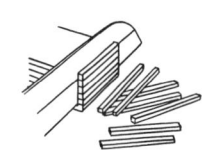

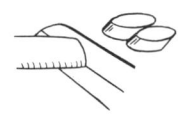

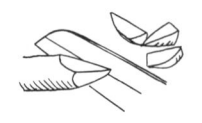

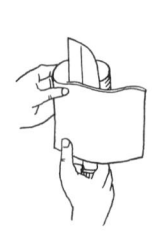

≪飾り切り≫

面取り
煮くずれを防ぐため、角を落としてなめらかにする。

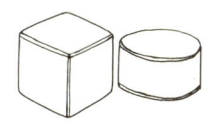

六方むき
面取りの一種で、上下を切り落とし、まわりを六面にむく。

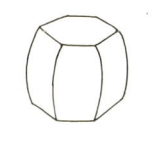

より切り
桂むきにしたうどなどを適当な幅の斜め切りにし、水にさらす。

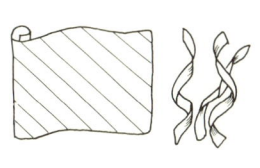

花れんこん
穴と穴の間の厚い部分に切り込みを入れ、穴にそって丸みを作りながらむいて、小口から切る。

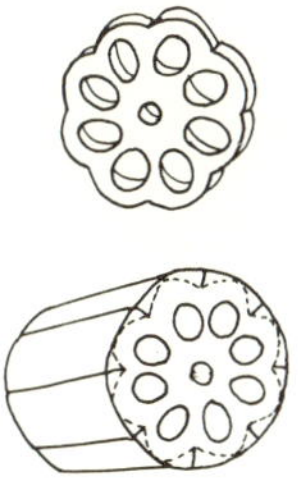

蛇籠れんこん
① 直径1～2cmの輪切りにし、縦半分に切って、角を落とし、丸くむく。
② 適当な長さに切り、上面から桂むきする。むいたものを丸めて筒状にする。

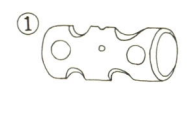

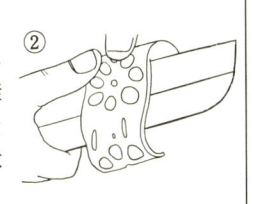

蛇腹きゅうり
① 2/3の厚さまで斜めに細かい切り込みを入れ、裏返して同じように切り込みを入れ、立塩につけてしんなりしたら、水気をきって適当な大きさに切る。
② 切り離さないように2/3の厚さまで直角に細かい切り込みを入れる。

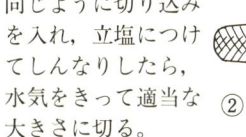

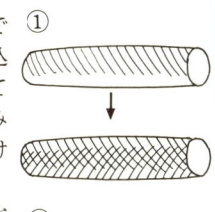

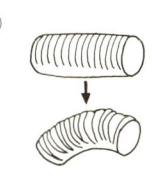

茶せんなす
① なすは小形のものを選び、全体に細かい縦の切り込みを入れて料理し、熱いうちにねじる。
② なすのヘタはそのままにして四つ割りにする。
③ なすの上下を切り離さずに中心まで放射状に切り込みを入れて料理し、熱いうちに押さえる。

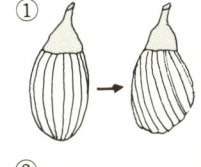

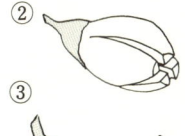

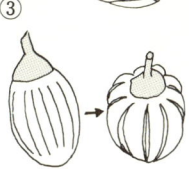

松葉切り
① 細い棒状に切った材料の先を少し残して中央に切り込みを入れて開く。
② 短冊形に切った材料を交互に切り込みを入れてねじる。

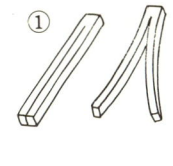

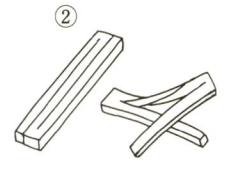

15 切り方の基本 (C)（中国料理）

≪基本切り≫

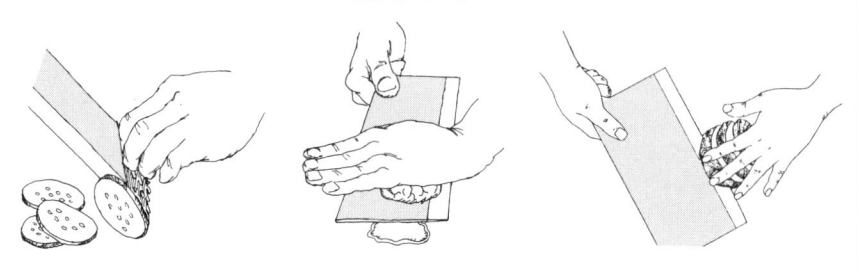

片（ピェン） 包丁を縦に使って，材料をうすく切る。包丁をねかせ，手前の方に引くようにしてそぎ切る。魚肉類，しいたけ，たけのこ，はくさいなどを切るのに適している。

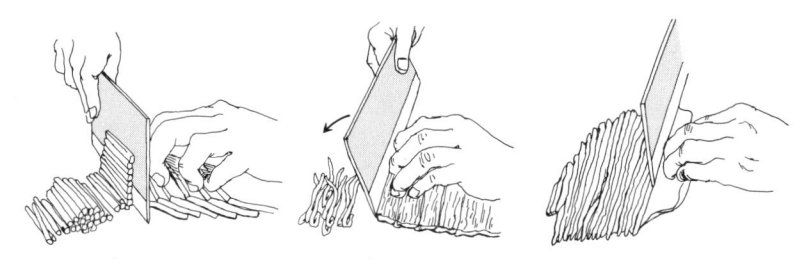

絲（スー） せん切り，細切りのことをいい，肉，きゅうり，ねぎ，たまねぎ，しいたけなどを切るのに適している。

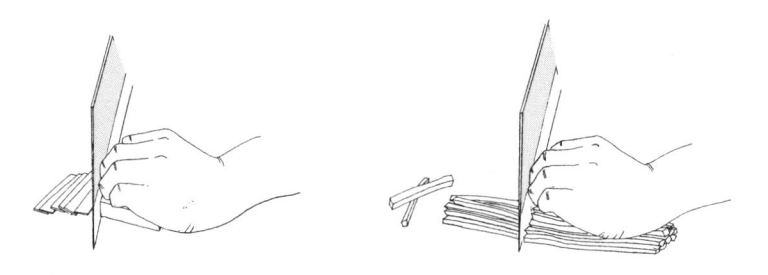

条（ティアオ） 拍子木切り，短冊切り。魚，だいこん，たけのこなどを切るのに適している。

VII. 調理理論

塊(クァイ)　ぶつ切り。

丁(ディン)　さいの目切り。

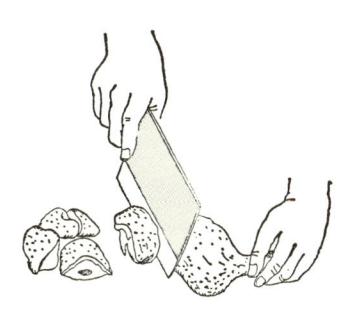

1 cmの角切り

馬耳(マァアル)　乱切り。にんじん，たけのこ，ごぼう，きゅうりなどを切るのに適している。

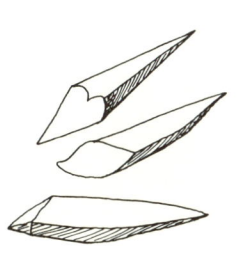

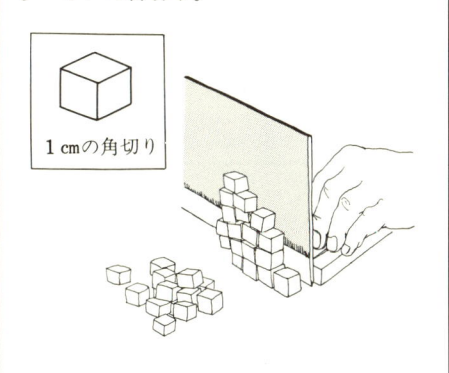

末(モォ)　みじん切り。花(ホア)ともいい，ねぎのみじん切りを葱花(ツォンホア)という。

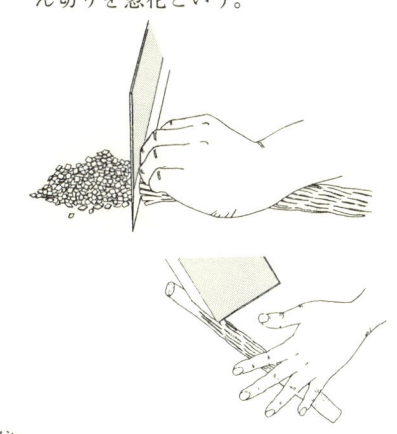

兎耳(トゥアル)　乱切り。馬耳と同様に切り，馬耳より小さめのぶつ切りにする。

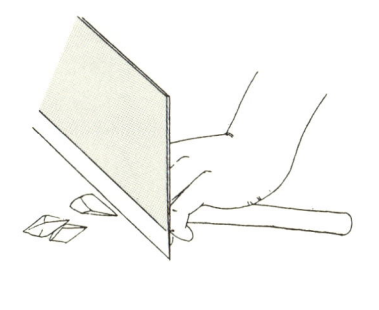

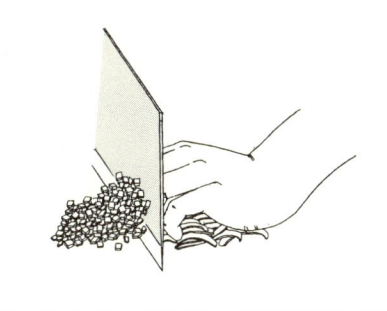

鬆(ソン)　粗みじん切り

16 部位と名称

部位とその名称はここでは標準的なものを取上げたが，各国，各地方によって様々である。

牛肉の部位と名称

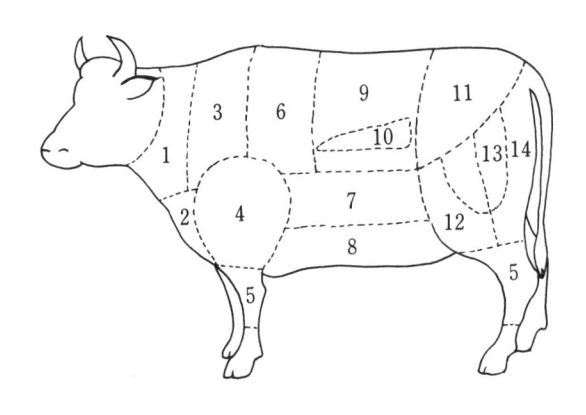

1. ネック（首）
2. 肩バラ
3. 肩ロース
4. ウデ
5. スネ
6. リブロース
7. 中バラ
8. 外バラ
9. サーロイン
10. ヒレ
11. ランイチ
12. シンタマ
13. 内モモ
14. 外モモ

魚の名称

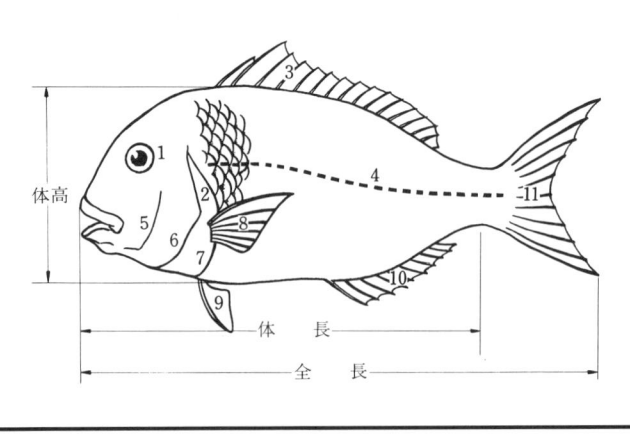

1. 目
2. うぐいす骨
3. 背びれ
4. 側線
5. ほお骨
6. えら蓋
7. かま
8. 胸びれ
9. 腹びれ
10. 尻びれ
11. 尾びれ

豚肉の部位と名称

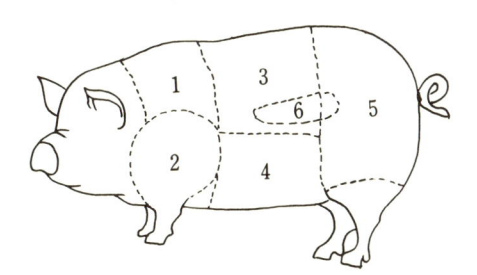

1. 肩ロース
2. ウデ
3. ロース
4. バラ
5. モモ
6. ヒレ

仔羊の部位と名称

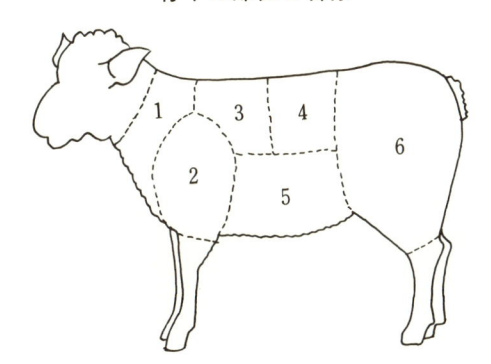

1. 首
2. 肩
3. 背
4. 鞍下（サドル）
5. 胸
6. レッグ

鶏肉の部位と名称

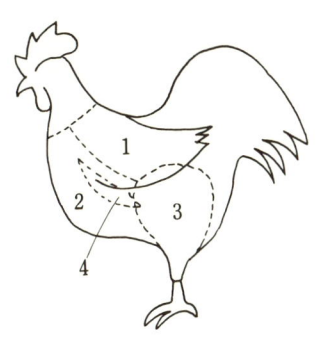

1. 手羽
2. 胸
3. モモ
4. ササミ

VIII. 関係法規

1. 調理師法 (昭和33年5月10日法律第147号)

(目的)
第1条　この法律は，調理師の資格等を定めて調理の業務に従事する者の資質を向上させることにより調理技術の合理的な発達を図り，もって国民の食生活の向上に資することを目的とする。

(定義)
第2条　この法律で「調理師」とは，調理師の名称を用いて調理の業務に従事することができる者として都道府県知事の免許を受けた者をいう。

(調理師の免許)
第3条　調理師の免許は，次の各号の一に該当する者に対し，その申請に基づいて都道府県知事が与える。
　一　学校教育法 (昭和22年法律第26号) 第47条 (高等学校の入学資格) に規定する者で，厚生労働大臣の指定する調理師養成施設において，1年以上，調理，栄養及び衛生に関して調理師たるに必要な知識及び技能を修得したもの
　二　学校教育法第47条に規定する者で，多数人に対して飲食物を調理して供与する施設又は営業で厚生労働省令の定めるものにおいて2年以上調理の業務に従事した後，調理師試験に合格したもの
　2　前項第一号に規定する調理師養成施設の指定に関する厚生労働大臣の権限に属する事務の一部は，政令で定めるところにより，都道府県知事が行うこととすることができる。

(調理師試験)
第3条の2　調理師試験は，厚生労働大臣の定める基準により，調理，栄養及び衛生に関して必要な知識及び技能について，都道府県知事が行う。
　2　都道府県知事は，厚生労働省令で定めるところにより，民法 (明治29年法律第89号) 第34条の規定により設立された法人であって，調理師試験の実施に関する事務 (以下「試験事務」という。) を適正かつ確実に実施することができると認められるものとして厚生労働大臣があらかじめ指定する者 (以下「指定試験機関」という。) に試験事務の全部又は一部を行わせることができる。
　3　指定試験機関の役員若しくは職員又はこれらの職にあつた者は，試験事務に関して知り得た秘密を漏らしてはならない。
　4　試験事務に従事する指定試験機関の役員又は職員は，刑法 (明治40年法律第45号) その他の罰則の適用については，法令により公務に従事する職員とみなす。
　5　都道府県は，地方自治法 (昭和22年法律第67号) 第227条の規定に基づき調理師試験に係る手数料を徴収する場合においては，第2項の規定により指定試験機関が行う調理師試験を受けようとする者に，条例で定めるところにより，当該手数料を当該指定試験機関へ納めさせ，その収入とすることができる。

Ⅷ. 関係法規　169

（絶対的欠格事由）
第4条　第6条第二号に該当し，同条の規定により免許の取消処分を受けた後1年を経過しない者には，第3条の免許を与えない。
（相対的欠格事由）
第4条の2　次の各号のいずれかに該当する者には，第3条の免許を与えないことがある。
　一　麻薬，あへん，大麻又は覚せい剤の中毒者
　二　罰金以上の刑に処せられた者
（調理師名簿，登録及び免許証の交付）
第5条　都道府県に調理師名簿を備え，免許に関する事項を登録する。
　2　免許は，調理師名簿に登録することによつて行う。
　3　都道府県知事は，免許を与えたときは，調理師免許証を交付する。
（届出）
第5条の2　多数人に対して飲食物を調理して供与する施設又は営業で厚生労働省令の定めるものにおいて調理の業務に従事する調理師は，厚生労働省令で定める2年ごとの年の12月31日現在における氏名，住所その他厚生労働省令で定める事項を，当該年の翌年1月15日までに，その就業地の都道府県知事に届け出なければならない。
　2　都道府県知事は，厚生労働省令で定めるところにより，民法第34条の規定により設立された法人であつて，前項の規定による届出の受理に係る事務（以下「届出受理事務」という。）を適正かつ確実に実施することができると認められるものとして当該都道府県知事があらかじめ指定する者（以下「指定届出受理機関」という。）に届出受理事務の全部又は一部を行わせることができる。
　3　指定届出受理機関の役員若しくは職員又はこれらの職にあつた者は，届出受理事務に関して知り得た第1項の規定による届出に係る事項を漏らしてはならない。
（免許の取消し）
第6条　都道府県知事は，調理師が次の各号のいずれかに該当するときは，その免許を取り消すことができる。
　一　第4条の2各号のいずれかに該当するに至ったとき。
　二　その責めに帰すべき事由により，調理の業務に関し食中毒その他衛生上重大な事故を発生させたとき。
（政令への委任）
第7条　この法律に定めるもののほか，調理師の免許，登録，調理師養成施設，指定試験機関及びその行う試験事務並びに指定届出受理機関に関して必要な事項は，政令で定める。
（名称の使用制限）
第8条　調理師でなければ，調理師又はこれに紛らわしい名称を用いてはならない。
（調理師の設置）
第8条の2　多数人に対して飲食物を調理して供与する施設又は営業で厚生労働省令の定めるものの設置者又は営業者は，当該施設又は営業における調理の業務を行わせるため，当該施設又は営業の施設ごとに，調理師を置くように努めなければならない。

(調理技術の審査)
第8条の3　厚生労働大臣は，調理師の資質の向上に資するため，調理技術に関する審査を行うことができる．
2　厚生労働大臣は，前項の調理技術に関する審査の事務で厚生労働省令の定めるものをその指定する団体に委託することができる．
3　第1項の調理技術に関する審査に関し必要な事項は，厚生労働省令で定める．
(調理師会)
第9条　調理師は，調理師の資質の向上及び合理的な調理技術の発達に寄与することを目的として，調理師会を組織することができる．
2　調理師会は，調理師の指導及び連絡，調理技術の研究，調理師の福祉の増進その他前項の目的を達するために必要な事業を行う．
3　二以上の調理師会は，相互の連絡及び事業の調整を行うため，連合会を組織することができる．
第9条の2　この法律に規定する厚生労働大臣の権限は，厚生労働省令で定めるところにより，地方厚生局長に委任することができる．
2　前項の規定により地方厚生局長に委任された権限は，厚生労働省令で定めるところにより，地方厚生支局長に委任することができる．
(罰則)
第10条　第3条の2第3項の規定に違反した者は，1年以下の懲役又は100万円以下の罰金に処する．
第11条　第8条の規定に違反した者は，30万円以下の罰金に処する．
附則
(施行期日)
1　この法律は，公布の日〔昭和33年5月10日〕から起算して6月をこえない範囲内で政令で定める日〔昭和33年11月9日〕から施行する．
(経過規定)
2　この法律の施行の際，現に都道府県知事の免許による調理士又は調理師である者は，この法律の施行後3年に限り，第3条第1項の免許を受けた者とみなす．
3　旧国民学校令(昭和16年勅令第148号)による国民学校の高等科を修了した者，旧中等学校令(昭和18年勅令第36号)による中等学校の2年の課程を終つた者又は厚生労働省令で定めるところによりこれらの者と同等以上の学力があると認められる者は，当分の間，第3条第1項の規定の適用については，学校教育法第47条に規定する者とみなす．
附則(第1次改正)
この法律は，公布の日〔昭和56年6月20日〕から施行する．
附則(第2次改正)抄
(施行期日)
第1条　この法律は，公布の日〔昭和61年12月26日〕から施行する．ただし，次の各号に掲げる規定は，それぞれ当該各号に定める日から施行する．

三　第8条の規定並びに附則第3条の規定〔中略〕　昭和62年10月1日
(調理師法の一部改正に伴う経過措置)
第3条　都道府県知事は，第8条の規定の施行の際現に同条の規定による改正前の調理師法 (以下この条において「旧法」という。) 第3条第1項第二号に該当する者又は旧法附則第3項に規定する者に対しては，第8条の規定による改正後の調理師法 (以下この条において「新法」という。) 第3条第1項の規定にかかわらず，同項の免許を与えることができる。

2　第8条の規定の施行前に旧法第3条第1項第三号に規定する試験に合格した者は，新法第3条第1項第二号の調理師試験に合格した者とみなす。

附則（第3次改正）
この法律は，公布の日〔平成5年6月14日〕から施行する。

附則（第4次改正）抄
(施行期日)
第1条　この法律は，公布の日〔平成5年6月18日〕から起算して1年を超えない範囲内において政令で定める日〔平成6年4月1日〕から施行する。〔以下略〕

附則（第5次改正）抄
(施行期日)
第1条　この法律は，行政手続法（平成5年法律第88号）の施行の日〔平成6年10月1日〕から施行する。

(諮問等がされた不利益処分に関する経過措置)
第2条　この法律の施行前に法令に基づき審議会その他の合議制の機関に対し行政手続法第13条に規定する聴聞又は弁明の機会の付与の手続その他の意見陳述のための手続に相当する手続を執るべきことの諮問その他の求めがされた場合においては，当該諮問その他の求めに係る不利益処分の手続に関しては，この法律による改正後の関係法律の規定にかかわらず，なお従前の例による。

(政令への委任)
第15条　附則第2条から前条までに定めるもののほか，この法律の施行に関して必要な経過措置は，政令で定める。

附則（第6次改正）抄
(施行期日)
第1条　この法律は，平成12年4月1日から施行する。ただし，次の各号に掲げる規定は，当該各号に定める日から施行する。
　一　〔前略〕附則第160条，〔中略〕第164条〔中略〕の規定公布の日〔平成11年7月16日〕

以下略

2. 調理師法施行令 (昭和33年11月4日政令第303号)

　内閣は，調理師法 (昭和33年法律第147号) 第7条の規定に基き，及び同法を実施するため，この政令を制定する。
　　（免許の申請）
第1条　　調理師の免許を受けようとする者は，申請書に厚生労働省令で定める書類を添え，これを住所地の都道府県知事に提出しなければならない。
　　（養成施設の指定）
第1条の2　　調理師法（以下「法」という。）第3条第1項第一号に規定する調理師養成施設の指定の申請は，その施設の所在地の都道府県知事を経由して行わなければならない。
　　（指定養成施設の内容変更）
第1条の3　　指定を受けた調理師養成施設（以下「指定養成施設」という。）の設立者は生徒の定員その他の厚生労働省令で定める事項を変更しようとするときは，厚生労働大臣の承認を受けなければならない。
　2　　前項の規定による承認の申請は，指定養成施設の所在地の都道府県知事を経由して行わなければならない。
　　（指定養成施設の入所および卒業の届出）
第1条の4　　指定養成施設の設立者は，毎年4月30日までに前年の4月1日からその年の3月31日までの入所者の数及び卒業者の数を当該指定養成施設の所在地の都道府県知事を経由して，厚生労働大臣に届け出なければならない。
　　（指定養成施設の名称等の変更等の届出）
第1条の5　　指定養成施設の設立者は，その指定養成施設の名称その他の厚生労働省令で定める事項に変更があつたとき，又はその指定養成施設を廃止したときは，厚生労働省令で定めるところにより，速やかに，その旨を当該指定養成施設の所在地の都道府県知事を経由して，厚生労働大臣に届け出なければならない。
　　（指定試験機関の指定）
第2条　　法第3条の2第2項の指定は，試験事務を行おうとする者の申請により行う。
　2　　厚生労働大臣は，前項の申請が次の要件を満たしていると認めるときでなければ，法第3条の2第2項の指定をしてはならない。
　一　職員，設備，試験事務の実施の方法その他の事項についての試験事務の実施に関する計画が，試験事務の適正かつ確実な実施のために適切なものであること。
　二　前号の試験事務の実施に関する計画の適正かつ確実な実施に必要な経理的及び技術的な基礎を有するものであること。
　3　　厚生労働大臣は，第1項の申請が次のいずれかに該当するときは，法第3条の2第2項の指定をしてはならない。
　一　申請者が，民法（明治29年法律第89号）第34条の規定により設立された法人以

外の者であること。
二　申請者が，その行う試験事務以外の業務により試験事務を公正に実施することができないおそれがあること。
三　申請者が，第7条第1項又は第2項の規定により指定を取り消され，その取消しの日から起算して2年を経過しない者であること。
四　申請者の役員のうちに，法に違反して，刑に処せられ，その執行を終わり，又は執行を受けることがなくなつた日から起算して2年を経過しない者があること。
4　厚生労働大臣は，法第3条の2第2項の指定をしたときは，その旨を公示しなければならない。

（指定試験機関の委任の公示等）
第2条の2　法第3条の2第2項の規定により指定試験機関にその試験事務を行わせることとした都道府県知事（以下「委任都道府県知事」という。）は，厚生労働省令で定める事項を，厚生労働大臣に報告するとともに，公示しなければならない。
2　指定試験機関は，その名称，主たる事務所の所在地又は試験事務を取り扱う事務所の所在地を変更しようとするときは，変更しようとする日の2週間前までに，厚生労働省令で定める事項を委任都道府県知事（試験事務を取り扱う事務所の所在地を変更しようとする場合にあつては，関係委任都道府県知事）に届け出なければならない。
3　委任都道府県知事は，前項の規定による届出があったときは，その旨を公示しなければならない。

（試験事務規程）
第3条　指定試験機関は，試験事務の開始前に，試験事務の実施に関する規程（以下「試験事務規程」という。）を定め，厚生労働大臣の承認を受けなければならない。これを変更しようとするときも，同様とする。
2　指定試験機関は，試験事務規程を変更しようとするときは，委任都道府県知事の意見を聴かなければならない。
3　試験事務規程で定めるべき事項は，厚生労働省令で定める。

（試験委員）
第4条　指定試験機関は，試験事務を行う場合において，調理師として必要な知識及び技能を有するかどうかの判定に関する事務については，試験委員に行わせなければならない。
2　指定試験機関は，試験委員を選任しようとするときは，厚生労働省令で定める要件を備える者のうちから選任しなければならない。
3　指定試験機関は，試験委員を選任したときは，厚生労働省令で定めるところにより，厚生労働大臣にその旨を届け出なければならない。試験委員に変更があつたときも，同様とする。

（帳簿の備付け等）
第5条　指定試験機関は，厚生労働省令で定めるところにより，試験事務に関する事項で厚生労働省令で定めるものを記載した帳簿を備え，これを保存しなければならない。

（試験事務の休廃止）

第6条　指定試験機関は，試験事務の全部又は一部を休止し，又は廃止しようとするときは，厚生労働省令で定めるところにより，厚生労働大臣に届け出なければならない．
2　厚生労働大臣は，前項の届出があつたときは，その旨を，関係委任都道府県知事に通知するとともに，公示しなければならない．
（指定の取消し）
第7条　厚生労働大臣は，指定試験機関が第2条第3項各号（第三号を除く．）に該当するに至つたときは，その指定を取り消さなければならない．
2　厚生労働大臣は，指定試験機関が次のいずれかに該当するに至つたときは，その指定を取り消すことができる．
　一　第2条第2項各号の要件を満たさなくなつたと認められるとき．
　二　第3条第1項の承認を受けた試験事務規程によらないで試験事務を行つたとき．
　三　第4条第1項又は第2項の規定に違反したとき．
　四　前三号に掲げる場合のほか，適切に試験事務を行つていないと認められるとき．
3　厚生労働大臣は，前2項の規定による指定の取消しをしたときは，その旨を，関係委任都道府県知事に通知するとともに，公示しなければならない．
（報告）
第8条　厚生労働大臣は，試験事務の適正な実施を確保するため必要があると認めるときは，その必要な限度で，指定試験機関に対し，報告を求めることができる．
（試験事務の委任の解除）
第8条の2　委任都道府県知事は，指定試験機関に試験事務の全部又は一部を行わせないこととするときは，その6月前までにその旨を指定試験機関に通知しなければならない．
2　委任都道府県知事は，指定試験機関に試験事務の全部又は一部を行わせないこととしたときは，その旨を，厚生労働大臣に報告するとともに，公示しなければならない．
（委任都道府県知事による試験事務の実施等）
第9条　都道府県知事は，法第3条の2第2項の規定により指定試験機関に試験事務の全部又は一部を行わせることとしたときは，当該試験事務の全部又は一部を行わないものとする．
2　委任都道府県知事は，指定試験機関が試験事務の全部若しくは一部を休止したとき，又は指定試験機関が天災その他の事由により試験事務の全部若しくは一部を実施することが困難となつたと認めるときは，当該試験事務の全部又は一部を行うものとする．
3　委任都道府県知事は，前項の規定により試験事務を行うこととし，又は同項の規定により行っている試験事務を行わないこととしたときは，その旨を，厚生労働大臣に報告するとともに，公示しなければならない．
（登録事項）
第10条　調理師名簿（以下「名簿」という．）に登録する事項は，次のとおりとする．
　一　登録番号及び登録年月日
　二　本籍地都道府県名（日本の国籍を有しない者については，その国籍），氏名，生年月日及び性別

三　免許取得資格の種別
　四　免許の取消に関する事項
　五　その他厚生労働省令で定める事項
　　（名簿の訂正）
第11条　調理師は，前条第二号の登録事項に変更を生じたときは，30日以内に，名簿の訂正を申請しなければならない。
　2　前項の申請をするには，申請書に申請の原因たる事実を証する書類を添え，これを免許を与えた都道府県知事に提出しなければならない。
　　（登録の消除）
第12条　名簿の登録の消除を申請するには，申請書を免許を与えた都道府県知事に提出しなければならない。
　2　調理師が死亡し，又は失踪の宣告を受けたときは，戸籍法（昭和22年法律第224号）による死亡又は失踪の届出義務者は，30日以内に，名簿の登録の消除を申請しなければならない。
　　（免許証の書換交付）
第13条　調理師は，調理師免許証（以下「免許証」という。）の記載事項に変更を生じたときは，免許証の書換交付を申請することができる。
　2　前項の申請をするには，申請書に免許証を添え，これを免許を与えた都道府県知事に提出しなければならない。
　　（免許証の再交付）
第14条　調理師は，免許証を破り，よごし，又は失つたときは，免許証の再交付を申請することができる。
　2　前項の申請をするには，申請書を免許を与えた都道府県知事に提出しなければならない。
　3　免許証を破り，又はよごした調理師が第1項の申請をする場合には，申請書にその免許証を添えなければならない。
　4　調理師は，免許証の再交付を受けた後，失つた免許証を発見したときは，5日以内に，これを免許を与えた都道府県知事に返納しなければならない。
　　（免許証の返納）
第15条　調理師は，名簿の登録の消除を申請するときは，免許証を免許を与えた都道府県知事に返納しなければならない。第12条第2項の規定により名簿の消除を申請する者についても，同様とする。
　2　調理師は，免許の取消処分を受けたときは，5日以内に，免許証を免許を与えた都道府県知事に返納しなければならない。
第15条の2，第15条の3は略
　　（都道府県が処理する事務）
第16条　法第3条第2項の規定により都道府県知事が行う事務は，次のとおりとする。
　一　養成施設の指定を行うに必要な調査に関する事務
　二　指定養成施設に関する指定取消理由の有無の調査に関する事務

（通知）
第17条　都道府県知事は，他の都道府県知事の免許を受けた調理師について，免許の取消を適当と認めるときは，理由を附して，免許を与えた都道府県知事に，その旨を通知しなければならない。

（事務の区分）
第18条　第1条の2，第1条の3第2項，第1条の4，第1条の5及び第16条の規定により都道府県が処理することとされている事務は，地方自治法（昭和22年法律第67号）第2条第9項第一号に規定する第1号法定受託事務とする。

（権限の委任）
第19条　この政令に規定する厚生労働大臣の権限は，厚生労働省令で定めるところにより，地方厚生局長に委任することができる。
2　前項の規定により地方厚生局長に委任された権限は，厚生労働省令で定めるところにより，地方厚生支局長に委任することができる。

（省令への委任）
第20条　この政令で定めるもののほか，申請書及び免許証の様式その他調理師の免許に関して必要な事項，調理師養成施設に関して必要な事項，指定試験機関及びその行う試験事務に関して必要な事項並びに指定届出受理機関に関して必要な事項は，厚生労働省令で定める。

◇　**調理師法の施行期日を定める政令**（昭和33年11月4日政令第302号）
　　内閣は，調理師法（昭和33年法律第147号）附則第1項の規定に基き，この政令を制定する。
　　調理師法の施行期日は，昭和33年11月9日とする。

3. 食品衛生法

(昭和22年12月24日法律第233号) 抜萃

第1章　総　則

〔目的〕
第1条　この法律は，飲食に起因する衛生上の危害の発生を防止し，公衆衛生の向上及び増進に寄与することを目的とする。

〔定義〕
第2条　この法律で食品とは，すべての飲食物をいう。但し，薬事法 (昭和35年法律第145号) に規定する医薬品及び医薬部外品は，これを含まない。

2　　この法律で添加物とは，食品の製造の過程において又は食品の加工若しくは保存の目的で，食品に添加，混和，浸潤その他の方法によつて使用する物をいう。

3　　この法律で天然香料とは，動植物から得られた物又はその混合物で，食品の着香の目的で使用される添加物をいう。

4　　この法律で器具とは，飲食器，割ぽう具その他食品又は添加物の採取，製造，加工，調理，貯蔵，運搬，陳列，授受又は摂取の用に供され，かつ，食品又は添加物に直接接触する機械，器具その他の物をいう。ただし，農業及び水産業における食品の採取の用に供される機械，器具その他の物は，これを含まない。

5　　この法律で容器包装とは，食品又は添加物を入れ，又は包んでいる物で，食品又は添加物を授受する場合そのままで引き渡すものをいう。

6　　この法律で食品衛生とは，食品，添加物，器具及び容器包装を対象とする飲食に関する衛生をいう。

7　　この法律で電子情報処理組織とは，厚生労働省の使用に係る電子計算機 (入出力装置を含む。以下同じ。) と，第16条の規定による届出をしようとする者の使用に係る入出力装置とを電気通信回線で接続した電子情報処理組織をいう。

8　　この法律で営業とは，業として，食品若しくは添加物を採取し，製造し，輸入し，加工し，調理し，貯蔵し，運搬し，若しくは販売すること又は器具若しくは容器包装を製造し，輸入し，若しくは販売することをいう。ただし，農業及び水産業における食品の採取業は，これを含まない。

9　　この法律で営業者とは，営業を営む人又は法人をいう。

第2章　食品及び添加物

〔販売用の食品及び添加物の取扱原則〕
第3条　販売 (不特定又は多数の者に対する販売以外の授与を含む。以下同じ。) の用に供する食品又は添加物の採取，製造，加工，使用，調理，貯蔵，運搬，陳列及び授受は，清潔で衛生的に行われなければならない。

〔不衛生な食品又は添加物の販売等の禁止〕

第4条　下に掲げる食品又は添加物は，これを販売し（不特定又は多数の者に授与する販売以外の場合を含む。以下同じ。），又は販売の用に供するために，採取し，製造し，輸入し，加工し，使用し，調理し，貯蔵し，若しくは陳列してはならない。
　一　腐敗し，若しくは変敗したもの又は未熟であるもの。但し，一般に人の健康を害う虞がなく飲食に適すると認められているものは，この限りでない。
　二　有毒な，若しくは有害な物質が含まれ，若しくは附着し，又はこれらの疑いがあるもの。但し，人の健康を害う虞がない場合として厚生労働大臣が定める場合においては，この限りでない。
　三　病原微生物により汚染され，又はその疑があり，人の健康を害う虞があるもの。
　四　不潔，異物の混入又は添加その他の事由により，人の健康を害う虞があるもの。
〔新開発食品の販売の禁止措置〕
第4条の2　厚生労働大臣は，一般に飲食に供されることがなかつた物であつて人の健康をそこなうおそれがない旨の確証がないもの又はこれを含む物が新たに食品として販売され，又は販売されることとなつた場合において，食品衛生上の危害の発生を防止するため必要があると認めるときは，薬事・食品衛生審議会の意見をきいて，その物を食品として販売することを禁止することができる。
〔特定の食品及び添加物の販売，製造，輸入等の禁止〕
第4条の3　厚生労働大臣は，特定の国若しくは地域において採取され，製造され，加工され，調理され，若しくは貯蔵され，又は特定の者により採取され，製造され，加工され，調理され，若しくは貯蔵される特定の食品又は添加物について，第15条第1項から第3項まで又は第17条第1項の規定による検査の結果次に掲げる食品又は添加物に該当するものが相当数発見されたこと，生産地における食品衛生上の管理の状況その他の厚生労働省令で定める事由からみて次に掲げる食品又は添加物に該当するものが相当程度含まれるおそれがあると認められる場合において，人の健康を損なうおそれの程度その他の厚生労働省令で定める事項を勘案して，当該特定の食品又は添加物に起因する食品衛生上の危害の発生を防止するため特に必要があると認めるときは，薬事・食品衛生審議会の意見を聴いて，当該特定の食品又は添加物を販売し，又は販売の用に供するために，採取し，製造し，輸入し，加工し，使用し，若しくは調理することを告示をもつて禁止することができる。
　一　第4条各号に掲げる食品又は添加物
　二　第6条に規定する食品
　三　第7条第1項の規定により定められた規格に合わない食品又は添加物
　四　第7条第1項の規定により定められた基準に合わない方法により添加物を使用した食品
2　厚生労働大臣は，前項の規定による処分をしようとするときは，あらかじめ，関係行政機関の長に協議しなければならない。
3　第1項の規定による処分が行われた場合において，厚生労働大臣は，当該処分に関し利害関係を有する者の申請に基づき，又は必要に応じ，厚生労働省令で定めるところにより，当該処分に係る特定の食品又は添加物に起因する食品衛生上の危害が発生

VIII. 関係法規

するおそれがないと認めるときは，薬事・食品衛生審議会の意見を聴いて，当該処分の全部又は一部を告示をもつて解除するものとする。

〔病肉等の販売等の禁止〕

第5条　厚生労働省令で定める疾病にかかり，若しくはその疑いがあり，又はへい死した獣畜（牛，馬，豚，めん羊及び山羊並びに厚生労働省令で定めるその他の物をいう。以下同じ。）の肉，骨，乳，臓器及び血液又は厚生労働省令で定める疾病にかかり，若しくはその疑いがあり，又はへい死した家きん（鶏，あひる及び七面鳥並びに厚生労働省令で定めるその他の物をいう。以下同じ。）の肉，骨及び臓器は，これを食品として販売し，又は食品として販売の用に供するために，採取し，加工し，使用し，調理し，貯蔵し，若しくは陳列してはならない。ただし，へい死した獣畜又は家きんの肉，骨及び臓器であつて，当該職員が，人の健康を損なうおそれがなく飲食に適すると認めたものは，この限りでない。

2　獣畜及び家きんの肉及び臓器並びに厚生労働省令で定めるこれらの製品（以下この項において「獣畜の肉等」という。）は，輸出国の政府機関によつて発行され，かつ，前項の厚生労働省令で定める疾病にかかり，若しくはその疑いがあり，又はへい死した獣畜又は家きんの肉若しくは臓器又はこれらの製品でない旨その他厚生労働省令で定める事項（以下この項において「衛生事項」という。）を記載した証明書又はその写しを添付したものでなければ，これを食品として販売の用に供するために輸入してはならない。ただし，厚生労働省令で定める国から輸入する獣畜の肉等であつて，当該獣畜の肉等に係る衛生事項が当該国の政府機関から電気通信回線を通じて第2条第7項の電子計算機に送信され，当該電子計算機に備えられたファイルに記録されたものについては，この限りでない。

〔添加物等の販売等の禁止〕

第6条　人の健康を損なうおそれのない場合として厚生労働大臣が薬事・食品衛生審議会の意見を聴いて定める場合を除いては，添加物（天然香料及び一般に食品として飲食に供されている物であつて添加物として使用されるものを除く。）並びにこれを含む製剤及び食品は，これを販売し，又は販売の用に供するために，製造し，輸入し，加工し，使用し，貯蔵し，若しくは陳列してはならない。

〔食品又は添加物の基準・規格の制定〕

第7条　厚生労働大臣は，公衆衛生の見地から，薬事・食品衛生審議会の意見を聴いて販売の用に供する食品若しくは添加物の製造，加工，使用，調理若しくは保存の方法につき基準を定め，又は販売の用に供する食品若しくは添加物の成分につき規格を定めることができる。

2　前項の規定により基準又は規格が定められたときは，その基準に合わない方法により食品若しくは添加物を製造し，加工し，使用し，調理し，若しくは保存し，その基準に合わない方法による食品若しくは添加物を販売し，若しくは輸入し，又はその規格に合わない食品若しくは添加物を製造し，輸入し，加工し，使用し，調理し，保存し，若しくは販売してはならない。

〔残留農薬基準策定に関する協力要請〕

第7条の2　厚生労働大臣は，前条第1項の食品の成分に係る規格として，食品に残留する農薬の成分である物質（その物質が化学的に変化して生成した物質を含む。）の量の限度を定めるため必要があると認めるときは，農林水産大臣に対し，農薬の成分に関する資料の提供その他必要な協力を求めることができる。

〔総合衛生管理製造過程〕
第7条の3　厚生労働大臣は，第7条第1項の規定により製造又は加工の方法の基準が定められた食品であつて政令で定めるものにつき，総合衛生管理製造過程（製造又は加工の方法及びその衛生管理の方法につき食品衛生上の危害の発生を防止するための措置が総合的に講じられた製造又は加工の過程をいう。以下同じ。）を経てこれを製造し，又は加工しようとする者（外国において製造し，又は加工しようとする者を含む。）から申請があつたときは，製造し，又は加工しようとする食品の種類及び製造又は加工の施設ごとに，その総合衛生管理製造過程を経て製造し，又は加工することについての承認を与えることができる。

2　厚生労働大臣は，前項の申請に係る総合衛生管理製造過程の製造又は加工の方法及びその衛生管理の方法が，厚生労働省令で定める基準に適合しないときは，同項の承認を与えない。

3　第1項の承認を受けようとする者は，厚生労働省令で定めるところにより，申請書に当該総合衛生管理製造過程を経て製造し，又は加工した食品の試験の成績に関する資料その他の資料を添付して申請しなければならない。

4　第1項の承認を受けた者（次項において「承認取得者」という。）は，当該承認に係る総合衛生管理製造過程の一部を変更しようとするときは，その変更についての承認を求めることができる。この場合においては，前2項の規定を準用する。

5　厚生労働大臣は，次の各号のいずれかに該当する場合においては，承認取得者が受けた第1項の承認の全部又は一部を取り消すことができる。
　一　当該承認に係る総合衛生管理製造過程の製造又は加工の方法及びその衛生管理の方法が，第2項の厚生労働省令で定める基準に適合しなくなつたとき。
　二　承認取得者が，当該承認に係る総合衛生管理製造過程の一部を前項の承認を受けずに変更したとき。
　三　厚生労働大臣が，必要があると認めて，外国において当該承認に係る総合衛生管理製造過程を経て食品の製造又は加工を行う承認取得者（次号において「外国製造承認取得者」という。）に対し，必要な報告を求めた場合において，その報告がされず，又は虚偽の報告がされたとき。
　四　厚生労働大臣が，必要があると認めて，その職員に，外国製造承認取得者の製造又は加工の施設，事務所，倉庫その他の場所において食品，帳簿書類その他の物件についての検査をさせようとした場合において，その検査が拒まれ，妨げられ，又は忌避されたとき。

6　第1項の承認に係る総合衛生管理製造過程を経た食品の製造又は加工については，第7条第1項の基準に適合した方法による食品の製造又は加工とみなして，この法律又はこの法律に基づく命令の規定を適用する。

7　　第1項の承認又は第4項の変更の承認を受けようとする者は，審査に要する実費の額を考慮して政令で定める額の手数料を納めなければならない。

第3章　器具及び容器包装

〔営業上使用する器具及び容器包装の取扱原則〕
第8条　　営業上使用する器具及び容器包装は，清潔で衛生的でなければならない。
〔有毒有害な器具又は容器包装の販売等の禁止〕
第9条　　有毒な，若しくは有害な物質が含まれ，若しくは附着して人の健康を害う虞がある器具若しくは容器包装又は食品若しくは添加物に接触してこれらに有害な影響を与えることにより人の健康を害う虞がある器具若しくは容器包装は，これを販売し，販売の用に供するために製造し，若しくは輸入し，又は営業上使用してはならない。
〔特定の器具及び容器包装の販売，製造，輸入等の禁止〕
第9条の2　　厚生労働大臣は，特定の国若しくは地域において製造され，又は特定の者により製造される特定の器具又は容器包装について，第15条第1項から第3項まで又は第17条第1項の規定による検査の結果次に掲げる器具又は容器包装に該当するものが相当数発見されたこと，製造地における食品衛生上の管理の状況その他の厚生労働省令で定める事由からみて次に掲げる器具又は容器包装に該当するものが相当程度含まれるおそれがあると認められる場合において，人の健康を損なうおそれの程度その他の厚生労働省令で定める事項を勘案して，当該特定の器具又は容器包装に起因する食品衛生上の危害の発生を防止するため特に必要があると認めるときは，薬事・食品衛生審議会の意見を聴いて，当該特定の器具又は容器包装を販売し，販売の用に供するために製造し，若しくは輸入し，又は営業上使用することを告示をもつて禁止することができる。
　一　前条に規定する器具又は容器包装
　二　次条第1項の規定により定められた規格に合わない器具又は容器包装
2　　厚生労働大臣は，前項の規定による処分をしようとするときは，あらかじめ，関係行政機関の長に協議しなければならない。
3　　第4条の3第3項の規定は，第1項の規定による処分が行われた場合について準用する。この場合において，第4条の3第3項中「食品又は添加物」とあるのは，「器具又は容器包装」と読み替えるものとする。
〔器具又は容器包装の規格・基準の制定〕
第10条　　厚生労働大臣は，公衆衛生の見地から，薬事・食品衛生審議会の意見を聴いて販売の用に供し，若しくは営業上使用する器具若しくは容器包装若しくはこれらの原材料につき規格を定め，又はこれらの製造方法につき基準を定めることができる。
2　　前項の規定により規格又は基準が定められたときは，その規格に合わない器具若しくは容器包装を販売し，販売の用に供するために製造し，若しくは輸入し，若しくは営業上使用し，その規格に合わない原材料を使用し，又はその基準に合わない方法により器具若しくは容器包装を製造してはならない。

第4章　表示及び公告

〔食品，添加物，器具又は容器包装の表示の基準の制定〕

第11条　厚生労働大臣は，公衆衛生の見地から，薬事・食品衛生審議会の意見を聴いて販売の用に供する食品若しくは添加物又は前条第1項の規定により規格若しくは基準が定められた器具若しくは容器包装に関する表示につき，必要な基準を定めることができる。

2　前項の規定により表示につき基準が定められた食品，添加物，器具又は容器包装は，その基準に合う表示がなければ，これを販売し，販売の用に供するために陳列し，又は営業上使用してはならない。

〔虚偽表示等の禁止〕

第12条　食品，添加物，器具又は容器包装に関しては，公衆衛生に危害を及ぼす虞がある虚偽の又は誇大な表示又は広告はこれを行つてはならない。

第4章の2　食品添加物公定書

〔食品添加物公定書の作成〕

第13条　厚生労働大臣は，食品添加物公定書を作成し，第7条第1項の規定により基準又は規格が定められた添加物及び第11条第1項の規定により基準が定められた添加物につき当該基準及び規格を収載するものとする。

第5章　検　　　査

〔検査〕

第14条　第7条第1項の規定により規格が定められた食品若しくは添加物又は第10条第1項の規定により規格が定められた器具若しくは容器包装であつて政令で定めるものは，政令で定める区分に従い厚生労働大臣又は都道府県知事若しくは厚生労働大臣が指定した者の行う検査を受け，これに合格したものとして厚生労働省令で定める表示が付されたものでなければ，販売し，販売の用に供するために陳列し，又は営業上使用してはならない。

2　前項の規定による厚生労働大臣又は厚生労働大臣が指定した者の行う検査を受けようとする者は，検査に要する実費の額を考慮して政令で定める額の手数料を納めなければならない。

3　前項の手数料は，厚生労働大臣の行う検査を受けようとする者の納付するものについては国庫の，厚生労働大臣が指定した者の行う検査を受けようとする者の納付するものについては当該厚生労働大臣が指定した者の収入とする。

4　前3項に定めるもののほか，第1項の検査及び当該検査に合格した場合の措置に関し必要な事項は，政令で定める。

5　第1項の検査の結果については，行政不服審査法（昭和37年法律第160号）による不服申立てをすることができない。

〔検査命令〕

第15条　都道府県知事は，政令で定める食品，添加物，器具又は容器包装であつて次に

掲げる食品，添加物，器具又は容器包装に該当するものを発見した場合において，これらを製造し，又は加工した者の検査の能力等からみて，その者が製造し，又は加工する食品，添加物，器具又は容器包装がその後引き続き当該各号に掲げる食品，添加物，器具又は容器包装に該当するおそれがあり，食品衛生上の危害の発生を防止するため必要があると認めるときは，政令で定める要件及び手続に従い，その者に対し，当該食品，添加物，器具又は容器包装について，当該都道府県知事又は厚生労働大臣が指定した者の行う検査を受けるべきことを命ずることができる。
　一　第4条第二号又は第三号に掲げる食品又は添加物
　二　第7条第1項の規定により定められた規格に合わない食品又は添加物
　三　第7条第1項の規定により定められた基準に合わない方法により添加物を使用した食品
　四　第9条に規定する器具又は容器包装
　五　第10条第1項の規定により定められた規格に合わない器具又は容器包装
2　厚生労働大臣は，食品衛生上の危害の発生を防止するため必要があると認めるときは，政令で定める食品，添加物，器具又は容器包装であつて前項各号に掲げる食品，添加物，器具若しくは容器包装又は第6条に規定する食品に該当するものを製造し，又は加工した者が製造し，又は加工した同種の食品，添加物，器具又は容器包装を輸入する者に対し，当該食品，添加物，器具又は容器包装について，厚生労働大臣又は厚生労働大臣が指定した者の行う検査を受けるべきことを命ずることができる。
3　厚生労働大臣は，食品衛生上の危害の発生を防止するため必要があると認めるときは，政令で定める食品，添加物，器具又は容器包装であつて，生産地の事情その他の事情からみて第1項各号に掲げる食品，添加物，器具若しくは容器包装又は第6条に規定する食品に該当するおそれがあると認められるものを輸入する者に対し，当該食品，添加物，器具又は容器包装について，厚生労働大臣又は厚生労働大臣が指定した者の行う検査を受けるべきことを命ずることができる。
4　前3項の命令を受けた者は，当該検査を受け，その結果についての通知を受けた後でなければ，当該食品，添加物，器具又は容器包装を販売し，販売の用に供するために陳列し，又は営業上使用してはならない。
5，6，7は略
〔輸入の届出〕
第16条　　販売の用に供し，又は営業上使用する食品，添加物，器具又は容器包装を輸入しようとする者は，厚生労働省令の定めるところにより，そのつど厚生労働大臣に届け出なければならない。
〔電子情報処理組織の使用〕
第16条の2　　厚生労働大臣は，前条の規定による届出については，政令で定めるところにより，電子情報処理組織を使用して行わせることができる。
2　厚生労働大臣は，前項の規定により電子情報処理組織を使用して届け出た者に対する当該届出に係る食品，添加物，器具又は容器包装についての第15条第2項又は第3項の規定による検査の命令の通知及び同条第4項の規定による当該検査の結果の通知に

ついては，政令で定めるところにより，電子情報処理組織を使用して行うことができる。

3　前2項の規定により行われた届出又は命令の通知若しくは結果の通知は，第2条第7項の電子計算機に備えられたファイルへの記録がされた時に厚生労働省に到達し，又は厚生労働省から発せられたものとみなし，命令の通知又は結果の通知にあつては，当該記録がされた後通常その出力に要する時間が経過した時に当該通知の相手方に到達したものと推定する。

〔報告の要求，臨検，検査，収去〕

第17条　厚生労働大臣，都道府県知事，地域保健法（昭和22年法律第101号）第5条第1項の規定に基づく政令で定める市（以下「保健所を設置する市」という。）の市長又は特別区の区長は，必要があると認めるときは，営業を行う者その他の関係者から必要な報告を求め，当該官吏吏員に営業の場所，事務所，倉庫その他の場所に臨検し，販売の用に供し，若しくは営業上使用する食品，添加物，器具若しくは容器包装，営業の施設，帳簿書類その他の物件を検査させ，又は試験の用に供するのに必要な限度において，販売の用に供し，若しくは営業上使用する食品，添加物，器具若しくは容器包装を無償で収去させることができる。

2　前項の規定により当該官吏吏員に臨検検査又は収去をさせる場合においては，これにその身分を示す証票を携帯させなければならない。

〔食品衛生検査施設〕

第18条　国及び都道府県は，第14条第1項又は第15条第1項から第3項までの検査（「以下「製品検査」という。）及び前条第1項の規定により収去した食品，添加物，器具又は容器包装の試験に関する事務を行わせるために，必要な検査施設を設けなければならない。

2　保健所を設置する市及び特別区は，前条第1項の規定により収去した食品，添加物，器具又は容器包装の試験に関する事務を行わせるために，必要な検査施設を設けなければならない。

3　都道府県，保健所を設置する市及び特別区の食品衛生検査施設に関し必要な事項は，政令でこれを定める。

〔食品衛生監視員〕

第19条　第17条第1項に規定する当該官吏吏員の職権及び食品衛生に関する指導の職務を行わせるために，厚生労働大臣又は都道府県知事，保健所を設置する市の市長若しくは特別区の区長は，官吏又は当該都道府県，保健所を設置する市若しくは特別区の吏員のうちから食品衛生監視員を命ずるものとする。

2　都道府県知事，保健所を設置する市の市長及び特別区の区長は，政令の定めるところにより，食品衛生監視員に各営業の施設等について，監視又は指導を行わせなければならない。

3　前2項に定めるもののほか，食品衛生監視員の資格その他食品衛生監視員に関し必要な事項は，政令でこれを定める。

第5章の2　指定検査機関

〔検査機関の指定〕
第19条の2　第14条第1項又は第15条第1項から第3項までの指定は，製品検査を行おうとする者の申請により行う。

〔指定の欠格事由〕
第19条の3　次の各号のいずれかに該当する者は，第14条第1項又は第15条第1項から第3項までの指定を受けることができない。
一　この法律又はこの法律に基づく処分に違反し，刑に処せられ，その執行を終わり，又は執行を受けることがなくなつた日から2年を経過しない者
二　第19条の13の規定により指定を取り消され，その取消しの日から2年を経過しない者
三　その業務を行う役員のうちに，次のいずれかに該当する者がある者
　　イ　第一号に該当する者
　　ロ　第19条の10の規定による命令により解任され，解任の日から2年を経過しない者

〔検査機関指定の適合条件〕
第19条の4　厚生労働大臣は，第14条第1項又は第15条第1項から第3項までの指定の申請が次の各号に適合していると認めるときでなければ，その指定をしてはならない。
一　食品衛生に関する試験を行っている民法（明治29年法律第89号）第34条の規定により設立された法人であること。
二　厚生労働省令で定める機械器具その他の設備を有し，かつ，厚生労働省令で定める条件に適合する知識経験を有する者が製品検査を実施し，その数が厚生労働省令で定める数以上であること。
三　製品検査の業務の管理に関する事項が厚生労働省令で定める基準に適合すること。
四　製品検査の業務を適確かつ円滑に行うに必要な経理的基礎を有するものであること。
五　その役員若しくは社員の構成又は第一号の業務以外の業務を行っている場合にはその業務の内容が製品検査の公正な実施に支障を及ぼすおそれがないものであること。

〔検査施設の設置等の届出〕
第19条の5　第14条第1項又は第15条第1項から第3項までの指定を受けた者（以下「指定検査機関」という。）は，製品検査を行う検査施設を新たに設置し，廃止し，又はその所在地を変更しようとするときは，その設置し，廃止し，又は変更しようとする日の2週間前までに，厚生労働大臣に届け出なければならない。

第19条の6は略

〔業務の休廃止〕
第19条の7　指定検査機関は，厚生労働大臣の許可を受けなければ，製品検査の業務の全部又は一部を休止し，又は廃止してはならない。

〔事業報告書等の提出〕
第19条の8　指定検査機関は，毎事業年度経過後3月以内に，その事業年度の事業報告書及び収支決算書を作成し，厚生労働大臣に提出しなければならない。

第 19 条の 9, 第 19 条の 10 は略
　　〔役員又は職員の地位〕
第 19 条の 11　　製品検査の業務に従事する指定検査機関の役員又は職員は，刑法（明治 40 年法律第 45 号）その他の罰則の適用については，法令により公務に従事する職員とみなす．

第 19 条の 12～15 は略
　　〔報告の徴収・立入検査〕
第 19 条の 16　　厚生労働大臣は，この法律の施行に必要な限度において，指定検査機関に対し，その業務若しくは経理の状況に関し報告をさせ，又は当該職員に，指定検査機関の事務所若しくは検査施設に立ち入り，業務の状況若しくは帳簿，書類その他の物件を検査させ，若しくは関係者に質問させることができる．
2　　第 17 条第 2 項の規定は，前項の場合に準用する．

第 6 章　営　業
　　〔食品衛生管理者〕
第 19 条の 17　　乳製品，第 6 条の規定により厚生労働大臣が定めた添加物その他製造又は加工の過程において特に衛生上の考慮を必要とする食品又は添加物であつて政令で定めるものの製造又は加工を行う営業者は，その製造又は加工を衛生的に管理させるため，その施設ごとに，専任の食品衛生管理者を置かなければならない．ただし，第 7 条の 3 第 1 項の承認に係る施設及び営業者が自ら食品衛生管理者となつて管理する施設については，この限りでない．
2　　営業者が，前項の規定により食品衛生管理者を置かなければならない製造業又は加工業を 2 以上の施設で行う場合において，その施設が隣接しているときは，食品衛生管理者は，同項の規定にかかわらず，その 2 以上の施設を通じて 1 人で足りる．
3　　食品衛生管理者は，当該施設においてその管理に係る食品又は添加物に関してこの法律又はこの法律に基づく命令若しくは処分の違反が行われないように，その食品又は添加物の製造又は加工に従事する者を監督しなければならない．
4　　次の各号のいずれかに該当する者でなければ，食品衛生管理者となることができない．
　一　医師，歯科医師，薬剤師又は獣医師
　二　学校教育法（昭和 22 年法律第 26 号）に基づく大学，旧大学令（大正 7 年勅令第 388 号）に基づく大学又は旧専門学校令（明治 36 年勅令第 61 号）に基づく専門学校において医学，歯学，薬学，獣医学，畜産学，水産学又は農芸化学の課程を修めて卒業した者
　三　厚生労働大臣の指定した食品衛生管理者の養成施設において所定の課程を修了した者
　四　学校教育法に基づく高等学校若しくは旧中等学校令（昭和 18 年勅令第 36 号）に基づく中等学校を卒業した者又は厚生労働省令の定めるところによりこれらの者と同等以上の学力があると認められる者で，第 1 項の規定により食品衛生管理者を置かなけ

ればならない製造業又は加工業において食品又は添加物の製造又は加工の衛生管理の業務に3年以上従事し，かつ，厚生労働大臣の指定した講習会の課程を修了した者
5 　前項第四号に該当することにより食品衛生管理者たる資格を有する者は，衛生管理の業務に3年以上従事した製造業又は加工業と同種の製造業又は加工業の施設においてのみ，食品衛生管理者となることができる。
6 　第1項に規定する営業者は，食品衛生管理者を置き，又は自ら食品衛生管理者となつたときは，15日以内に，その施設の所在地の都道府県知事に，その食品衛生管理者の氏名又は自ら食品衛生管理者となつた旨その他厚生労働省令で定める事項を届け出なければならない。食品衛生管理者を変更したときも，同様とする。

〔有毒，有害物質の混入防止措置基準〕
第19条の18　厚生労働大臣は，食品又は添加物の製造又は加工の過程において有毒な又は有害な物質が当該食品又は添加物に混入することを防止するための措置に関し必要な基準を定めることができる。
2 　都道府県は，営業（食鳥処理の事業の規制及び食鳥検査に関する法律（平成2年法律第70号）第2条第五号に規定する食鳥処理の事業を除く。）の施設の内外の清潔保持，ねずみ，こん虫等の駆除その他公衆衛生上講ずべき措置に関し，条例で，必要な基準を定めることができる。
3 　営業者（食鳥処理の事業の規制及び食鳥検査に関する法律第6条第1項に規定する食鳥処理業者を除く。）は，前2項の基準が定められたときは，これを遵守しなければならない。

〔営業施設の基準〕
第20条　都道府県知事は，飲食店営業その他公衆衛生に与える影響が著しい営業（食鳥処理の事業の規制及び食鳥検査に関する法律第2条第五号に規定する食鳥処理の事業を除く。）であつて，政令で定めるものの施設につき，条例で，業種別に，公衆衛生の見地から必要な基準を定めなければならない。

〔営業の許可〕
第21条　前条に規定する営業を営もうとする者は，厚生労働省令の定めるところにより，都道府県知事の許可を受けなければならない。
2 　前項の場合において，都道府県知事は，その営業の施設が前条の規定による基準に合うと認めるときは，許可をしなければならない。ただし，同条に規定する営業を営もうとする者が次の各号のいずれかに該当するときは，同項の許可を与えないことができる。
　一　この法律又はこの法律に基づく処分に違反して刑に処せられ，その執行を終わり，又は執行を受けることがなくなつた日から起算して2年を経過しない者
　二　第22条から第24条までの規定により許可を取り消され，その取消しの日から起算して2年を経過しない者
　三　法人であつて，その業務を行う役員のうちに前二号のいずれかに該当する者があるもの
3 　都道府県知事は，第1項の許可に5年を下らない有効期間その他の必要な条件を付

〔許可営業者の地位の承継〕
第21条の2　　前条第1項の許可を受けた者 (以下この条において「許可営業者」という。) について相続, 合併又は分割 (当該営業を承継させるものに限る。) があつたときは, 相続人 (相続人が2人以上ある場合において, その全員の同意により当該営業を承継すべき相続人を選定したときは, その者), 合併後存続する法人若しくは合併により設立された法人又は分割により当該営業を承継した法人は, 許可営業者の地位を承継する。

　2　　前項の規定により許可営業者の地位を承継した者は, 遅滞なく, その事実を証する書面を添えて, その旨を都道府県知事に届け出なければならない。

〔廃棄処分・許可の取消・営業の禁停止〕
第22条　　厚生労働大臣又は都道府県知事は, 営業者が第4条, 第5条, 第6条, 第7条第2項, 第9条, 第10条第2項若しくは第12条の規定に違反した場合又は第4条の3第1項若しくは第9条の2第1項の規定による禁止に違反した場合においては, 営業者若しくは当該官吏吏員にその食品, 添加物, 器具若しくは容器包装を廃棄させ, 又はその他営業者に対し食品衛生上の危害を除去するために必要な処置をとることを命ずることができる。

〔許可の取消・営業の禁停止〕
第23条　　都道府県知事は, 営業者が第4条, 第5条, 第6条, 第7条第2項, 第9条, 第10条第2項, 第11条第2項, 第12条, 第14条第1項, 第15条第4項, 第19条の17第1項若しくは第19条の18第3項の規定に違反した場合, 第4条の3第1項若しくは第9条の2第1項の規定による禁止に違反した場合, 第21条第2項第一号若しくは第三号に該当するに至つた場合又は同条第3項の規定による条件に違反した場合においては, 同条第1項の許可を取り消し, 又は営業の全部若しくは一部を禁止し, 若しくは期間を定めて停止することができる。

〔改善命令・許可の取消・営業の禁停止〕
第24条　　都道府県知事は, 営業者がその営業の施設につき第20条の規定による基準に違反した場合においては, その施設の整備改善を命じ, 又は第21条第1項の許可を取り消し, 若しくはその営業の全部若しくは一部を禁止し, 若しくは期間を定めて停止することができる。

第7章　削除
第25条　　削除

第8章　雑　　　則
〔国庫負担〕
第26条　　国庫は, 政令の定めるところにより, 左に掲げる都道府県又は保健所を設置する市の費用に対して, その2分の1を負担する。

　1～6は略

〔中毒に関する届出,調査及び報告〕

第27条　食品,添加物,器具若しくは容器包装に起因して中毒した患者若しくはその疑のある者を診断し,又はその死体を検案した医師は,直ちに最寄の保健所長にその旨を届け出なければならない。

2　保健所長は,前項の届出を受けたときは,政令の定めるところにより,調査し,且つ,都道府県知事に報告しなければならない。

3　都道府県知事は,前項の規定による報告を受けたときは,政令の定めるところにより,厚生労働大臣に報告しなければならない。

〔死体の解剖〕

第28条　都道府県知事又は保健所を設置する市の市長又は特別区の区長は,原因調査上必要があると認めるときは,食品,添加物,器具又は容器包装に起因し,又は起因すると疑われる疾病で死亡した者の死体を遺族の同意を得て解剖に付することができる。

2　前項の場合において,その死体を解剖しなければ原因が判明せず,その結果公衆衛生に重大な危害を及ぼす虞があると認めるときは,遺族の同意を得ないでも,これに通知した上で,その死体を解剖に付することができる。

3　前2項の規定は,刑事訴訟に関する規定による強制の処分を妨げない。

4　第1項又は第2項の規定により死体を解剖する場合においては,礼意を失わないように注意しなければならない。

〔都道府県等の努力義務・食品衛生推進員〕

第28条の2　都道府県,保健所を設置する市又は特別区は,食中毒の発生を防止するとともに,地域における食品衛生の向上を図るため,飲食店営業者その他継続的に不特定又は多数の者に食品を供与する者(以下この条において「飲食店営業者等」という。)に対し,必要な助言,指導その他の援助を行うように努めるものとする。

2　都道府県,保健所を設置する市又は特別区は,飲食店営業者等の食品衛生の向上に関する自主的な活動を促進するため,社会的信望があり,かつ,食品衛生の向上に熱意と識見を有する者のうちから,食品衛生推進員を委嘱することができる。

3　食品衛生推進員は,飲食店営業の施設の衛生管理の方法その他の食品衛生に関する事項につき,都道府県,保健所を設置する市又は特別区の施策に協力して,飲食店営業者等からの相談に応じ,及びこれらの者に対する助言その他の活動を行う。

〔おもちゃ及び営業以外の食品供与施設への準用規定〕

第29条　第4条,第4条の3,第6条,第7条,第9条から第12条まで,第14条から第24条まで,第27条及び第28条の規定は,乳幼児が接触することによりその健康を損なうおそれがあるものとして厚生労働大臣の指定するおもちゃについて,これを準用する。この場合において,第6条中「添加物(天然香料及び一般に食品として飲食に供されている物であつて添加物として使用されるものを除く。)」とあるのは,「おもちゃの添加物として用いることを目的とする化学的合成品(化学的手段により元素又は化合物に分解反応以外の化学的反応を起こさせて得られた物質をいう。)」と読み替えるものとする。

2　第4条及び第7条の規定は,洗浄剤であつて野菜若しくは果実又は飲食器の洗浄の

用に供されるものについて準用する。

3　第8条から第10条まで，第14条第1項，第17条から第19条まで，第20条及び第22条から第24条までの規定は，営業以外の場合で寄宿舎，学校，病院等の施設において継続的に不特定又は多数の者に食品を供与する場合に，これを準用する。

〔名称等の公表〕

第29条の2　厚生労働大臣及び都道府県知事は，食品衛生上の危害の発生を防止するため，この法律又はこの法律に基づく処分に違反した者の名称等を公表し，食品衛生上の危害の状況を明らかにするよう努めるものとする。

〔読替規定〕

第29条の2の2　第19条の17，第21条から第24条までの規定及び前条中「都道府県知事」とあるのは，保健所を設置する市又は特別区にあつては，「市長」又は「区長」と読み替えるものとする。ただし，政令で定める営業に関する政令で定める処分については，この限りでない。

第29条の3は略

〔再審査請求〕

第29条の4　この法律の規定により地方公共団体（都道府県を除く。）の長が行う処分（地方自治法第2条第9項第一号に規定する第1号法定受託事務（次条において「第1号法定受託事務」という。）に係るものに限る。）についての審査請求の裁決に不服がある者は，厚生労働大臣に対して再審査請求をすることができる。

第29条の5，第29条の6は略

第9章　罰　　則

〔罰則〕

第30条　第4条（第29条第1項及び第2項において準用する場合を含む。），第5条第1項若しくは第6条（第29条第1項において準用する場合を含む。）の規定に違反し，又は第4条の2の規定による禁止に違反した者は，これを3年以下の懲役又は300万円以下の罰金に処する。

2　前項の罪を犯した者には，情状により懲役及び罰金を併科することができる。

第30条の2　第7条第2項（第29条第1項及び第2項において準用する場合を含む。），第9条（第29条第1項及び第3項において準用する場合を含む。）又は第21条第1項（第29条第1項において準用する場合を含む。）の規定に違反した者は，1年以下の懲役又は100万円以下の罰金に処する。

2　前項の罪を犯した者には，情状により懲役及び罰金を併科することができる。

第30条の3　第19条の13の規定による業務の停止の命令に違反した場合には，その違反行為をした指定検査機関の役員又は職員は，1年以下の懲役又は100万円以下の罰金に処する。

第31条　下の各号のいずれかに該当する者は，これを6月以下の懲役又は30万円以下の罰金に処する。

一　第5条第2項，第10条第2項（第29条第1項及び第3項において準用する場合を

含む。）第11条第2項（第29条第1項において準用する場合を含む。），第12条（第29条第1項において準用する場合を含む。），第14条第1項（第29条第1項及び第3項において準用する場合を含む。），第15条第4項（第29条第1項において準用する場合を含む。）又は第27条第1項（第29条第1項において準用する場合を含む。）の規定に違反した者

二　第4条の3第1項（第29条第1項において準用する場合を含む。）又は第9条の2第1項（第29条第1項及び第3項において準用する場合を含む。）の規定による禁止に違反した者

三　第20条（第29条第1項及び第3項において準用する場合を含む。）の規定による基準又は第21条第3項（第29条第1項において準用する場合を含む。）の規定による条件に違反した者

四　第22条若しくは第24条（第29条第1項及び第3項において準用する場合を含む。以下同じ。）の規定による厚生労働大臣又は都道府県知事（第29条の2の2の規定により読み替えられる場合は，市長又は区長）の命令に従わない営業者（同項に規定する食品を供与する者を含む。）又は第23条（第29条第1項及び第3項において準用する場合を含む。）若しくは第24条の規定による処分に違反して営業を行つた者

第32条　次の各号のいずれかに該当する者は，これを30万円以下の罰金に処する。

一　第17条第1項の規定による当該官吏吏員の臨検検査又は収去を拒み，妨げ，又は忌避した者

二　第17条第1項の規定による報告をせず，又は虚偽の報告をした者

三　第16条又は第19条の17第6項（それぞれ第29条第1項において準用する場合を含む。）の規定による届出をせず，又は虚偽の届出をした者

第32条の2　次の各号のいずれかに掲げる違反があつた場合には，その違反行為をした指定検査機関の役員又は職員は，30万円以下の罰金に処する。

一　第19条の7の許可を受けないで製品検査の業務の全部を廃止したとき。

二　第19条の14の規定に違反して同条に規定する事項の記載をせず，虚偽の記載をし，又は帳簿を保存しなかつたとき。

三　第19条の16第1項の規定による報告をせず，又は虚偽の報告をしたとき。

四　第19条の16第1項の規定による検査を拒み，妨げ，若しくは忌避し，又は同項の規定による質問に対して答弁をせず，若しくは虚偽の答弁をしたとき。

第32条の3　食品衛生管理者が第19条の17第3項に規定する職務を怠つたときは，当該施設においてその管理に係る食品又は添加物に関し第30条，第30条の2又は第31条の違反に該当する行為があつた場合において，その行為の態様に応じ各本条の罰金刑を科する。ただし，その食品衛生管理者がその行為を行つた者であるときは，この限りでない。

〔両罰規定〕

第33条　法人の代表者又は法人若しくは人の代理人，使用人その他の従業者が，その法人又は人の業務に関し，第30条，第30条の2，第31条又は第32条の違反行為をしたときは，行為者を罰する外，その法人又は人に対しても，各本条の罰金刑を科する。

ただし，その人が食品衛生管理者として，前条の規定により罰金刑を科せられるべきときは，その人については，この限りでない。

以下略

4. 食品衛生法の営業施設基準 管理運営基準準則について

■ **管理運営基準準則**（昭和47年11月6日付環食第516号厚生省環境衛生局長による食品衛生法の一部を改正する法律等の施行通達により示されたもの）

(衛生的措置)

第1　食品衛生法（昭和22年法律第233号。以下「法」という。）第19条の18第2項の基準は、第2から第6までに定めるもののほか、次のとおりとする。

(1) 施設の管理は、次に定めるところによること。
　イ. 施設及びその周辺は、毎日清掃し、衛生上支障のないように保持すること。
　ロ. 調理場、加工場、製造場、処理場、保管場所及び販売所等（以下「作業場」という。）には、不必要な物品等を置かないこと。
　ハ. 作業場内の壁、天井及び床は、常に清潔に保つこと。
　ニ. 作業場の採光、照明、換気及び通風を十分にすること。
　ホ. 年2回以上、ねずみ及びこん虫の駆除作業を実施し、その実施記録を1年間保存すること。
　ヘ. 窓及び出入口は、開放しないこと。
　ト. 排水がよく行われるよう廃棄物の流出を防ぎ、かつ、排水溝の清掃及び補修を行うこと。
　チ. 手洗設備には、手洗に適当な消毒液等を設け、常に使用できる状態にしておくこと。
　リ. 洗浄設備は、常に清潔に保つこと。

(2) 食品取扱設備の管理保全等は、次に定めるところによること。
　イ. 衛生保持のため、機械、器具類は、その使用目的に応じて使用すること。
　ロ. 機械器具類の洗浄に洗剤を使用する場合は、適正な洗剤を適正な濃度で使用すること。
　ハ. 機械、器具類及び分解した部分品は、それぞれ所定の場所に衛生的に保管すること。
　ニ. 機械、器具類は、常に点検し、故障、破損等があるときは、速やかに補修し、常に適正に使用できるよう整備しておくこと。
　ホ. 温度計、圧力計、流量計等の計器類は、定期的にその正確度を点検すること。
　ヘ. ふきん、包丁及びまな板は、熱湯、蒸気、殺菌剤等で消毒し、乾燥させること。
　ト. 食品の放射線照射業にあつては、1日1回以上化学線量計を用いて線量を確認し、その結果の記録を2年間保存すること。

(3) 給水及び汚物処理は、次に定めるところによること。
　イ. 水道水以外の水を使用する場合は、年1回以上（食品の冷凍又は冷蔵業、マーガリン又はショートニング製造業〔もつぱらショートニングの製造を行うものを除く。〕又は食用油脂製造業にあつては4月に1回以上）水質検査を行い、成績書を1年間保存すること。

ロ．水質検査の結果，飲用不適となつたときは，直ちに保健所長の指示を受け，適切な措置を講ずること。
　　ハ．貯水そうを使用する場合は，定期的に清掃し，清潔に保つこと。
　　ニ．井戸水，自家用水道を使用する場合は，常に滅菌装置又は浄水装置が正常に作動しているかを確認すること。
　　ホ．廃棄物容器は，汚液，汚臭のもれないよう常に清潔にしておくこと。
　　ヘ．廃棄物の処理は，適正に行うこと。
　　ト．施設，設備等の清掃用器材は，専用の場所に保管すること。
　　チ．便所は，清潔にし，定期的に殺虫，消毒すること。
　(4) 食品等の取扱いは，次に定めるところによること。
　　イ．原材料の仕入れにあたつては，衛生上の観点から品質，鮮度及び表示等について点検し，点検状況を記録すること。
　　ロ．原材料として使用する生鮮食品は，当該食品に適した状態，方法で衛生的に保存すること。
　　ハ．冷蔵庫（室）内では，相互汚染が生じないよう，区画して保存すること。
　　ニ．添加物を使用する場合は，正確に秤量し，適正に使用すること。
　　ホ．食品は，当該品の特性に応じて冷蔵保存する等，調理，製造，保管，運搬，販売等の各過程において時間及び温度の管理に十分配慮して衛生的に取り扱うこと。
　(5) 従事者に係る衛生管理は，次に定めるところによること。
　　イ．従事者の健康診断は，食品衛生上必要な健康状態のは握に留意して行われるようにすること。
　　ロ．保健所長から検便を受けるべき旨の指示があつたときは，従事者に検便を受けさせること。
　　ハ．常に従事者の健康管理に注意し，食中毒の原因となる疾患（化のう疾患）又は飲食物を介して伝染するおそれのある疾患に感染したときは，食品の取扱作業に従事させないこと。
　　ニ．従事者又はその同居者が法定伝染病患者又はその疑いのある者である場合及び保菌者が発見された場合は，従事者当人が保菌していないことが判明するまで食品の取扱作業に従事させないこと。
　　ホ．従事者は，作業中は清潔な外衣を着用し，作業場内では専用のはきものを用いること。
　　ヘ．従事者は，常に爪を短く切り，作業前及び用便後は手指の洗浄及び消毒を行うこと。
　　ト．従事者は，作業場においては，所定の場所以外で着替え，喫煙，放たん及び食事等をしないこと。
第2　営業者は，製造し，又は加工した製品について定期的に衛生検査を行い，その記録を保存しなければならない。
第3　飲食店営業のうち，弁当屋及び仕出し屋にあつては，48時間以上検食を保存しなければならない。

(管理運営要領)
第4　営業者は，施設及び取扱い等に係る衛生上の管理運営要領を作成し，従事者に周知徹底させなければならない。
(食品衛生責任者等)
第5　営業者（法第19条の17の規定により食品衛生管理者を置かなければならない営業者を除く。）は，施設又はその部門ごとに，当該従事者のうちから食品衛生に関する責任者（以下「食品衛生責任者」という。）を定めておかなければならない。
(2)　食品衛生責任者は，営業者の指示に従い，衛生管理にあたるものとする。
第6　営業者又は食品衛生管理者若しくは食品衛生責任者は，製造，加工，調理及び販売等が衛生的に行われるよう従事者の衛生教育に努めなければならない。

■ 営業施設基準の準則（抜粋）

【一—二　飲食店及び喫茶店営業】

1. 専用の調理場を設け，来客予定数若しくは計画製造量に応じ十分な広さとすること。
2. 調理場及び客室，客席は，便所，汚水だめ，畜舎その他不潔な場所と完全に隔離すること。
③ 調理場の天井及び内壁は，すき間がなく，平滑で清掃に便利な構造とし，なるべく明るい色で塗装すること。
④ 床面は，耐水性の材料を用い，清掃洗じょうに便利な構造とし，適当なこう配をつけ，十分な排水設備をすること。
⑤ 内壁は，床面から少なくとも高さ1メートルまでを耐水性の材料で築造又は腰張すること。
⑥ 採光，換気を十分にするため，窓をできるだけ大きくとる等必要な設備をすること。採光が十分でない場合及び夜間の照明は，床面において少なくとも15ルクス以上の明るさとすること。
⑦ 煮焼，揚げもの等をする箇所の上部には，金属板製ろうと型天がい又は有効な排気装置をすること。
8. 窓その他必要な箇所には，金網を張る等防そ防虫の設備をすること。
9. 流水式の器具洗じょう設備及び食器具の水切り設備をすること。
10. 調理場には，十分に給水できる従業員専用の流水式手洗設備をすること。
11. 移動することの困難な器具の配列は，作業に便利な位置にあり，かつ，清掃，洗じょうが容易であること。
12. 調理用及び供食器具は，よく補修せられ，完全に使用できる状態にあり，かつ，来客予定数若しくは計画製造量に応じ，それぞれ必要数をそなえること。
13. 必要に応じ防そ，防虫，防じんの装置のある飲食物専用運搬具をそなえること。
14. 調理用及び供食器具を衛生的に保管する戸棚，保存箱等の設備をすること。
⑮ 冷蔵庫をそなえ，冷蔵温度を正確に計ることができる温度計を装置すること。
16. 食品に直接接触する器具類を，熱湯，蒸気又は無害な殺菌剤で消毒することのできる設

備をすること。
17. 上水その他飲用に適する業務用水を豊富に供給できる設備をすること。
18. 適当な容積で，ふたのある不しん透性の廃棄物容器をそなえること。
19. 便所には，防そ，防虫，防臭の設備及び十分に給水できる流水式手洗設備をすること。
20. 従業員が常に着用するよう，必要数の清潔な作業衣，作業帽をそなえること。
21. 従業員の数に応じ，適当な広さの更衣室を設けること。
⑵. 業態が特殊なものであつて，知事が公衆衛生上支障がないと認めた事項については，しんしゃくすることがある。

  (注) 基準事項の番号に〇印の附してあるものは，同じく（ ）印の附された事項の規定により「しんしゃく」することができる事項であることを示す。

IX. 付録

食品衛生法で指定されている主な食品添加物

用途	品　　名	対　象　食　品
保存料	安息香酸 安息香酸ナトリウム	キャビア，マーガリン，清涼飲料水，シロップ，しょうゆ
	ソルビン酸 ソルビン酸カリウム	チーズ，魚肉ねり製品，鯨肉製品，食肉製品，うに，いかくん製品，たこくん製品，魚介乾燥製品，マーガリン，たくあん等，ジャム，ケチャップ，酢漬けの漬物，果実酒など
	デヒドロ酢酸ナトリウム	チーズ，バター，マーガリン
	パラオキシ安息香酸イソブチル パラオキシ安息香酸イソプロピル パラオキシ安息香酸エチル パラオキシ安息香酸ブチル パラオキシ安息香酸プロピル	しょうゆ，果実ソース，酢，清涼飲料水，シロップ，果実および果菜の表皮
	プロピオン酸 プロピオン酸カルシウム プロピオン酸ナトリウム	チーズ，パン，洋菓子
殺菌料	過酸化水素	注)最終食品には残存してはならない。
	高度サラシ粉	
	次亜塩素酸ナトリウム	注)ごまに使用してはならない。
漂白剤	亜塩素酸ナトリウム	さくらんぼ，ふき，ぶどう，もも 注)最終食品には残存してはならない。
	亜硫酸ナトリウム（結晶） 亜硫酸ナトリウム（無水） ピロ亜硫酸カリウム ピロ亜硫酸ナトリウム	かんぴょう，乾燥果実（干しぶどうを除く），ゼラチン，果実酒，水あめ，さくらんぼの砂糖漬け，こんにゃく粉，甘納豆，煮豆，えび（むき身）など 注)ごま，豆類および野菜に使用してはならない。

用途	品　名	対　象　食　品
着色料	食用赤色2〜3号，40，102，104〜106号 食用赤色2〜3号，40号アルミニウムレーキ 食用黄色4〜5号 食用黄色4〜5号アルミニウムレーキ 食用緑色3号 食用緑色3号アルミニウムレーキ 食用青色1〜2号 食用青色1〜2号アルミニウムレーキ	(注)きな粉，こんぶ類，しょうゆ，食肉，鮮魚介類，茶，のり類，豆類，みそ，野菜，わかめ類，カステラ，魚肉漬物，鯨肉漬物，食肉漬物，スポンジケーキ，マーマレードおよびめん類に使用してはならない。
	β－カロチン 水溶性アナトー 鉄クロロフィリンナトリウム	(注)こんぶ類，食肉，鮮魚介類，茶，のり類，豆類，野菜およびわかめ類に使用してはならない。
	三二酸化鉄（ベンガラ）	バナナ（果柄の部分に限る），こんにゃく
	銅クロロフィリンナトリウム 銅クロロフィル	こんぶ（無水物），野菜類，果実類の貯蔵品，チューインガム，みつ豆缶詰またはみつ豆合成樹脂製容器包装詰中の寒天
甘味料	アスパルテーム	
	グリチルリチン酸二ナトリウム	しょうゆ，みそ
	サッカリン	チューインガムのみ
	サッカリンナトリウム（溶性サッカリン）	漬物，魚介加工品，酢，ソース，清涼飲料水，アイスクリーム類など
	D－ソルビット，D－ソルビット液	
防ばい剤	オルトフェニルフェノール オルトフェニルフェノールナトリウム	かんきつ類
	ジフェニル	グレープフルーツ，レモン，オレンジ類

◀ さくいん ▶

あ

I.U. ……………………69
和える…………………140
亜鉛………………78,79
青梅……………………118
青カビ…………………100
悪性新生物（がん）…52,53
揚げ油…………………142
揚げる…………………142
味………………………146
圧搾……………… 140,141
アッシェ………………160
アニサキス………………54
アピキウス………………23
アフラトキシン… 118,119
油…………………76,153
脂………………………76
甘味……………… 146,147
アミノ酸…………………76
網焼き…………………143
洗い……………………139
洗い方…………………139
洗う……………… 138,155
アリュメット…………160
アルカリ性食品…………97
アルコール性飲料……129
α化……………………152
アルブミン……………152
アレルギー性食品中毒
……………… 112,117
合わせ調味料…………157
アントシアン…………148

い

異化作用…………………82
イコサペンタエン酸
（EPA）………………76
医事保健行政……………42
医事保健法規………28,29
石蒸し料理………………17
医食同源…………………13
イタイイタイ病…………62
炒め焼き………………143
炒める…………………142
一汁三菜…………………18
銀杏切り………………162
１類感染症………………50
一酸化炭素………………57
一般衛生行政……………42
一般衛生法規………28,29
一般食……………… 90,91
井戸水……………… 62,133
衣服………………………58
いも類…………102,103,154
いり焼き………… 142,143
隠元禅師…………………18
インスリン………………84
インスタント食品…20,108
インフルエンザ……47,51
飲料……………………128
飲料水……………………62

う

ウイルス性食中毒……112
ウエルシュ菌食中毒… 115
うま味…………… 146,147
埋め立て法………………63

え

営業………………… 40,41
――の許可………………40
――の許可の取り消し
………………………40
エイズ……………… 47,51
衛生教育…………………65
衛生行政…………………42
衛生統計………… 42,44,45
衛生法規……………28,29
栄養………………………66
栄養学……………………66
栄養機能食品…… 108,109
栄養士……………………34
――の免許………………34
栄養指導員………………36
栄養士法……………29,34
栄養所要量………… 68,70
栄養素……………………68
栄養統計…………………45
栄養のかたより…………93
栄養表示基準……… 36,37
栄養療法…………… 90,91
エスコフィエ……………22
エネルギー代謝…………82
エネルギーの単位………68
エマンセ………………161
エンテロトキシン

.... 116,117
えん麦............... 103

お

大麦............... 103
押す............... 140
汚染物質............56
汚物処理の設備.......132
オリゴ糖............103

か

外食............... 14
　──産業........ 15,21
会席料理............18
懐石料理............18
回虫...............54
貝原益軒............19
貝類........... 105,118
香り........... 148,149
化学的調理操作...136,137
化学物質性食中毒
　............ 112,120,121
　──の予防......... 121
加工......... 98,99,107
加工食品............108
菓子製造業...........33
果実類... 106,107,124,154
過剰栄養............93
菓子類............. 102
ガス貯蔵............98
ガストロノミー.......22
学校給食............65
学校保健......... 42,64
学校保健行政.........42
学校保健法規..... 28,29
褐変............... 148
　酵素によらない──
　　............... 148

酵素による──...... 148
桂むき............. 162
仮名垣魯文...........21
加熱調理操作
　..... 136,137,142,144
　──の器具....... 150
カの駆除............60
カビ............... 100
カビ毒............. 118
壁................ 131
唐揚げ......... 142,143
辛味............... 146
カリウム......... 78,79
カルシウム....... 78,79
ガルム.............. 22
カロチノイド....... 148
カロテン......... 80,92
換気...............59
環境...............56
環境衛生............42,56
環境衛生行政.........42
環境衛生法規.........28
環境保全行政.........42
患者...............46
間食...............86
かんすい............41
間接加熱........... 142
間接接触感染.........48
感染型（食中毒）...112,114
感染経路........ 48,117
　──に対する予防方
　　法...............49
感染源..............46
　──に対する予防方
　　法...............47
感染源動物..........46
感染症......... 46〜51
　──に対する予防...47

──の種類............47
──発生の条件.........47
感染のみなもと.......46
肝臓ジストマ.........54
肝臓病......... 52,91
乾燥法..............98
缶詰........... 98,128
寒天............... 139
乾熱......... 136,137
カンピロバクター食中
　毒............... 115
かん味............. 146
甘味料......... 122,123
管理栄養士...........34
　──の免許..........34
管理栄養士国家試験....35

き

気圧...............58
気温...............58
器具........... 39,150
気候...............58
　──と病気..........59
寄生虫病............54
規則........... 26,27
基礎代謝............82
きのこ... 106,107,118,154
起泡性............. 157
逆性石けん......... 134
休けい所........... 131
吸収...............82
給食............... 172
給水設備........... 132
急性灰白髄炎..... 47,50
牛鍋........... 20,21
牛肉............... 105
牛乳..... 126,127,156,157
供応や行事の献立.... 159

さくいん 201

行政機構…………………110
ぎょう虫………………… 54
郷土料理…………………20
魚介類………104,105,156
魚類……………………… 105
切り方………141,160〜165
気流……………………… 59
切る……………………… 140
キロカロリー…………… 68
近世の食文化……………18
近代の食文化……………20

く

塊…………………………165
『食道楽』…………………21
空気……………………… 56
串焼き…………………… 143
駆除………………………60,61
くものすカビ……………100
くり……………………… 105
グリコーゲン…………… 85
グルカゴン……………… 84
グルタミン酸菌…………100
グルテン…………………152
くるみ…………………… 105
グロブリン………………152
クロム…………………… 78
クロロフィル……………148
クワシオルコール……… 93
くん製法………………… 98

け

敬学堂主人……………… 21
経口感染………………… 48
経皮感染………………… 48
鶏卵……………………… 156
毛カビ……………………100
下水道…………………… 62

けずる…………………… 140
結核……………………… 47
ケの食事………………… 170
健康……………………… 43
健康増進法………………36,37
健康保菌者……………… 46
検査……………………… 40
現代の食文化……………20
玄米……………………… 103

こ

更衣室……………………131
公害……………………… 56
公害関係法規……………28,29
光化学オキシダント…… 57
香気成分…………………148
高血圧症…………………90,91
こうじカビ………………100
公衆衛生………………… 42
公衆衛生学……………… 42
公衆衛生法規……………28,29
甲状腺ホルモン…………84,85
合成着色料………………128,129
広節裂頭条虫…………… 54
こう虫…………………… 54
後天的免疫……………… 48
硬度……………………… 63
酵母………………………100
凍らせる…………………138
糊化………………………152
小型球形ウイルス
　（SRSV）………………112,113
ゴキブリの駆除………… 60
国際単位………………… 69
告示………………………26,27
国勢調査………………… 45
国民健康・栄養調査…36,37
穀類………………102,103,154

固形食…………………… 90
ココット…………………160
こす……………………… 140
古代の食文化……………16
コピー食品………………108
ゴーフレット……………161
ごぼう…………………… 107
ごま……………………… 105
ごみの処理……………… 62
小麦………………………103
小麦粉………124,153,154
米……………………124,154
コラーゲン………………152
コレラ……………………47,50
衣…………………………143
衣揚げ……………142,143
混合………………140,141
混合栄養………………… 86
混合効果…………………146
献立………………………158
──作成の注意……… 158
──作成の方法……… 158
献立表……………………159

さ

細菌………………………100
細菌学的試験…………… 63
細菌性食中毒 112,114,116
──の予防……………115
細菌性赤痢………………47,50
採光………………………131
魚…………………………124
酢酸菌……………………100
殺そ剤……………………120
殺虫剤……………………61,120
さつまいも…103,154,155
さといも…………………103
砂糖………………………103

砂糖漬け法……………98
砂糖類…………102,103
サルモネラ菌…………115
　──食中毒…………114
3色食品群……………92
酸性……………………97
酸性食品………………97
酸素……………………56
酸味……………146,147
3類感染症……………50

し

死因別死亡率…………53
塩味……………146,147
塩漬け法………………96
紫外線…………………59
シガテラ………………118
直火焼き………………142
色素……………148,149
子宮外妊娠……………65
し好飲料類………106,107
死後硬直………………157
脂質……68,76,77,95,96,152
四条流…………………15
自然環境……………56,57
自然増加率……………45
自然毒性食中毒…112,118
自然免疫………………48
支柱法…………………151
市町村の活動………42,43
湿度……………………58
湿熱……………136,137
疾病統計………………45
疾病の予防……………42
卓袱料理………………18
指定感染症……………51
し尿の処理……………62
渋味……………………146

脂肪酸…………………76
死亡率…………………45
しぼる…………………140
じゃがいも
　……103,118,154,155
蛇籠れんこん…………163
シャトー………………160
蛇腹きゅうり…………163
住居……………………58
集団給食における献立
　………………………158
十二指腸虫……………54
種実類………104,105,154
出生率…………………45
授乳婦の栄養…………87
ジュリエンヌ…………161
消化……………………82
消化吸収率……………82
消化酵素………………83
蒸気消毒器……………150
焼却法…………………63
使用禁止の殺虫剤……61
しょう紅熱……………61
常食……………………90
精進料理………………18
上水道…………………62
消毒……………62,134,135
消毒方法…………134,135
消費期限………………129
照明……………………131
しょうゆ…………101,128
省令………………26,27
条例………………26,27
職業病………………64,65
食事の回数……………19
食事の機能……………170
食餌療法……………90,91
食中毒…………………112

食品………39,95,137
　──の栄養素……96,97
　──の成分…………94
　──の取扱い方法…132
　──の分類…………102
　──の見分け方
　………………124～129
食品衛生………………110
食品衛生監視員
　………………40,41,111
食品衛生管理者……40,41
食品衛生推進員………41
食品衛生責任者………41
食品衛生対策…………130
食品衛生調査会………38
食品衛生法……29,38～40
食品学…………………94
食品公害…………120,121
食品成分表…………96,97
食品添加物…112,122,123
食品取扱者の衛生管理
　………………………132
食品取扱設備…………130
食品の日付表示………129
食品保健行政…………110
植物性自然毒……112,118
植物性食品…………94,95
植物性油脂……………105
食文化…………………10
　──圏………………11
　──の象徴…………10
食物……………………95
食物禁忌………………12
食物繊維……………96,97
『食物譜』………………23
食物連鎖………………10
食用微生物……………100
食用油…………………128

食器の衛生……………131	製菓衛生師試験………33	**た**
食器の収納設備………131	製菓衛生師法………28,32	ダイオキシン……………57
シラミの駆除……………60	生活習慣病…………52,53	大気汚染…………56,57
じんあい感染……………48	清酒……………………101	だいこん………………107
人為的環境…………56,57	成長ホルモン……………84	代謝………………………82
新感染症…………………51	成文法……………………27	大豆……………………105
真空調理食品…………108	性ホルモン………………84	対比効果…………146,147
人工栄養…………………86	西洋料理…………………22	タイユヴァン………22,23
人工（合成）甘味料……102	『西洋料理指南』…………21	太陽光線…………………58
人工静態統計………44,45	『西洋料理通』……………21	大量調理器具…………150
人工動態統計………44,45	清涼飲料水……………129	炊く………………144,155
人工免疫…………………48	政令…………………26,27	卓刀法…………………151
浸漬……………………138	世界保健機関……………43	だし汁…………………145
心疾患（心臓病）	赤外線……………………59	脱酸素剤………………98,99
……………52,53,90,91	石けん…………………135	脱水……………………139
腎臓病………………90,91	切砕………………140,141	卵… 104,105,126,127,153
人体成分…………………66	接触者……………………46	——の凝固温度……157
人畜共通感染症…………46	設備の配置……………131	たまねぎ………………107
浸透……………………139	ゼラチン………………139	短冊切り………………162
真の消化吸収率…………83	セレン……………………78	炭水化物…………………76
	全握法…………………151	淡色野菜………………107
す	繊維……………………152	たんぱく質
絲………………………164	洗浄……………………138	…… 68,76,77,95,152
素揚げ……………142,143	先天的抵抗力……………48	
酢洗い…………………139	鮮度の見分け方………125	**ち**
水産食品………………124	潜伏期保菌者……………31	畜産食品………………126
水質汚濁……………56,62	専門調理師………………31	チーズ……………101,105
水質検査…………………62	千六本…………………162	窒素………………………56
膵臓ホルモン……………84		——酸化物……………57
水分…………80,81,152	**そ**	茶会席料理………………18
すき焼き…………………21	騒音…………………56,57	着色料 ……………122,123
酢漬け法…………………98	相乗効果…………146,147	茶せんなす……………143
スライサー……………150	藻類………106,107,154	茶の湯……………………18
する……………………140	そけいリンパ肉芽しゅ	中間型（食中毒）………114
	症…………………47	中国料理の変遷…………24
せ	そば……………………103	中食………………………15
製菓衛生師………………32	ソラニン……………118,119	中性洗剤………………134
——の免許……32,33		

中世の食文化…………18
腸炎ビブリオ………… 115
――食中毒………… 114
腸管出血性大腸菌感染
　症………… 47,50,115
腸管出血性大腸菌O-157
　食中毒………… 115
腸チフス………… 47,50
調味料…106,107,128,156,
　　　　157
鳥卵………………… 105
調理………… 136,137
調理器具の衛生……… 131
調理技術審査制度……31
調理師………………30
――と感染症………50
――の免許…………30
調理師会………………30
調理師制度…………14
調理師法………… 28,30
調理操作…………… 136
調理場外の環境衛生… 130
調理場の衛生管理…… 130
調理場の構造………… 130
調理方法（植物性食品）
　………………… 154
　〃　（動物性食品）
　………………… 156
直接加熱…………… 142
直接接触感染…………48
貯蔵法………………98

つ

通風………………… 131
つけ方………………… 139
つける………… 138,155
ツツガ虫病……………47
つぶし………………… 140

つわり………………87

て

デ………………… 160
手洗い所………… 131
手洗い設備……… 131,133
手洗いの方法………… 133
条………………… 164
低栄養………………93
抵抗性………………48
抵抗力………………49
呈味物質………… 146
丁………………… 165
鉄………………… 78,79
鉄板焼き………… 143
添加物………………39
――の表示……… 39,122
点心………………18,24
天井………………… 131
でんぷん………… 132
テンペ………………… 100

と

銅………………… 78,79,120
兎耳………………… 165
同化作用………………82
凍結………………… 138
凍結卵………………99
糖質………… 68,76,77,152
糖尿病………… 52,90,91
動物性自然毒…… 112,118
動物性食品………… 94,95
動物性油脂………… 105
とうもろこし………… 103
トキソプラズマ原虫
　………………54
特異動的作用…………82
毒きのこ………… 118,119

特殊成分………………95
毒素型（食中毒）
　………………… 112,116
特定保健用食品… 108,109
毒物混入による食中毒
　………………112,120
特別食………………90
特別用途食品
　………… 36,37,108,109
ドコサヘキサエン酸
　（DHA）…………76
土中埋蔵法………… 98,99
鳥肉………………… 105
ドレッシング……… 141

な

ナイアシン…… 80,81,153
内分泌腺………………85
直会………………… 171
長崎料理………………18
中食………………… 173
ナトリウム………… 78,79
斜め切り………… 162
鍋………………… 151
膾………………… 15,16,17
鉛………………… 120
軟食………………90
南蛮料理 ………… 18,19

に

におい………… 148,149
苦味………… 146,147
肉加工品………… 105
肉食禁止………………16
肉食の解禁……………20
肉類………… 104,105,126
二酸化イオウ…………57
二酸化炭素……………56

煮汁……………………145	白米……………………103	人見必大……………… 19
日本国憲法……………… 26	パーシャルフリージング……98, 99	飛まつ感染…………… 48
——第25条……28, 42, 43	バター…………… 126, 127	冷やす…………………138
日本住血吸虫………… 54	はちみつ………………103	氷温貯蔵……………98, 99
日本脳炎……………… 47	麦角……………………118	病原性大腸菌……112, 115
乳化性…………………157	パラチフス…………47, 50	病後保菌者…………… 46
乳酸菌…………………100	ハレの食事…………… 12	拍子木切り……………162
乳児死亡率…………… 45	半月切り………………162	病人食………………… 90
乳製品…………………105	パントテン酸………… 81	漂白剤…………………123
乳幼児栄養…………… 86	販売を禁止される器具，容器包装…………… 39	ピーラー………………150
乳幼児の保健………… 64	販売を禁止される食品および添加物……… 39	ビール…………………101
乳類……………………104	半流動食……………… 90	貧血…………………90, 91
煮る……………………144		品質保持期限（賞味期限）………………129
2類感染症…………… 50		びん詰………………… 98
人間が作る環境……56, 57		
妊産婦の栄養………… 87	**ひ**	**ふ**
妊娠悪阻……………… 87	ひえ……………………103	ファーストフード…… 20
妊娠中毒症…………… 65	片………………………164	部位……………………166
	ビオチン……………… 81	牛肉の——……………166
ね	非加熱調理操作…136〜141	鶏肉の——……………167
ネズミの駆除………… 60	——の器具……………150	仔羊の——……………167
熱源……………………143	醬…………………… 16, 24	豚肉の——……………167
熱量素………………… 68	ビタミン……68, 80, 95, 152, 153	不可欠アミノ酸……… 76
練製品…………………124	——の欠乏症………81, 93	ふぐ………………118, 119
年中行事……………… 12	——A………… 80, 81, 153	副甲状腺ホルモン…… 84
	——B₁………… 80, 81, 153	袱紗料理……………… 19
の	——B₂………… 80, 81, 153	副腎…………………… 85
脳血管疾患（脳卒中）… 52	——B₆……………… 80, 81	副腎髄質ホルモン…… 84
農産食品………………124	——B₁₂……………… 80, 81	副腎皮質ホルモン…… 84
農薬……………………120	——C………… 80, 81, 153	豚肉……………………105
ノミの駆除…………… 60	——D………… 80, 81, 153	普茶料理……………… 18
	——E………………80, 81	物質代謝……………… 82
は	——K………………80, 81	ブドウ球菌……………117
廃棄物………………… 62	——P………………… 80	——食中毒……………116
排水溝…………………131	必須アミノ酸………76, 77	フードカッター………150
肺臓ジストマ………… 54	必須脂肪酸…………… 76	不文法………………… 27
梅毒………………… 47, 51		不飽和脂肪酸………… 76
ハエの駆除…………… 60		

浮遊粒子状物質……………57
フライヤー………………150
フラボノイド……………148
フランス式サービス……23
フランス料理の変遷……22
ブリュノワーズ…………160

へ

平均寿命……………………45
平均余命……………………45
ペイザンヌ………………161
β化…………………………153
便所……………………131,133

ほ

放射線照射……………98,99
飽食の時代…………………20
防そ設備…………………131
防虫剤………………………61
防虫設備…………………131
包丁…………………………151
庖丁式…………………15,19
法律……………………26,27
飽和脂肪酸…………………76
保菌者………………………46
保健管理………………64,65
保健機能食品……………108
保健教育………………64,65
保健所…………36,42,43
母子栄養……………………86
母子保健……………………64
母性栄養……………………86
保全素………………………68
保存料……………99,122,123
ボツリヌス菌……………117
――食中毒………………116
母乳栄養……………………86
ホルモン………………84,85

本膳料理……………………18
『本朝食鑑』………………19
ポン・ヌフ………………160

ま

馬耳………………………165
マイクロ波加熱…………144
マグネシウム…………78,79
磨砕…………………140,141
麻しん……………………47,51
マセドワーヌ……………160
混ぜる……………………140
松葉切り…………………163
窓……………………………59
豆………104,105,154,155
マヨネーズ………………141
マラスムス…………………93
マルチトール……………103
慢性保菌者…………………46

み

ミオグロビン……………148
味覚………………………146
ミキサー…………………150
みそ…………………101,128
水俣病………………………62
ミネラル……………………78

む

無機質……68,78,95,152
無こう条虫…………………54
蒸し焼き…………………143
蒸す………………………144
蒸す方法…………………145
6つの基礎食品……92,93
村井弦斎……………………21

め

命令……………………26,27
メチルアルコール………120
面取り……………………163

も

末…………………………165
もち米……………………155
モリブデン…………………78

や

焼石加熱……………………16
やぎ乳……………………105
焼く………………………142
――器具…………………142
薬事保健行政………………42
薬事保健法規…………28,29
薬膳………………………171
薬品貯蔵……………………99
薬物療法……………………90
野菜類………106,107,154
やまいも……103,154,155

ゆ

有害な容器・器具による中毒………112,120
有こう条虫…………………54
融点………………………152
床…………………………131
油脂 104,105,153,156,157
ゆで汁……………………145
ゆでる……………………144

よ

容器包装……………………39
葉酸…………………………81
『養生訓』…………………19

さくいん 207

洋食……20
ヨウ素…… 78,79
葉緑素…… 148
抑制効果…… 146,147
ヨーグルト…… 105
4つの食品群……92
予防衛生行政……42
予防衛生法規……28
予防接種法……49
よりうど…… 163
四大地方料理……24
4類感染症……51

ら

ライス・ボイラー…… 150
ライ麦…… 103
酪酸菌…… 100
乱切り…… 162

ランゲルハンス島……85

り

理化学的試験……63
理化学的療法……90
離乳……86
離乳食……87
流動食……90
リュバン…… 161
『料理の指針』……23
緑黄色野菜…… 107
リン……78

れ

冷却…… 138
冷蔵法……98
冷暖房……59
冷凍食品…… 108

冷凍法……98
レストランの誕生……23

ろ

老化…… 153
老人の栄養……88
労働衛生…… 42,64
労働衛生行政……42
労働衛生法規…… 28,29
労働者の栄養……88
ロシア式サービス……23
六方むき…… 163
ロンデル…… 161

わ

ワイン…… 101
輪切り…… 162

テーブル式　調理師の基礎知識

2000年4月10日　初版発行
2004年4月10日　5刷発行

著　者　大阪あべの辻調理師専門学校
発行者　竹　下　晴　信
印刷所　㈱平河工業社
製本所　有限会社　友晃社製本
発行所　株式会社　評　論　社
　　　　（〒162-0815）東京都新宿区筑土八幡町2-21
　　　　電話 営業(03)3260-9409　FAX(03)3260-9408
　　　　　　編集(03)3260-9406　振替00180-1-7294

ISBN4-566-07556-7　落丁・乱丁本は本社にておとりかえいたします。